DUMONT

Alles, was Sie über das Älterwerden wissen müssen

Wir werden immer älter. Doch wie können wir unsere gewonnene Lebenszeit – und die unserer Angehörigen – so glücklich und gut wie möglich gestalten?

Antworten gibt die Geriaterin Dr. Lucy Pollock anhand von vielen Beispielen aus ihrem Arbeitsalltag. Voller Mitgefühl und Humor beschreibt sie die Probleme, die ihr während ihres jahrzehntelangen Umgangs mit alten Menschen häufig begegnet sind. Und sie zeigt Lösungswege auf, nach denen wir alle als Angehörige oder mit zunehmendem Alter suchen. Dabei untermauert die Autorin die Bedeutung des offenen Gesprächs und macht so den Leser*innen Mut, auch heikle Themen anzusprechen.

»Viele Dinge werden leichter, wenn wir darüber reden. Die Autorin, eine renommierte Geriatrie-Ärztin, teilt ihr Wissen mit viel Humor, Güte und Herzlichkeit.«
Vital

Dr. Lucy Pollock absolvierte ihre medizinische Ausbildung in Cambridge und am Bart's Hospital und arbeitete als Assistenzärztin in East London, bevor sie nach Somerset zog. Dort ist sie seit 2001 als Beraterin tätig ist und hat sich auf die Betreuung älterer und gebrechlicher Menschen spezialisiert.

Dr. Lucy Pollock

Das Buch über das Älterwerden

(für Leute, die nicht darüber sprechen wollen)

Aus dem Englischen
von Ulrike Becker

DUMONT

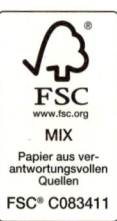

FSC
www.fsc.org
MIX
Papier aus ver-
antwortungsvollen
Quellen
FSC® C083411

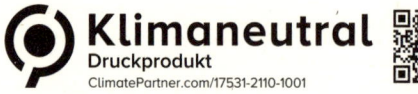

Klimaneutral
Druckprodukt
ClimatePartner.com/17531-2110-1001

Dieses Buch wurde klimaneutral produziert.

Mai 2022
DuMont Buchverlag, Köln
Alle Rechte vorbehalten
Copyright © Dr. Lucy Pollock 2021
Die englische Originalausgabe erschien 2021 unter dem Titel ›The Book
About Getting Older (for people who don't want to talk about it)‹
bei Michael Joseph, einem Imprint von Penguin Books Ltd, London.
© 2021 für die deutsche Ausgabe: DuMont Buchverlag, Köln
Übersetzung: Ulrike Becker
Lektorat: Kerstin Thorwarth
Umschlaggestaltung: Lübbeke Naumann Thoben, Köln
Umschlagabbildung: © denisk0/Gettyimages
Satz: Fagott, Ffm
Gesetzt aus der Caslon und der Officina
Druck und Verarbeitung: CPI books GmbH, Leck
Gedruckt auf säurefreiem und chlorfrei gebleichtem Papier
Printed in Germany
ISBN 978-3-8321-6633-5

www.dumont-buchverlag.de

Inhalt

Vorwort   Alt sein 7

Kapitel 1   Die großen Fragen 17
Kapitel 2   Die ›Quadratur der Kurve‹ –
                 extrem fit bis ins hohe Alter 35
Kapitel 3   »Gute Nachrichten!« 57
Kapitel 4   Vier Fakten über Stürze 77
Kapitel 5   Verbreitet, aber nicht normal 99
Kapitel 6   Ein ausgewogenes Maß an Medikamenten 119
Kapitel 7   Eine kluge Wahl treffen 141
Kapitel 8   »Wir wollten es nicht aussprechen« 161
Kapitel 9   Mit Demenz umgehen 183
Kapitel 10   Auto fahren 205
Kapitel 11   Entscheidungen 219
Kapitel 12   Versorgungsplanung 239
Kapitel 13   Eine heikle Frage 259
Kapitel 14   »Ich weiß, Sie müssen das machen« 279
Kapitel 15   Geschäftsfähigkeit 295
Kapitel 16   Vollmachten 309
Kapitel 17   Nicht verloren 315
Kapitel 18   Ehrenrunde 331

Vorwort   Alt sein

Es ist Ihr Geburtstag. Gerade wollen Sie die Kerzen auf dem Ku-
chen ausblasen, da wird Ihnen klar, dass Ihre Chancen, auch den
nächsten Geburtstag noch zu erleben, zum ersten Mal unter 50 Prozent liegen. Wie alt sind Sie, wenn das passiert? Ab welchem Alter
ist die Wahrscheinlichkeit, noch ein ganzes Jahr zu leben, kleiner
als die, vor Ablauf des neuen Lebensjahres zu sterben?

   Wenn ich meinen Medizinstudenten und -studentinnen diese
Frage stelle, fangen sie an zu raten. »Siebzig?« (Die Studenten sind
noch sehr jung, und ich verneine mit hochgezogenen Augenbrau-
en.) »Zweiundachtzig«, raten sie, denn das ist die durchschnittliche
Lebenserwartung in Großbritannien. Nicht genug, gebe ich zu verstehen. Die genannte Zahl wurde anhand von offiziellen Zensus-
Daten als Durchschnittswert für Männer und Frauen ermittelt.
Formulieren wir die Frage anders: Wenn wir eine Gruppe 90-Jäh-
riger vor uns haben, erwarten wir dann, dass die Hälfte von ihnen
ein Jahr später verstorben sein wird? Die Studierenden runzeln die
Stirn und raten weiter, aber keiner von ihnen kommt auf die richtige Antwort.

   Sie lautet: 104.

Eines späten Abends im Jahr 1995 hatte ich in einem Londoner
Krankenhaus gerade nach Mrs. Mildmay gesehen. Ich war die
diensthabende Assistenzärztin. Mrs. Mildmay war Anfang der
Woche mit starkem Husten und zunehmender Verwirrtheit eingeliefert worden. Trotz Tropf und Antibiotika-Behandlung sank

ihr Blutdruck immer weiter. Ihre Nieren versagten allmählich, und die Sauerstoffsättigung ihres Blutes wollte einfach nicht mehr steigen. Mit Ende 80 litt sie unter Demenz; seit dem Tod ihres Mannes einige Jahre zuvor lebte sie allein.

Ich sprach mit ihrem Sohn John.

»Es tut mir sehr leid … Sie scheint keine Schmerzen zu haben, und ich glaube, sie ist innerlich ruhig, aber es sieht nicht so aus, als würde die Behandlung anschlagen. Sie hat eine schwere Lungenentzündung, und ich fürchte, wir werden sie verlieren.«

Er wirkte erschüttert. Ich legte eine Hand auf seinen Arm. Mit gesenktem Kopf und krummen Schultern saß er da.

»Entschuldigen Sie, Frau Doktor. Es ist nur – na ja, Dad ist an Herzversagen und Diabetes gestorben. Und jetzt hat Mom Demenz und Lungenentzündung. Wenn es natürliche Ursachen wären, käme ich ja damit klar, aber diese vielen Krankheiten machen mich einfach fertig.«

Damals konnte ich mir ein Lächeln nicht verkneifen. Was glaubte John denn, woran die Leute sterben? Was sollte denn eine »natürliche Todesursache« sein, wenn nicht eine Lungenentzündung oder Herzversagen? Erst nachdem ich 25 weitere Jahre mit der Behandlung sehr alter Menschen und der Betreuung ihrer Angehörigen verbracht hatte, begriff ich, was John gemeint hatte.

In Großbritannien werden die Menschen sehr alt: Wir sind gegen vieles geimpft, ernähren uns gut, haben sauberes Wasser und können ohne Krieg und Gewalt leben. Wir sind also den Plagen, die unsere Vorfahren vorzeitig aus dem Leben rissen, nicht ausgesetzt. Das spezielle Alter von 104, mit dem ich die Aufmerksamkeit meiner Medizinstudent*innen erregen möchte, ist durchaus real – auch wenn es sich bei der Rechnung letztendlich um einen statistischen Trick handelt (es bedeutet nicht, dass die Hälfte aller Menschen 104 Jahre alt wird, das schaffen nur wenige). Dennoch erinnert es uns daran, dass wir tatsächlich mit einem ziemlich langen Leben rechnen dürfen. Nur vier von 100 Menschen, die ihren 80. Geburtstag feiern, sterben, bevor sie 81 werden. Im Jahr 2018 starben die meisten britischen Frauen im Alter von 89 Jahren; bei den Männern lag das häufigste Sterbealter bei 86.

Ein Anstieg der Lebenserwartung ist für Gesundheitsexpert*innen ein Anlass zur Freude, denn diese Zahlen sagen auch etwas darüber aus, wie es generell um die Gesundheit in unserem Land bestellt ist. Wir dürften kaum erwarten, dass immer mehr Menschen älter als 90 werden, wenn wir nicht Fortschritte bei der Verbesserung der Gesundheit der 60-Jährigen erzielt hätten und in der Lage wären, für das Wohlergehen unserer 80-Jährigen zu sorgen. Vor einigen Jahren setzte sich die britische Regierung ein Ziel: Die Lebenserwartung in Südwestengland sollte die höchste aller vergleichbar großen Regionen in Europa werden – und 2013 hatten wir dieses Ziel erreicht.

Doch wenn ich meinen Freundinnen und Freunden, vor allem den älteren unter ihnen, diese Zahlen nenne, sehen sie nicht besonders erfreut aus. Sie runzeln die Stirn, wirken besorgt. Meine Freundin Vivienne, 81 und bei bester Gesundheit, fragt: »Warum sollte ich hundert werden wollen? Das klingt gruselig.« Der Gedanke an ein sehr hohes Alter wird oft von einem Schauder der Angst begleitet. Mögliche Schmerzen, Einsamkeit und vor allem der Verlust der Eigenständigkeit stehen als Schreckgespenster im Raum, wenn wir über das Altwerden reden.

Die Grenzen unserer Lebenserwartung haben sich verschoben. Als ich 1990 als frischgebackene Ärztin anfing, gab es unter meinen Krankenhauspatient*innen keine 100-Jährigen. Sie waren selten, lebten in Pflegeheimen, wurden dort gefeiert und starben auch dort. Einige Jahre später wurde ab und zu eine 100-jährige Dame von einem eifrigen Hausarzt bei uns eingewiesen, doch diese Damen verstarben unweigerlich im Krankenhaus. Nach der Jahrtausendwende kamen dann schon mehr. Manche wohnten noch zu Hause, und einigen von ihnen erging es besser als ihren Altersgenossinnen ein paar Jahre zuvor: Sie überlebten den Krankenhausaufenthalt, erholten sich in der Regel aber nicht gut genug, um wieder nach Hause zurückkehren zu können, und mussten in ein Pflegeheim umziehen.

Doch die Grenzen verschieben sich weiter. Im letzten Winter wurde Dora nach einem Sturz als Patientin bei uns eingeliefert. Sie blieb für einige Tage, um eine Infektion auszukurieren, und kehrte dann mit 108 in ihren Bungalow zurück. Samuel und Mrs. Wilkins, 104 und 103 Jahre alt, konnten unsere Station ebenfalls nach einem kurzen Aufenthalt wieder verlassen und heimfahren. Laut der Wohltätigkeitsorganisation Age UK, die ältere Menschen in Großbritannien unterstützt, sind die Senior*innen in unserem Land »quicklebendig und robust«. Es gibt großartige 90-Jährige, die noch ausgesprochen produktiv sind oder ein zufriedenes, besinnliches Leben führen. Viele ältere Leute werden geliebt und von engagierten Partner*innen und Verwandten unterstützt oder leben in Pflegeheimen, wo, wie die Tochter eines Patienten über das Pflegeteam im Heim ihres Vaters sagte, »die Mitarbeiter wie Engel sind – sie fliegen förmlich zu ihm, wenn er etwas braucht«. Alte Menschen, deren Überleben im Alltag uns fast unmöglich vorkommen mag, bewerten die eigene Lebensqualität oft viel höher, als jüngere Unbeteiligte vermuten würden.

Doch wir müssen auch ehrlich sein: Altsein ist kein Zuckerschlecken. Senior*innen werden vermehrt mit schwierigen und traurigen Dingen konfrontiert, und viele dieser Menschen sind nicht glücklich. Ihre Angehörigen und Pflegekräfte sind oft erschöpft, besorgt und wütend. Sehr alt zu sein, war schon immer eine Herausforderung – auch zu der Zeit, als »sehr alt« noch 70 bedeutete. Doch etwas hat sich verändert. Im Laufe der Jahre hat sich die Medizin erheblich weiterentwickelt, vor allem hinsichtlich der Behandlung der Hauptodesursachen wie Herzinfarkt oder Krebs. Die Lungenentzündung, die der Mediziner William Osler vor ei-

nem Jahrhundert noch als »Kapitän der Todbringenden« bezeichnete, lässt sich bis auf besonders schwere Fälle heute erfolgreich eindämmen. Zu unserer Schande müssen wir uns jedoch eingestehen, dass wir etwa bezüglich der Leiden, die zu Behinderungen führen, nicht so große Fortschritte erzielt haben. Das betrifft aber auch die ganz normale Arthrose und Rückenschmerzen, hartnäckigen Juckreiz und lästige Beingeschwüre, peinliche Inkontinenz, wiederkehrende, scheinbar unbedeutende Infektionen, die ein jüngerer Mensch achselzuckend hinnehmen würde, die ältere Patient*innen aber völlig aus der Bahn werfen können, Erschöpfungszustände, Stürze und die Angst vor Stürzen. Und natürlich das große D – die erbarmungslos voranschreitende Demenz.

In ganz Europa errechnen offizielle Stellen nicht nur die generelle Lebenserwartung, sondern auch die »Lebenserwartung bei guter Gesundheit« oder etwas Entsprechendes, um festzustellen, bis zu welchem Alter wir ein unabhängiges und von einschränkenden Gebrechen freies Leben erwarten können. In vielen Ländern, so auch in Großbritannien, hat sich die erwartbare ›gebrechensfreie‹ Lebenszeit verlängert. Der Anstieg ist jedoch nicht so deutlich wie der der allgemeinen Lebenserwartung. Das führt dazu, dass wir nun länger *mit* einschränkenden Gebrechen leben.

Tatsächlich lassen die Zahlen das Bild womöglich rosiger erscheinen, als es ist. Eine Behinderung oder Gebrechlichkeit wird üblicherweise daran gemessen, inwieweit jemand bestimmte Alltagstätigkeiten nicht mehr ohne Hilfe ausführen kann, und zwei wichtige technische Innovationen des späten 20. Jahrhunderts haben unsere Fähigkeit, notwendige Dinge zu erledigen und ein selbstständiges Leben zu führen, grundlegend verbessert. Diese Innovationen sind gar nicht mal besonders glamourös, denn es handelt sich dabei um die Dusche und die Mikrowelle, aber es leuchtet sofort ein, dass man durch sie leichter allein zurechtkommt. Nun leben also mehr Menschen für längere Zeit mit Gebrechen; zudem gelten mehr Menschen, die früher als »gebrechlich« oder »behindert« bezeichnet worden wären, heute als »nicht beeinträchtigt«. Doch wie wir es auch drehen und wenden: Das Leben im Alter scheint für viele Menschen schwieriger geworden zu sein. Tödliche Erkrankungen zu verringern, bedeutet zugleich, mit Leiden, die das Leben erschweren, umgehen zu müssen.

Seit fast 30 Jahren lerne ich nun schon von sehr alten Menschen. Alle Geriater*innen werden gefragt: »Finden Sie das nicht deprimierend?« Man sagt uns: »Ihren Job könnte ich nicht machen.« Aber ich liebe meine Arbeit. Ich habe sie vom ersten Augenblick an geliebt, schon damals, als ein einfühlsamer Facharzt zu mir sagte, er hoffe, ich nähme es ihm nicht übel, aber er denke, ich sollte mich auf die Altersheilkunde spezialisieren. Ich wusste gleich, dass er recht hatte, denn alte Leute sind interessant. Sie sind auch langweilig und fröhlich und missmutig. Sie sind heiter und reizbar. Sie sind witzig und mürrisch, egoistisch und großzügig, unbeschwert und nervös. Sie sind fordernd und dankbar. Sie haben warmherzige, glückliche Angehörige und schreckliche, wütende Angehörige und gar keine Angehörigen. Sie haben Katzen und Hunde, Vögel und Pferde, Freundinnen und Freunde, Partnerinnen und Partner, Modelleisenbahnen und Häuser auf Menorca. Sie haben früher Landkarten gezeichnet, in Kriegen gekämpft und Böden gewischt, Ruinen ausgegraben, Mülltonnen geleert und Kinder erzogen. Alte Menschen haben komplizierte Beschwerden, multiple Krankheiten und nehmen oft eine ganze Palette von Medikamenten ein, die miteinander konkurrieren; sie haben seltsame Blutwerte und auffällige Röntgenbilder, die manchmal eine Rolle spielen und manchmal auch nicht. Daher ist es eine echte Herausforderung, als Arzt oder Ärztin die richtige Behandlung für sie zu finden. Und sie alle haben ganz individuelle Erwartungen, Hoffnungen und Ängste; manche sind willens und in der Lage, mir diese zu vermitteln, andere nicht. Sehr alte Leute sind extrem verletzlich, und es kann sehr schnell passieren, dass man ihre Lage verschlimmert, statt sie zu verbessern. Warum um alles in der Welt sollte man also *nicht* Geriater*in werden wollen?

Zum Glück haben immer mehr Ärztinnen und Ärzte Lust, sich an diese komplizierte Aufgabe heranzuwagen. Zu Beginn meiner Karriere hörte ich den Pionieren der Geriatrie zu, die gegen Altersdiskriminierung kämpften und eine wissenschaftliche Grundlage für unsere Arbeit schufen. In letzter Zeit erlebe ich immer öfter voller Freude, wie angehende Ärztinnen und Ärzte erkennen, was die Senior*innen so unwiderstehlich macht, und ich sehe, wie meine eigene Station wächst und gedeiht.

Was fasziniert diese jungen Leute, die noch keine 30 sind, so daran, dass sie sich für eine derartige Spezialisierung entscheiden? In meinen Augen, und ich vermute, das gilt auch für viele von ihnen, war und ist es die Kombination aus komplexer Wissenschaft und Menschlichkeit, die so anziehend ist. Wir beschäftigen uns gerne mit der Frage, was ein bestimmtes Blutbild bedeuten könnte, und interessieren uns für die Forschung, die hinter einer Medikationsempfehlung steckt – aber zugleich hören wir auch liebend gern etwas über das Enkelkind oder den Bauernhof oder den guten Ehemann, der leider schon verstorben ist. Eine sehr nette Kollegin, Lindsey, hat mir vor Jahren einmal gesagt: »Man muss echt neugierig sein, wenn man eine gute Geriaterin werden will.« Wir nehmen es in unserem Beruf mit allem sehr genau (»Wie niedrig ist sein Natriumspiegel *genau*? Liegt er nur minimal unterhalb der Norm, oder reicht die Abweichung, um die Symptome zu erklären?«); wir versuchen, gute Detektive zu sein (»Wann hat die neuerdings verwirrte Patientin mit der Einnahme dieses Medikaments begonnen, das zu den dreizehn anderen, die sie einnimmt, noch hinzugekommen ist?«). Wir freuen uns, wenn wir das Gefühl haben, das ganze Bild im Blick zu haben (»Mir ist klar geworden, dass Mr. Hardy erst eine Entscheidung treffen wird, wenn die Sportsendung im Fernsehen vorbei ist«), und wir empören uns mit

Vergnügen im Namen unserer Patient*innen (»Man kann ihr doch die Angioplastie nicht verweigern, bloß weil sie dreiundneunzig ist!«).

Neben den Mediziner*innen, die sich für die Behandlung sehr alter Menschen interessieren, gibt es noch eine ganze Bandbreite anderer Fachkräfte – aus den Bereichen Krankenpflege, Physio- und Ergotherapie, Sozialarbeit und Heimpflege, Pharmazie und Wissenschaft generell –, und sie alle haben es sich zur Aufgabe gemacht, das Leben im Alter angenehmer zu gestalten. Ich begegne zum Glück immer wieder Therapeut*innen, die treffsicher erahnen können, welche unausgesprochene Angst meinen Patienten davon abhält, den nächsten Schritt zu tun, und Pflegeheim-Mitarbeiter*innen, die am Tag der Beerdigung Rosenblütenblätter in dem leeren Zimmer der verstorbenen Bewohnerin ausstreuen. Ich habe gelernt, wie man die Wissenschaft nutzt und wie man Menschen, die ein Dutzend Krankheiten auf einmal haben, ärztlich behandelt, und ich weiß so einiges über die manchmal bizarren Wechselwirkungen von Medikamenten. Auch Unerwartetes habe ich erlebt: dass Menschen mit Parkinson nicht nur ein leicht verändertes Geruchsempfinden haben, sondern auch ein bisschen anders riechen, und dass eine Kartoffel unter dem Kopfkissen gegen Krämpfe helfen kann (oder auch nicht). Ich habe gesehen, wie sich der *Mental Capacity Act*, das britische »Patientenverfügungsgesetz«, auswirkt, wenn eine Person an so schwerer Demenz leidet, dass sie sich an rein gar nichts erinnern kann – außer daran, dass sie niemals, nie und nimmer, freiwillig in ein Pflegeheim ziehen wird. Und ich habe Menschen getroffen, die sich mit großer Hingabe, Zärtlichkeit und Liebe um ihre Partnerinnen und Partner, ihre Eltern und sogar um wildfremde Leute kümmern.

Ich habe gelernt, dass wir uns oft vor notwendigen Gesprächen drücken und dass alles besser wird, wenn wir uns dazu überwinden, diese Gespräche doch zu führen. Vor allem aber habe ich die Erfahrung gemacht, dass wir nicht genug darüber reden, wie es ist, alt zu sein, und ich hoffe, dieses Buch kann dabei helfen, das zu ändern.

Wir alle werden älter. Der sprunghafte Anstieg der Langlebigkeit innerhalb der letzten 100 Jahre bietet uns nie da gewesene Vorteile – bessere Gesundheit, größere Selbstständigkeit, mehr Zeit auf diesem einzigartigen Planeten. Dennoch fühlt es sich manchmal so an, als hätten sich die Dinge zu schnell entwickelt: Wir sind von dieser fundamentalen Veränderung der Zeitspanne eines Menschenlebens überfordert. Noch sind wir uns nicht darüber im Klaren, was wir mit unserem neuen langen Leben eigentlich anfangen wollen, oder darüber, wie wir eine faire Gesellschaft erschaffen können, die allen alten Menschen die besten Chancen auf Wohlergehen und Erfüllung bieten kann. Wir haben noch nicht einmal die richtigen Worte gefunden: *The elderly* (dt. »die Alten«) als Sammelbegriff wurde bereits ausgemustert, obwohl man in Amerika *elderhood* (etwa »das Alter«) akzeptabel findet.[*]

Der achtsame Umgang mit Sprache ist enorm wichtig; so können Wörter wie »gebrechlich« leicht falsche Stereotype verstärken. Zugleich müssen wir aber die Herausforderungen anerkennen, vor denen diejenigen stehen, die es tatsächlich sind. In meinem eigenen Berufsverband, der British Geriatrics Society, denkt man alle paar Jahre erneut über den eigenen Namen nach, denn man schämt sich wegen der negativen Konnotationen des Begriffs »Geriatrie« und ist zugleich stolz auf diese Spezialisierung, diese inklusive, multiprofessionelle Disziplin, die verlangt, dass wir nicht nur auf medizinische Fakten, sondern auf die Gesamtgestalt und die Bedeutung eines Menschenlebens achten.

Dieses Buch richtet sich an all jene, die mit einigen der Probleme meiner Patientinnen und Patienten leben und umgehen müssen. Es ist ein Buch für alte Menschen und für diejenigen, die diese Menschen lieben – ein Buch für uns alle, die wir, wenn wir Glück haben, ein hohes Alter erreichen werden. Es handelt von dem, was ich von sachkundigen, liebenswürdigen Kolleginnen und Kollegen, von meinen einzigartigen Patient*innen und deren Angehörigen gelernt habe: davon, wie man heikle Fragen stellt, wie man mit den Antworten umgeht und was zu tun ist, wenn es hart auf hart kommt. Es enthält all das, was ich über das Altsein gelernt habe.

Als ich eines Morgens zur Arbeit fuhr, sprach ein Gärtner im Radio über eine neue Raupenart, die es auf Jungpflanzen abgesehen hatte. Ich hörte das Lächeln in seiner Stimme, als er sagte: »Sie wissen ja, wo Leben ist, da sind auch Probleme.« Ich mag Probleme. Also gehen wir sie an.

Kapitel 1   Die großen Fragen

Irene und ich unterhalten uns über ihre Behandlung – oder vielmehr: Ich rede, und Irene nickt höflich, stimmt meinem Plan zur Therapie ihrer Atemwegsinfektion zu, damit sie möglichst bald das Bett verlassen und nach Hause zurückkehren kann. Sie hat seit einigen Tagen Husten und ist sehr schwach. Am Abend zuvor haben ihre Beine »einfach nachgegeben«, als sie in die Küche gehen wollte, um das Abendessen zu machen, und sie ist zu Boden gesunken. Auch ihr Herz ist nicht ganz in Ordnung. Wenn sie nicht täglich zwei Wassertabletten einnimmt, wird sie kurzatmig, und ihre Knöchel schwellen an. Sie hat mir erzählt, dass sie immer müde sei. »Also … das klingt albern, aber ich gucke die leere Butterdose an und überlege: Habe ich genug Kraft, um sie abzuwaschen, oder soll ich das neue Stück Butter einfach so reinlegen?« Auch zuvor ist sie schon ein paarmal gestürzt. Im letzten Jahr hat sie sich die Hüfte gebrochen, bloß weil sie am Griff ihres Gefrierschranks gezogen hat. Die Tür ging mit einem Ruck auf, und Irene fiel nach hinten.

»Morgen müsste es Ihnen schon wieder besser gehen«, sage ich. Irene schaut mich kurz an und sieht dann aus dem Fenster. Ich habe ein schlechtes Gewissen wegen der Äußerung. Die Floskel mag ja stimmen, aber sie bedeutet nicht, dass Irene sich je wieder richtig gut fühlen wird, und sie weiß das. Ihre Herzinsuffizienz wird bereits auf bestmögliche Weise therapiert, aber ich habe keine Pille parat, die ihr die alte Vitalität zurückgeben könnte.

»Es tut mir leid. Vermutlich fühlen Sie sich ein bisschen niedergeschlagen«, sage ich und schiebe meine Hand unter ihre. Die Kanüle, durch die das Antibiotikum in ihre Venen fließt, baumelt bedenklich auf ihrem Handrücken, und ihre dünne Haut hat dunkelblaue Flecken. Aber ihre Fingernägel sind sorgfältig lackiert, ihre locker auf den knochigen Fingern sitzenden Ehe- und Verlobungsringe glänzen. Ihr Haar ist frisch frisiert und silbern getönt.

»Mrs. Walton, Irene, darf ich Sie mal etwas fragen?« Sie wendet sich mir zu, runzelt leicht die Stirn und nickt.

Also fahre ich fort. »Kommt es manchmal vor, dass Sie abends ins Bett gehen und sich wünschen, am Morgen nicht mehr aufzuwachen?«

Irenes Gesicht verzieht sich zu einem breiten Lächeln. Sie schaut mir direkt in die Augen.

»Ja, genau so fühle ich mich!«

Wir sind an einem Punkt der Menschheitsgeschichte angekommen, an dem immer mehr Leute ein sehr hohes Alter erreichen. Aber wir wissen eigentlich gar nicht, wie man es bewältigt, so alt zu sein, und wie wir am besten mit diesen alten Menschen umgehen und uns um sie kümmern sollen. Wir wissen nicht, wie wir die großen Probleme der Gebrechlichkeit handhaben sollen. Das ist kein Thema, mit dem wir uns lange befassen möchten, und wenn die Umstände uns dazu zwingen, über das Leben im hohen Alter nachzudenken, oder wenn jemand, den wir lieben, sehr alt ist, dann sind wir oft ratlos. Unzählige Fragen überrollen uns wie Wellen eine felsige Bucht, und oft fällt es uns schwer, offen darüber zu reden. Ist es erlaubt, diese Fragen zu stellen? Dürfen wir sie überhaupt denken?

Dieses Buch behandelt die großen Fragen, die sich aus der erhöhten Lebenserwartung ergeben. Es benennt diese Fragen, zeigt Möglichkeiten auf, wie man sie stellen kann, und bietet ein paar Antworten an. Es beleuchtet auch, warum die Beantwortung dieser Fragen oft so schwierig ist und warum das Leben sehr viel besser werden kann, wenn wir es schaffen, die Hürden, die uns beim Sprechen über diese Themen im Weg stehen, zu überwinden.

Irene und ich fangen nun an, uns richtig zu unterhalten. Ich erkundige mich, wie lange sie sich schon so fühle, wie lange sie sich schon wünsche, sie könnte einfach die Augen schließen und verschwinden.

»Ach, seit etwa sechs Jahren. Seit mein Mann tot ist.«

»Sie waren wohl sehr lange verheiratet?«

»Neunundfünfzig Jahre lang.« Sie lächelt stolz.

»Bestimmt vermissen Sie ihn sehr. War er ein netter Kerl?«

»Oh, er war der Beste!«

Wir sprechen darüber, wie sie ihn kennengelernt hat, bei einer Tanzveranstaltung kurz nach dem Krieg. Sie erzählt mir von ihren Reisen, als er noch bei der Navy war, und von seiner liebenswürdigen Art. Ich frage Irene, was sie zum Lächeln bringe. Sie freut sich, wenn sie ihre Töchter sieht, die in der Nähe wohnen und an den meisten Tagen kurz vorbeischauen, und wenn ab und an ihr Sohn aus Kent zu ihr kommt, und auch die Besuche von ihrem Enkel und seiner Verlobten machen ihr viel Freude. Sie schläft gut (»fast schon zu gut, oft auch noch den halben Tag lang«), und sie isst genug. Jeden Abend um halb sieben gönnt sie sich ein Gläschen Sherry. Irene ist sich absolut sicher, dass sie nicht depressiv ist. »Ich habe nur einfach genug. Ich hatte ein schönes Leben, und jetzt bin ich müde. Ich möchte bei Tom sein.«

Ich frage, ob sie, wenn es eine Tablette gäbe, die einfach allem ein Ende setzte, diese nehmen würde.

»Aber nein«, antwortet sie, entrüstet über so einen Gedanken. »Das würde ich nicht tun, meine Familie wäre erschüttert, und außerdem wäre es nicht richtig. Nein, ich kann warten, bis meine Zeit gekommen ist. Aber … na ja … wenn ich abends ins Bett gehe, dann schicke ich all meinen Kindern einen Kuss und hoffe, dass ich einfach … Sie wissen schon.« Sie wedelt mit den Händen.

Unser Gespräch ist jetzt viel entspannter. Wir haben eine der großen Fragen aus dem Weg geräumt – es fühlt sich so an, als hätten wir diese Frage wie ein Päckchen aus Irenes Reisetasche gezogen, sie ausgewickelt und auf die Bettdecke zwischen uns gelegt, wo wir sie beide sehen können. Jetzt können wir uns darüber unterhalten, ob Irene sich tatsächlich erholen wird und wieder nach Hause kann. Ich glaube, dass das möglich ist, und wir werden alles daransetzen, das zu erreichen. Heute Nachmittag hat sie einen Termin bei der Physiotherapeutin. Aber bei einem 92-jährigen Menschen kann man nie wissen, ob eine Behandlung anschlägt oder nicht. Wir besprechen, was wir tun sollen, wenn ihr Zustand sich verschlechtert, und halten fest, dass sie auf keinen Fall auf die Intensivstation verlegt werden möchte. Gemeinsam beschließen wir, abzuwarten, wie die Antibiotika-Infusionen wirken. Wenn es ihr dadurch besser geht, dann ist das gut, und wir machen damit weiter, aber wenn nicht, dann brechen wir die Maßnahmen ab, die sie am Leben halten sollen. Das bedeute, erkläre ich ihr, dass sich ihr Zustand in dem Fall nicht mehr verbessern werde; stattdessen werde sie dann von Tag zu Tag länger schlafen, irgendwann allmählich aufhören zu atmen und sterben.

Sind die großen Fragen erst einmal gestellt (von denen eine lautet: »Möchten Sie überhaupt noch weiterleben?«, was man aber auch etwas sensibler formulieren kann – dazu komme ich noch), kann der Rest des Gesprächs ehrlicher verlaufen. Irenes Sorgen, die sie nun offenbaren kann, betreffen das, was für sie von Bedeutung ist, was die Zukunft für sie bereithält; sie muss wissen, wie viel Kontrolle sie über diese Zukunft haben kann. Es ist wichtig, Irene die Gelegenheit zu geben, über solche Dinge zu sprechen. Wenn sie und ich dieses Gespräch jetzt nicht führen und ihr Zustand sich verschlechtert, dann könnten Entscheidungen getroffen werden, die nicht ihren Wünschen entsprechen.

Cathy, eine von Irenes Töchtern, kommt zu Besuch, als ich gerade gehen will.

»Sind Sie einverstanden, dass ich Cathy erkläre, was wir eben besprochen haben?«, frage ich. Irene nickt, und ich berichte von unserem Beschluss.

»Das überrascht mich nicht«, sagt Cathy, die einen flauschigen rosa Pullover trägt und ein liebenswürdiges Gesicht hat. Sie sieht aus wie ihre Mutter: die hellen Augen und die Fältchen, die vom Lächeln statt vom Stirnrunzeln kommen. Cathy tätschelt Irenes Hand.

»Du wärst Dad am liebsten schon gleich nach seinem Tod gefolgt, stimmt's, Mum? Wir alle haben dafür Verständnis.«

Ich bin froh, dass Cathy jetzt weiß, was ihre Mutter sich wünscht. Irene ist zwar eindeutig in ausreichend guter Verfassung, um diese Entscheidung selbst zu treffen, und rechtlich gesehen ist es nicht nötig, ihre Angehörigen über unser Gespräch zu informieren, aber falls es ihr bald so schlecht gehen sollte, dass sie nicht mehr sprechen kann oder verwirrt ist (was jederzeit passieren kann, denn selbst das lebhafteste alte Gehirn ist anfällig), dann würden Cathy und die anderen Verwandten gebeten, mitzuentscheiden, welche Art der Behandlung Irene wollen würde: eine Ernährung per Magensonde zum Beispiel oder künstliche Beatmung. Gut möglich, dass Cathy in der Lage wäre, Irenes Wünsche zu erahnen, auch ohne mit ihrer Mutter darüber gesprochen zu haben, aber höchstwahrscheinlich hätte sie das Gefühl, für die Entscheidung, ob die Behandlung fortgesetzt oder abgebrochen werden soll, verantwortlich zu sein. So vorsichtig die Ärztinnen und Ärzte es auch formulieren, Cathy könnte in eine Situation geraten, in der ihre Worte den Ausschlag zu geben scheinen, ob ihre Mutter lebt oder stirbt. Aus Erfahrung weiß ich, dass solche Gespräche nie vergessen werden und das Gewissen oft schwer belasten. Indem wir diese Fragen frühzeitig offen ansprechen, kann das vermieden werden. Und dabei geht es nicht nur um das Ende, das Sterben, es geht auch um die Probleme, die noch *während des Lebens* im Alter auftreten.

Dies sind einige der wichtigen, meist unausgesprochenen Fragen: Woran erkenne ich, dass jemand dement wird? Woran erkenne ich, dass *ich selbst* dement werde? Wie kann ich entscheiden, ob ich eine bestimmte Operation vornehmen lassen will oder nicht? Lohnt es sich, diese Tabletten zu nehmen? Was passiert, wenn meine Mutter ihre Medikamente nicht einnimmt? Muss ich in ein Heim, und wenn ja, wird es dort schrecklich sein? Sollte meine Mutter lieber ins Heim ziehen, und wenn sie es nicht tut, muss ich mich dann schuldig fühlen, wenn sie die Treppe hinunterfällt und sich das Becken bricht? Werden die Ärztinnen und Ärzte auch wirklich alles tun, um meinen Vater am Leben zu halten? Oder werden sie zu viel tun? Bin ich tatsächlich noch in der Lage, sicher Auto zu fahren? Welche Wörter soll ich verwenden, wenn ich mit einer Krankenschwester über Dads … Intimbereich spreche? Wie frage ich einen Arzt oder eine Ärztin, ob es möglich wäre, die Lungenentzündung meines Mannes *nicht* zu behandeln? Wenn ich diese Frage stelle, werden die Leute dann denken, dass ich ihn nicht liebe? Was bedeutet der hippokratische Eid eigentlich genau? Dürfen Mediziner*innen jemanden nicht behandeln, oder gilt das schon als Sterbehilfe? Wie spreche ich mit anderen über meine Angst vor dem Sterben? Oder: Ist es okay, dass ich mir wünsche, tot zu sein? Und noch schwieriger: Ist es in Ordnung, zu sagen, dass ich mir den Tod eines Menschen wünsche, den ich wirklich liebe? Darf ich überhaupt so empfinden?

Oft trauen wir uns nicht, solche Fragen zu stellen. Sie werden zu Sorgen, weil wir nicht ehrlich darüber sprechen können. Sorgen, die meine 89-jährige Tante nachts wach liegen lassen. Sorgen, die einer Tochter im Kopf herumgehen, wenn sie morgens zur Arbeit fährt, oder die ein älterer Ehemann nicht mit seiner Frau teilen kann. Sorgen, die sich ein Sohn macht, wenn er ein Geschäft im Ausland leiten muss, während seine Mutter in einer Einrichtung für betreutes Wohnen im Heimatort lebt. Und jede einzelne dieser Fragen erzeugt weitere Fragen, die wir stellen und über die wir mit anderen reden sollten. Es gibt so viele davon. Darf ich zugeben, dass ich alte Menschen abstoßend finde? Dass mir der Gedanke an Inkontinenz unerträglich ist? Wie erkläre ich jemandem, irgendwem, dass mein geliebter Mann, mit dem ich seit 60 Jahren verheiratet bin, mit den jungen Krankenschwestern über *Sex* spricht? Sämtliche Fragen, die Ihnen in den Sinn kommen, selbst die, die Sie womöglich für unaussprechlich halten, sind Fragen, die auch anderen schon auf der Seele gebrannt haben und die gestellt werden müssen.

Einer meiner Lieblingscartoons zeigt einen riesigen Elefanten, der verdrossen in einem Gerichtssaal auf der Anklagebank sitzt. Er wird von einem Anwalt in die Mangel genommen: »Wenn Sie die ganze Zeit über im Raum waren, warum gibt es dann keinen einzigen Zeugen, der Ihre Anwesenheit bestätigt?« Während wir alle die neue, ungewohnte Welt des hohen Alters erkunden, trampeln in jedem Zimmer ganze Herden von Elefanten herum, und wir müssen Wege finden, über sie zu reden. Welche Hürden halten uns davon ab, die allerwichtigsten Fragen zu stellen?

An einem Sommertag vor etlichen Jahren – ich hatte gerade die Kinder von der Schule abgeholt, sie waren noch klein und saßen verschwitzt und klebrig auf der Rückbank – hielten wir auf dem Heimweg in einem Dorf an einer roten Ampel, und ich sah, wie uns eine alte Frau auf dem Bürgersteig entgegenkam. Sie ging sehr langsam und stützte sich dabei auf ein Gehgestell. Ihr Körper war zugleich nach vorne und zur Seite gebeugt, ihre linke Schulter hing so tief, dass sie beinahe die Gehhilfe berührte, an der ein kleiner Beutel mit Einkäufen baumelte. Die Frau trug einen Filzhut, der ihr Gesicht beschattete, aber als sie näher kam, sah ich, wie sich ihre Augen jedes Mal schlossen, bevor sie ihre Gehhilfe anhob. Langsames Blinzeln ... Gestell anheben ... Gestell absetzen ... vorwärtsschlurfen ... dann wieder von vorne. An einer Leine hüpfte ein kleiner, dreibeiniger Terrier fröhlich hinter ihr her und beschnüffelte die köstlichen Gerüche an der Hauswand und am Bordstein. Als die gebückte alte Frau nah am Auto war, kam vom Rücksitz ein mitleidiger Ausruf: »Guck mal, Mummy! Das arme Hündchen!«

Ein Teil des Problems besteht darin, dass wir oft so tun, als wären alte Leute unsichtbar und als würden wir ihre Stimmen nicht hören. Für dieses Nicht-sehen- und Nicht-hören-Wollen gibt es im Wesentlichen drei Gründe. Die ersten beiden lauten: Vorurteile und Angst – sie hängen miteinander zusammen. Der dritte Grund ist der schwerwiegendste, aber zu ihm kommen wir später.

Schaffen wir erst einmal die Vorurteile aus dem Weg. Sie begleiten uns scheinbar schon ewig: Die hässlichen bösen Hexen aus Grimms Märchen oder aus der griechischen Mythologie sind leicht zu erkennen. Unausstehliche alte Männer – dumm, gierig oder beides – tauchen überall auf, von der römischen Farce bis zu den Romanen von Charles Dickens. Shakespeare ist auch nicht gerade nett zu den Alten. Vielleicht sind es noch nicht mal Vorurteile: Dichter und Dramatiker spotten schon seit Urzeiten über menschliche Eigenschaften und schütten gleichermaßen Hohn und Spott über die nichtsnutzige Jugend, die erdrückende Mutter und den grotesken Tyrannen aus. Doch wenn wir ehrlich ins Herz unserer Gesellschaft blickten, dann müssten wir wohl doch zugeben, dass wir alte Leute tatsächlich als Belastung empfinden.

Das geschieht schon auf nationaler Ebene: Ökonomen, Politiker und Journalisten sprechen von der »Last« des Altwerdens, der »demografischen Zeitbombe« und den »ökonomisch Inaktiven«, die die Staatskasse plündern, statt sie zu füllen. Eine Regierung nach der anderen hat das Thema einer angemessenen Finanzierung der Altersfürsorge vor sich hergeschoben, und mit jedem Aufschub verstärkt sich unser Eindruck, das Problem sei schlichtweg nicht zu bewältigen. Unsere Mittelstufenschüler werden im Geografieunterricht nicht gefragt: »Was ist begrüßenswert am Anstieg der Lebenserwartung?«, sondern: »Wie können wir mit einer immer älter werdenden Bevölkerung umgehen?« Es wird kaum auf das Positive geschaut, wie etwa auf die ökonomischen Vorteile, die dadurch entstehen, dass Großeltern sich um die Enkelkinder kümmern, wodurch die erwerbstätigen Eltern mehr leisten können. Vorteilhaft auch das unbeschwerte Konsumverhalten der Rentner*innen. Die ehrenamtliche Arbeit – in Wohltätigkeitsläden, im örtlichen Geschichtsverein, in der Müllsammel-Gruppe. Die Erfahrung, Weisheit und Liebe, die ältere Verwandte weitergeben können, vor allem in auseinandergebrochenen Familien. Die reine Freude, mehr Lebensjahre in Rente genießen zu können, endlich vom Achtstundentag befreit selbst über seine Zeit verfügen zu können. Das alles sind eher Gründe zum Feiern als zum Händeringen. Auf nationaler Ebene sollten wir also auf unsere Langlebigkeit stolz sein!

Auch auf der individuellen Ebene gibt es zahlreiche Vorurteile. Oft sind wir unsicher im Umgang mit sehr alten Leuten. Sie sind anders als wir, und keinem gefällt solche Verschiedenartigkeit. Wir mögen keine Menschen, die seltsame Sachen sagen oder womöglich ein bisschen wirr im Kopf sind, denn wir fühlen uns in ihrer Gegenwart unbeholfen oder sind peinlich berührt. Vielleicht fürchten wir, alte Leute könnten Rassisten oder Sexisten sein – und manche sind das ja auch. Zuweilen verwenden Ältere ganz ungeniert Wörter und Ausdrücke, bei denen wir uns innerlich winden. Ihnen ist meist gar nicht klar, dass diese Wörter Ansichten ausdrücken, die sie eigentlich gar nicht teilen: Mein eigener Stiefvater, der in der British Navy für die Rechte schwuler Männer eingetreten ist und dafür geworben hat, dass auch Frauen auf See dienen dürfen, spricht begeistert von der »Tuntentasche«, in der er sein Portemonnaie und sein Tagebuch mit sich herumträgt. Und alte Leute fahren langsam! Sie brauchen an der Supermarktkasse ewig, um ihr Kleingeld abzuzählen! Sie bleiben stundenlang auf der Toilette, während draußen die Schlange immer länger wird! Und sehr viele von ihnen haben für den Brexit gestimmt!

Natürlich lauern die Vorurteile auch auf der anderen Seite der Alterslücke im Gebüsch. Die Jungen verfügen über Vitalität, Energie und Wachheit, die für die ganz Alten nie mehr erreichbar sein werden. Ein neidischer Unterton schwingt in gängigen

Floskeln mit: »Meine Tochter hat immer so viel zu tun«; »Unsere Nachbarn sind andauernd unterwegs«. Die Jüngeren haben ständig ihre Handys am Ohr. Sie kleiden sich nicht ordentlich, die Jungs haben lange Haare und die Mädchen kurze, und sie überlegen hin und her, ob sie vielleicht schwul oder lesbisch sind, was natürlich keine Rolle spielen würde, wenn sie sich nur endlich entscheiden könnten. Und sie hängen herum, nuscheln und benutzen furchtbare Ausdrücke, und nie schauen sie einem in die Augen. Sie schreiben keine Dankesbriefe, sie können nicht kochen, und sie gehen nicht in die Kirche.

Kein Wunder, dass wir ein paar Kommunikationsprobleme haben.

Die nächste Hürde, die offenen Gesprächen im Wege steht, ist die Angst. Auch die begegnet uns im Großen wie im Kleinen. Landesweit betrachtet herrscht die Angst, dass die kostenintensive Betreuung der Alten unser wirtschaftliches Verderben oder zumindest unseren politischen Untergang bedeuten könnte. Regierungen fürchten stets die heftigen Reaktionen derer, die sich ungerecht behandelt fühlen, ganz egal, welche Maßnahmen sie im Bereich der Sozialfürsorge auch vorschlagen: Politikerköpfe werden rollen, Wählerstimmen verloren gehen, und Parteien werden ihrer Macht beraubt. Da ist es besser, die Ergebnisse von Studien bezüglich der Finanzierung von Pflege- und Sozialleistungen unter Verschluss zu halten und jegliche Beschlüsse auf die lange Bank zu schieben.

In unseren persönlichen Beziehungen ist die Angst häufig unterschwellig mit von der Partie. Mit alten Menschen zusammen zu sein, bedeutet oft, sich mit körperlichen Problemen auseinanderzusetzen zu müssen, über die wir lieber nicht nachdenken möchten. Wir müssen den Anblick borstiger Nasenhaare oder eines stoppelbärtigen Kinns ertragen, Socken über knotige Füße ziehen und Einmalhandschuhe kaufen. Ich erinnere mich voller Scham an das erste Mal, als ich während meiner Studienzeit einem sehr alten Mann in den Mund schaute. Der Anblick ließ mich sichtlich zurückzucken, und ehrlich gesagt habe ich dabei auch einen kleinen Würgelaut ausgestoßen.

Dreißig Jahre später fuhr ich meine Tochter zur Schule, die gerade für eine Biologieprüfung zum mittleren Schulabschluss lernte, aber schon ganz genau wusste, dass sie auf keinen Fall Ärztin werden wollte. Sie blickte von ihren Testfragen auf dem Handy hoch.

»Mum, auf welchem Weg werden die Schadstoffe aus der Niere abtransportiert, über den Harnleiter oder über die Harnröhre?«

Ich liebe diese Art von Fragen und stieg begeistert ein.

»Okay, Schatz, das ist der Harnleiter. Aber die Harnröhre ist auch sehr interessant, denn bei Frauen ist sie sozusagen eine Fehlkonstruktion, weshalb wir so leicht Blasenentzündungen bekommen. Die Harnröhre ist bei uns zu kurz, und so können leicht Bakterien in die Blase gelangen. Deshalb muss man immer genug trinken und beim Pinkeln darauf achten, dass man es sorgfältig zu Ende bringt. Und man sollte sich den Po immer von vorne nach hinten abwischen, nicht umgekehrt. Aber egal. Wie kannst du dir für die Prüfung am besten merken, was was ist? Vielleicht so: Es gibt nur eine Harnröhre, aber zwei Harnleiter, je einen für jede Niere. Für zwei Nieren brauchen wir zwei Abflüsse – und das ›-ei‹ in ›zw-ei‹ steckt auch in den ›Harnl-ei-tern‹. Meinst du, das hilft dir?«

Meine liebe Tochter starrte aus dem Beifahrerfenster.

»Ist ja ekelhaft«, murmelte sie. »Lieber sterbe ich, als mir so was zu merken.«

Ich bin mittlerweile abgehärtet, was körperliche Unvollkommenheiten betrifft, aber viele sind das nicht und werden es auch nie sein. Einige fühlen sich gleich unwohl, sobald von den Funktionen des menschlichen Körpers die Rede ist. Solche unbehaglichen Empfindungen beeinflussen nicht nur die Haltung Jüngerer gegenüber alten Menschen, sondern auch die Selbstwahrnehmung der Alten. Die Abscheu gegen die Auseinandersetzung mit unschönen biologischen Details schwindet nicht unbedingt mit zunehmendem Alter. Die Mutter meiner Freundin Margaret bemerkte neulich düster über ihr soziales Umfeld: »Unsere Teekränzchen fangen mittlerweile immer mit dem Chor der Klageweiber an: Alle jammern erst mal ausführlich über ihre neuesten Beschwerden. Nicht gerade mein Lieblingsthema.«

Um über ein paar der Probleme im hohen Alter zu reden, müssen wir uns mit körperlichen Gebrechen beschäftigen, die uns abstoßen, und für zahlreiche Menschen gehört dazu eine große Portion Mut.

Und natürlich haben viele auch Angst vor der Zukunft, die für die sehr Alten gleichbedeutend mit dem Tod ist. Für manche ist das eine Horrorvorstellung: der Blick in den Abgrund. Bei anderen, wie zum Beispiel bei meiner lieben Tante, überwiegt die Furcht vor dem Verlust der Selbstständigkeit. »Im Moment geht es mir gut«, sagt sie, »und ich habe keine Angst vor dem, was nach dem Tod kommt. Aber die Grauzone dazwischen macht mir Sorgen …« Sie schaudert.

Ich stand im Pub »Jonny O's« im Westen Irlands an der Bar und beklagte mich bei Maureen, der Wirtin. Meine Mutter hatte mich angerufen, um zu fragen, wann wir aus dem Urlaub zurückkommen würden, damit die Kinder ihre Online-Bestellung für die neue Seniorenbahncard erledigen könnten, ich in ihrem aktuellen Streit mit der Royal Albert Hall den Schiedsrichter spielen und mein Mann eine reflektierende Wandplatte entwerfen und anfertigen könnte, die hinter einem ihrer Heizkörper angebracht werden sollte, damit mehr Hitze in ihre ohnehin schon viel zu warme Küche gelangen würde. Das alles erzählte ich Maureen, die gerade mit einem Geschirrtuch ein Glas polierte und daraufhin ruhig zu mir sagte: »Also meine Kinder sagen immer zu mir: ›Mutter, du solltest nicht schlecht von Oma reden – du wirst bestimmt mal genau wie sie.‹«

Jetzt mal langsam, Maureen! Sie kennen meine Mutter nicht! Doch ihre Worte – vielmehr die Worte ihrer Kinder – sind mir im Gedächtnis geblieben. Ich denke über meine Mutter nach, über das, was ich an ihr liebe, und das, was ich an ihr überhaupt nicht liebe. Ich erkenne Muster, die uns beide prägen, die von einer auf die andere übergehen, und diese Erkenntnis ist nicht angenehm. Unsere Eltern und Großeltern schauen uns an, und ihre Gesichter sagen: »Hier bin ich, deine Zukunft.« Das kann uns durchaus Angst machen.

Als ich einen älteren Kollegen von mir, Sammy, einmal fragte, wie wir Leute dazu ermuntern könnten, über die großen Fragen des Alterns zu sprechen, reagierte er besorgt.

»Ich glaube kaum, dass Geriater etwas dazu beitragen können«, sagte er. »Das wäre zu …« Er verstummte.

»Zu – was?«, bohrte ich nach.

Sammy ist ein wunderbarer Arzt. Seine Fähigkeit, Gespräche über sensible Themen zu führen, nach denen sich die Menschen besser fühlen, ist unübertroffen. Warum glaubte er, dass wir nicht zu einer Bewegung beitragen sollten, die Offenheit propagieren und den Menschen helfen könnte, mit diesen wichtigen Problemen klarzukommen? Sammy schaute mich zweifelnd an. »Ich glaube … die Leute würden annehmen, wir wollten sie ermutigen, aufzugeben. Es könnte dazu führen, dass sie das Vertrauen zu uns verlieren. Sie könnten denken, dass wir nicht mehr auf ihrer Seite sind.«

Sammys Sichtweise bestürzte mich. Geriater*innen führen fast täglich Gespräche mit Patient*innen und deren Familien. Seit beinah 30 Jahren genieße ich das Privileg, an wertvollen, intimen Diskussionen über das, worauf es letztendlich am meisten ankommt, teilzunehmen, und war auf diese Weise mit Tausenden von alten Menschen und ihren nahen Angehörigen in Kontakt. Was spricht dagegen, mit anderen zu teilen, was Sammy und ich gelernt haben?

Damals wurde mir klar, dass es eine giftige Mischung aus Angst und Vorurteilen ist, die Gespräche zum Erliegen bringt. Wir sprechen nicht über wichtige Themen, weil wir Angst haben, dass uns die Leute für voreingenommen oder egoistisch halten könnten. Eine liebevolle Ehefrau traut sich vielleicht nicht, mit ihren erwachsenen Kindern über die Möglichkeit zu sprechen, deren Vater in einem Heim unterzubringen, weil sie fürchtet, die Kinder könnten denken, sie wolle sich nur die Mühe und Last der Pflege ersparen. Sammy fürchtet, eine Aufforderung der Geriater*innen, für den Ernstfall vorzusorgen und eine Patientenverfügung zu erstellen, könnte als Wunsch interpretiert werden, unsere Notfallstationen zu entlasten. Wir alle befürchten, wenn wir über die Probleme des Alterns reden, könnte man uns ›durchschauen‹ und in unserem Innersten gierige, gemeine Wesenszüge zu entdecken meinen. Vorurteile und Angst bringen uns dazu, uns vor wichtigen Gesprächen zu drücken, und die Angst, für voreingenommen gehalten zu werden, führt oft dazu, dass wir die großen Fragen gar nicht erst ansprechen. Aber wir müssen einen Weg finden, es dennoch zu tun. Aus Erfahrung weiß ich, dass diese Fragen, wenn sie unter Verschluss gehalten werden, uns unglücklich machen und Beklemmung und Wut auslösen können. Ein offener Umgang mit ihnen kann dagegen Beruhigung und neue Zuversicht hervorrufen.

Wir müssen ehrlich sein. Ich werde auf den folgenden Seiten ausführen, wie wir ermitteln, was behandelbar ist; ich werde vom Überleben und von Genesung sprechen sowie über die praktischen Dinge, die man tun kann, um im hohen Alter zufriedener zu leben. Aber ich werde auch Entscheidungen thematisieren, eine Behandlung nicht fortzuführen, Medikamente abzusetzen, und das Erkennen von Vergeblichkeit ansprechen. Ich werde die Gesetzeslage erläutern und über die ethischen Grundsätze, die uns leiten, sprechen sowie darüber, wie ältere Menschen und ihre Angehörigen die richtigen Worte finden können, um offen mit dem medizinischen Personal über ihre Sorgen und Hoffnungen zu reden. Ich werde erklären, wie wir als Gesellschaft zusammenarbeiten können, um in Zukunft Handlungen, die zurzeit von Stress, Not und Angst geprägt sind, zu vermeiden und sie durch soziale Strukturen zu ersetzen, die Empathie, Einfallsreichtum, Kraft und Fairness in den Vordergrund stellen.

Auch mit meinen eigenen Vorurteilen muss ich mich immer wieder auseinandersetzen.

Es war mal wieder ein hoffnungslos hektischer Tag im Krankenhaus gewesen, und die Nacht versprach ebenso schrecklich zu werden: Wir Assistenzärzt*innen schoben 24-Stunden-Schichten; wir nahmen die Anrufe der Kolleg*innen aus Hausarztpraxen und aus der Notaufnahme entgegen, die Hilfe bei der Beurteilung von Patient*innen brauchten, und kümmerten uns gleichzeitig um die bereits Eingewiesenen: eine vermutete Meningitis; ein Schlaganfall; ein sinnloser Wiederbelebungsversuch bei einem Drogensüchtigen im mittleren Alter, der eindeutig seit Stunden tot war; Leute, die gestürzt waren; Leute mit Atemnot und Brustschmerzen, deren Ursache eine Verstopfung oder aber ein lebensbedrohliches Aortenaneurysma sein konnte. Um 21 Uhr waren keine Betten mehr frei, und die Patient*innen wurden auf fahrbaren Liegen in der Notaufnahme zwischengelagert. Mein Piepser tönte seit Stunden ununterbrochen, und ich nahm einen weiteren Anruf entgegen. Ein Hausarzt rief aus einem Pflegeheim an, um uns eine junge Frau anzukündigen, eine 19-Jährige mit verstopfter PEG-Sonde.

»Sie leidet an einer schweren Zerebralparese, kann sich nicht verständlich machen, ist doppelt inkontinent, braucht Vollpflege. Schluckstörung, kann nicht trinken, hat seit vierundzwanzig Stunden nichts durch die Sonde aufgenommen. Tut mir leid, sie ist unterwegs.«

Ich beendete das Gespräch und lehnte mich an eine der Betonsäulen, die allen Krankenbetten, die auf die Station gerollt wurden, im Weg standen. Meine Gedanken kreisten um ein einziges elendes Thema: Wozu das alles? Wozu? Warum verschwende ich meine Zeit damit, jemanden am Leben zu erhalten, dessen Lebensqualität so … scheiße ist? Der Pieper meldete sich erneut, und ich vergaß die junge Frau.

Stunden später erreichte mich ein Anruf aus der Notaufnahme. »Ihr PEG-Mädchen ist da.« Ich stapfte von der Station nach unten und schob den Vorhang der Kabine zur Seite. Sie saß aufrecht auf der fahrbaren Liege. Spindeldürre, gekrümmte schwarze Gliedmaßen, die an ein zerfleddertes Krähennest erinnerten. Ein winziger Oberkörper, nicht größer als der eines sechsjährigen Kindes. Und der Kopf – ihr Gesicht! Ein Grinsen, so breit wie das Meer, die braunen Augen leuchteten vor Freude.

In jenem Augenblick habe ich mir geschworen, nie wieder die Lebensqualität eines Menschen (sein Leben, sein Recht auf Leben) auf der Grundlage dessen zu beurteilen, was ich über seine intellektuellen oder körperlichen Funktionen zu wissen glaube. Und eben auch nicht auf der Grundlage seines Alters.

Im Laufe der Jahre habe ich immer wieder erlebt, wie leicht es uns fällt – Mediziner*innen, Pfleger*innen, Angehörigen, mir selbst –, voreilige Schlüsse im Hinblick auf die Zufriedenheit eines Menschen, seine Hoffnungen und Wünsche zu ziehen. Vorurteile gibt es zweifellos – wir müssen sie also bei uns selbst erkennen und ohne Scheu zugeben. Erst dann können wir unser Bestes tun und wirklich ehrliche Gespräche führen, in denen uns die Patient*innen sagen – oder zeigen –, was ihnen wichtig ist.

Die Gespräche zwischen sehr alten Menschen und denen, die sie lieben, und die sozialen Strukturen, die bestimmen, wie wir als Gesellschaft mit alten Leuten umgehen, werden also durch Barrieren aus Vorurteilen und Angst eingeschränkt und behindert. Doch wenn wir diese Barrieren erkennen, können wir sie auch überwinden. Später werde ich ein paar Wege aufzeigen, wie das gelingen kann. Aber es gibt noch ein drittes, riesengroßes Hindernis, vielleicht das größte von den dreien.

George war sehr krank. Er war aus einem Pflegeheim hergeschickt worden, in dem er seit ein paar Jahren lebte. Das dortige Pflegepersonal hatte einen Bericht über seine Behandlung und seine Medikamente geschickt: ein dreiseitiger Computerausdruck, elf verschiedene Arzneimittel, die ihm zu vier verschiedenen Tageszeiten verabreicht wurden. Sein Blutdruck sank trotz der Tropfinfusionen, die er bekam; seine Finger waren blau, seine Nase eiskalt. Er hatte starke Antibiotika eingenommen und bekam eine High-Flow-Sauerstofftherapie. Ich rief die Nummer der nächsten Angehörigen an: Georges Tochter Nina ging ans Telefon. Ich beschrieb ihr, wie schlecht es George ging und was wir bisher getan hatten.

»Ich wünschte, ich wäre bei ihm«, sagte sie und erklärte, sie sei gerade zu Besuch bei ihrer Tochter und dem neugeborenen ersten Enkelkind, meilenweit weg in Lancashire.

»Machen Sie sich keine Vorwürfe, Nina, ich glaube, er bekommt gar nichts mit, und er hat keine Schmerzen. Ich möchte nur sichergehen, dass wir in seinem Sinne handeln. Ähm ... ehrlich gesagt glaube ich, dass seine Aussichten, sich noch einmal zu erholen, sehr gering sind, ganz egal, was wir machen, denn er ist schwer krank, und ich frage mich, ob er wollen würde, dass wir alles versuchen, oder ob es ihm lieber wäre, wenn wir uns darauf konzentrierten, dass er sich möglichst wohlfühlt.«

Ich hörte, wie Nina nach einem Taschentuch kramte. Sie putzte sich die Nase und sagte: »Wissen Sie, ich glaube, er hat das kommen sehen. Ich habe ihn letzte Woche besucht, und es schien ihm gut zu gehen, also im Bereich des Möglichen jedenfalls, und wir haben über dies und das geplaudert, so wie immer, und dann hat er plötzlich gesagt ...« Nina hielt inne und schwieg für ein paar

Sekunden, ehe sie fortfuhr: »Er sagte: ›Nina, du bist jetzt erwachsen‹ … Und ich merkte, wie schwer es ihm fiel, das zu sagen, denn über solche Sachen sprechen wir sonst nie, aber dann sagte er: ›Ich denke, du kommst gut allein zurecht‹, und er sagte, er glaube, seine Zeit sei gekommen, und das sei auch in Ordnung, er sei bereit zu gehen.«

Nina und ich redeten noch ein bisschen weiter. Nachdem sie aufgelegt hatte, blieb ich kurz mit dem Telefon in der Hand sitzen. Eilish, die Pflegerin, die sich um George kümmerte, kam aus seinem Zimmer. Ich erzählte ihr, was er zu Nina gesagt hatte: »Du bist jetzt erwachsen.« Eilish stieg das Blut ins Gesicht, sie blinzelte und fächelte sich mit dem Medikamentenblatt, das sie in der Hand hielt, Luft zu.

»O weh … entschuldige …« Eilish atmete langsam aus. »Wie lieb von ihm …«

Ach, George, du bist ein Held. Du hast es genau richtig gemacht. Du hast die große Hürde überwunden, die uns davon abhält, über die wichtigsten Dinge zu sprechen: die Hürde der Liebe. Wie sollen wir mit unseren geliebten Kindern darüber reden, dass wir sie verlassen werden? Gespräche über Demenz, körperliche Entwürdigung, unheilbare Krankheiten, Trennungen: Damit kommen wir auf der abstrakten Ebene vielleicht zurecht, wenn es um andere geht, aber wenn es um die geht, die wir lieben – unsere Freundinnen und Freunde, Ehemänner und Ehefrauen, Eltern und Kinder –, dann sind wir hilflos. Gerade die Menschen, mit denen wir reden müssen, sind diejenigen, bei denen wir nicht mal den Anfang für ein solches Gespräch finden. Das müssen wir ändern – und das können wir auch. Wir dürfen nicht weiterhin denken: Darüber kann ich nicht sprechen, weil ich dich liebe. Stattdessen müssen wir sagen: »Gerade *weil* ich dich liebe, werden wir jetzt darüber sprechen.«

Kapitel 2 Die ›Quadratur der Kurve‹ – extrem fit bis ins hohe Alter

Ich zeichne für die drei Medizinstudenten ein Diagramm. Es stellt den Verlauf eines typischen Lebens dar. Die linke, senkrechte Achse zeigt den Grad der Selbstständigkeit, die untere, waagerechte das Alter. Ich fange mit einem Strich an, der relativ steil ansteigt.

»Das hier sind meine drei Kinder im Teenageralter«, erkläre ich, während ich den Strich zeichne, »die gerade lernen, wie man Auto fährt und wie man mit Geld umgeht und sein Leben selbst in die Hand nimmt.« (Jedenfalls in einem gewissen Maß: Neulich habe ich zufällig einen Textnachrichtenaustausch zwischen meinem Mann und unserem Sohn mitbekommen, der gerade zum Studieren ausgezogen ist.

Dad schrieb: »Hast du Mum eine Geburtstagskarte geschickt?« Sohn: »Mach ich heute.« Stundenlange Pause, dann noch mal der Sohn: »Wie schickt man eigentlich eine Karte? Ich meine, wo gibt's Briefmarken und so?«)

Zurück zum Diagramm.

»Die meisten Leute wünschen sich ein hundertprozentig selbstständiges Leben – und dass sie immer gesund und munter bleiben …« Während des Sprechens zeichne ich eine horizontale Linie: »… gesund und munter, gesund und munter, gesund und munter – dann tot.«

Ich lasse den Strich vertikal abfallen und füge ein kleines Kreuz hinzu, um den Tod anzuzeigen.

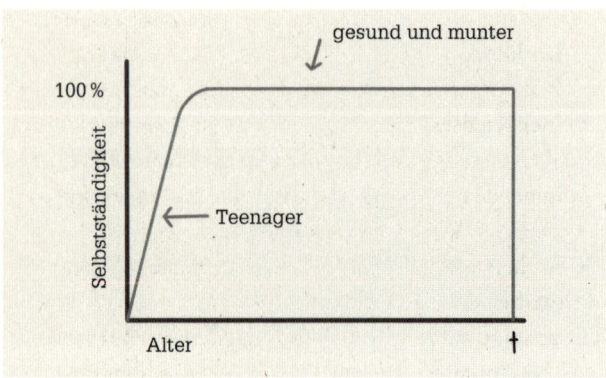

»Früher, ehe es Impfstoffe, Antibiotika und gute Chirurgie gab, verlief das Leben meistens so. Das Problem war, dass der Tod plötzlich eintreten konnte, vielleicht im Alter von zwei Jahren durch Diphtherie oder mit fünfzehn durch Typhus oder mit dreiundzwanzig durch den Einsturz einer Zinnmine.« Ich zeichne mehrere vertikale Linien.

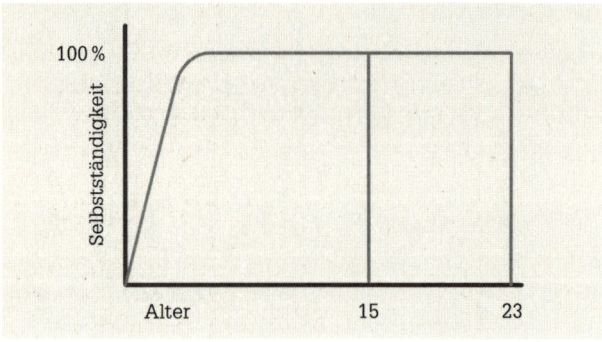

»Wir sind immer besser darin geworden, solche Todesfälle zu vermeiden, und die Lebenserwartung hat sich auf der unteren Achse immer weiter nach rechts verschoben. Trotzdem kam das Ende für lange Zeit dann doch relativ schnell – bis gegen Ende des zwanzigsten Jahrhunderts große Fortschritte in der Chirurgie und der Chemotherapie gemacht wurden. Davor lebte man nicht mehr lange mit einer Krebserkrankung oder mit Nierenversagen, ehe die Dialyse erfunden wurde, oder nach einem Herzinfarkt, bevor es blutverdünnende Mittel gab und die Ärzte mit Stents und Ballonkathetern reinste Wunder vollbringen konnten.«

Die Studierenden nicken. Ich zeichne ein neues Diagramm auf die nächste Seite.

»Heutzutage sieht der Verlauf eines Lebens eher so aus.« Ich lasse die horizontale Linie für »100 %ige Selbstständigkeit« wellenförmig nach unten verlaufen. »Dies ist ein Handgelenksbruch, hier eine gebrochene Hüfte.« Ich zeichne zwei kleine Knicke ein. »Ein Schlaganfall« – ein kurzer steiler Abfall –, »dann Arthritis, Herzinsuffizienz und Demenz. An dieser Stelle ist man vielleicht schon in ein Pflegeheim umgezogen …«, die Kurve ist jetzt fast unten angekommen und schlingert weiter, bis sie schließlich die waagerechte Achse trifft, »… und dies ist das Ende.«

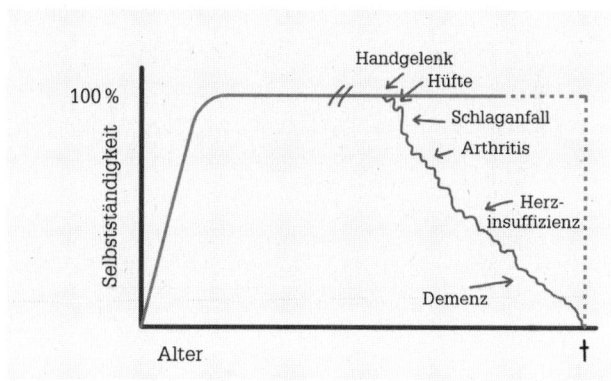

Ich zeige auf die untere rechte Ecke des Diagramms, wo die Selbstständigkeit gering und das Alter hoch ist.

»Hier kann es schwer werden. Das wird es nicht zwangsläufig für jeden, und auch in diesem Lebensabschnitt kann man noch glücklich sein; wir können daher nicht beurteilen, was sich ein einzelner Mensch in dieser Phase wünscht, ohne ihn zu fragen. Doch viele Gebrechen zu haben und von anderen abhängig zu sein, das möchten die meisten Menschen nicht. Im Allgemeinen sind wir uns also darüber einig, dass es wenig Sinn ergibt, die Lebenserwartung der gesamten Bevölkerung zu erhöhen, wenn diese hinzugewonnenen Jahre in hoher Abhängigkeit oder in Vollzeitpflege verbracht werden müssen. Wir können die Lebenserwartung leider nicht einfach dadurch erhöhen, dass wir zwei Jahre länger einundzwanzig sind.«

Die Studierenden wirken zufrieden. Es ist schön, 21 zu sein.

Ich gebe ihnen eine Aufgabe.

»Die Frage ist also: Wie bekommen wir die ›Quadratur der Kurve‹ hin? Wie können wir die Gebrechlichkeit vermeiden und den Graphen lange auf dem Niveau von ›hundertprozentig gesund und munter‹ halten, also dafür sorgen, dass wir fit und unabhängig bleiben, bis wir sehr alt sind?«

Das ist das Prinzip der »komprimierten Morbidität« (mit »Mortalität« ist die Sterberate gemeint, mit »Morbidität« dagegen die der Erkrankungen oder Gebrechen). Es beschäftigt Ärzt*innen im öffentlichen Gesundheitssystem und auch Regierungen schon seit einiger Zeit. Was können wir tun, um die schlimmsten Beschwerden so lange wie möglich hinauszuzögern, bis kurz vor Ende unseres Lebens?

Die Studierenden sind super, aber jetzt wissen sie nicht genau, was ich von ihnen will. Ich helfe ihnen ein bisschen auf die Sprünge: Wie könnten wir zum Beispiel Beckenbrüche im Alter vermeiden? Nach ein paar zögerlichen Vorschlägen wie dem, Medikamente gegen Osteoporose zu verschreiben, die ich mit dem Hinweis, das sei zu wenig und komme dann zu spät, verwerfe, sprechen wir darüber, was tatsächlich wirken kann: in jungen Jahren anfangen!

Um im Alter starke Knochen zu haben, muss man diese Knochen in der Kindheit und Jugend so gut wie möglich aufbauen. Indem man möglichst viel herumrennt und -springt. Oder indem man im Alter von 14 bis 19 Jahren, wenn der Hauptteil der Knochenmasse aufgebaut wird, Ballspiele spielt. (Das ist einer der Gründe, warum es schon fast kriminell war, dass man in den 1980er-Jahren so viele neue Gebäude in Städten auf dem Gelände von schulischen Sportflächen errichtet hat.) Später können wir unsere Knochen so stark wie möglich erhalten, indem wir aktiv bleiben, nicht rauchen, genug Kalzium zu uns nehmen und für eine ausreichende Zufuhr von Vitamin D sorgen, etwa dadurch, dass wir regelmäßig ein paar Stunden mit hochgekrempelten Ärmeln in der Sonne verbringen. Osteoporose-Medikamente können helfen, aber es ist eindeutig besser, sich von Anfang an um starke Knochen zu bemühen.

Tatsächlich müssen wir in vielerlei Hinsicht schon vor der Geburt mit unserer Kampagne für gesundes Altern anfangen: Um die bestmöglichen Chancen zu haben, brauchen wir eine Mutter, die ein vernünftiges Gewicht hat und weder übermäßig raucht noch übermäßig trinkt, die viel grünes Gemüse isst und in der frühen Schwangerschaft am besten täglich eine Folsäuretablette einnimmt. Wir müssen gesund geboren werden. Als Nächstes müssen wir in der Kindheit verschiedene Impfungen erhalten, damit wir keine bleibenden Schäden durch Infektionskrankheiten davontragen, deren Namen altmodisch klingen, die aber noch nicht ausgerottet sind.

Hinzu kommen noch ein paar harte politische Fakten. Michael Marmot führt mit seinem Buch *The Health Gap* das Forschungsfeld an. Er vertritt darin die These, dass die allgemeine Lebenserwartung weit mehr durch Regierungen als durch Gesundheitsorganisationen beeinflusst werde. Gute Bildung hilft: Jedes Jahr, das man damit verbringt, in Vollzeit etwas zu lernen, verlängert das Leben. Auch einen Job zu haben, ist von entscheidender Bedeutung. Reichtum spielt zudem eine bemerkenswert große Rolle: Die

Lebenserwartung nimmt langsam, aber sicher mit jedem verdienten Dollar zu – und steigt am oberen Ende der Skala, in der Gruppe der Superreichen, noch einmal sprunghaft an. Meine Freundin Clodagh ist Allgemeinärztin und meint: »Was ist bloß los mit den piekfeinen alten Leuten? Sie sterben einfach nie!«

Die Regierungspolitik beeinflusst auch Entscheidungen, die wir in unserer Jugend treffen. Es hilft, wenn es Gesetze gibt, die uns dazu anhalten, nicht schon als Teenager alles zu verbocken. Dass man riskante Drogen und Autounfälle, die eine neurologische Katastrophe nach sich ziehen können, tunlichst vermeiden sollte, leuchtet ein. Nicht zu rauchen, erhöht die Lebenserwartung signifikant, ebenso das Aufhören in mittleren Jahren und im frühen Alter. Wenn Ärzt*innen das immer wieder predigen, dann erzielen sie damit zwar eine gewisse Wirkung, aber letztlich sind es die Regierungen, die per Gesetz über Sicherheitsgurte und Zigarettenwerbung und die Qualität des Schulessens entscheiden müssen.

Wenn wir älter werden, spielen unmittelbare Auswirkungen der medizinischen Versorgung eine größere Rolle. So ist es etwa sinnvoll, die Blutwerte zu überwachen: Mittel gegen Bluthochdruck und einen erhöhten Cholesterinspiegel, die manche Menschen schon ab dem mittleren Lebensalter einnehmen, haben zweifellos zur Steigerung der Lebenserwartung beigetragen. Eine schnelle Behandlung nach einem Herzinfarkt verhindert viele vorzeitige Todesfälle, und die Lebensqualität der Betroffenen ist anschließend oft ausgezeichnet. Mittlerweile überleben auch immer mehr Menschen eine Krebserkrankung. Und nach einer Notfallbehandlung können einfache blutverdünnende Medikamente wie Aspirin das Risiko eines erneuten Herzinfarkts oder Schlaganfalls deutlich senken. Das sind »präventive« Arzneimittel, im Gegensatz zu solchen, durch die man sich besser fühlt, und die Frage, ob es auch in sehr hohem Alter sinnvoll ist, sie zu nehmen, ist umstritten – dazu komme ich in einem späteren Kapitel. Doch erst einmal müssen wir auch über unsere Ernährung reden.

Vor einigen Jahren lernte ich Leopold kennen. Er war ein gewissenhafter Mensch, Pfarrer einer unitarischen Gemeinde, und seine Frau Mathilde lag damals schon seit mehreren Monaten im Krankenhaus: Sie litt an einer seltenen, ernsten Krankheit und war von Sussex nach London verlegt worden, um von Spezialist*innen behandelt zu werden. Leopold kam zwei-, dreimal pro Woche nach London, um sie im Krankenhaus zu besuchen. Die Reise war lang, er wurde zum Bahnhof gefahren, nahm den Zug und anschließend noch die U-Bahn. Er trug immer einen adretten schwarzen Anzug und hatte einen Stoffbeutel im 70er-Jahre-Look mit Gänseblümchenmuster dabei. Einmal schaute ich zu, wie er ihn auspackte: ein Schokoladen-Eclair in einer weißen Pappschachtel für Mathilde; ein kleiner Strauß Veilchen in einer Plastiktüte, leicht zerdrückt, die Stiele in feuchtes Klopapier gewickelt; eine Bibel, aus der Lesezeichen und beschriftete Papierstreifen herausschauten. Leopold schwankte, als er sich umdrehte, um nach einem Stuhl Ausschau zu halten, und ich hielt ihn am Arm fest, der sich durch den Wollstoff hindurch knochig anfühlte.

»Mr. Trevor ... mir scheint, Sie haben abgenommen.«

Er lächelte betrübt und sagte: »Ach, ich mache eine kleine Diät.«

»Eine Diät? Warum denn?«

»Na ja, ich hatte eine leichte Angina, und mein Hausarzt hat mich zum Kardiologen geschickt. Der meinte, mein Cholesterin sei zu hoch. Keinen Käse, keine Eier und keine Sahne, hat er gesagt.«

»Das klingt ein bisschen streng.«

»Ja, zu schade, denn ich esse wirklich gerne Käse. Aber was soll man machen? Ärztliche Anweisung!«

Einen Moment lang war ich so verärgert, dass ich diesen Kardiologen am liebsten bei den Schultern gepackt und gerufen hätte: »Leopold ist sechsundachtzig! Seine Frau ist todkrank! Was soll das? Wie können Sie ihn glauben lassen, dass ein Verzicht auf diese Nahrungsmittel irgendetwas ändern wird? Beweisen Sie mir den

Nutzen dieses dämlichen, arroganten und gemeinen Verbots! Wie soll dadurch für diesen liebenswürdigen, respektvollen Mann, der alles tun wird, was Sie sagen, IRGENDETWAS besser werden?«

Ich holte einen Stuhl für Leopold, sah nach ein paar anderen Patienten und wartete, bis meine Wut abgeflaut war. Ich wollte Leopold vor Ratschlägen schützen, die ihm in meinen Augen tatsächlich schadeten, aber zugleich wollte ich sein Vertrauen in den Kardiologen nicht untergraben. Von verschiedenen Ärzt*innen widersprüchliche Empfehlungen zu bekommen, ist beunruhigend, vor allem für jemanden wie Leopold, der alles sehr genau nahm und immer das Richtige tun wollte; außerdem war er nicht mein Patient. Aber ich war wirklich wütend!

Später kam er zu mir, um sich nach Mathildes Fortschritten zu erkundigen. Ich sprach auch sein eigenes Befinden an, seinen Gewichtsverlust.

Er wirkte besorgt: »Wissen Sie, ich möchte keinen Herzinfarkt bekommen, denn dann könnte ich Mathilde nicht mehr besuchen. Deshalb halte ich mich streng an die Essensvorschriften. Was meinen Sie?«

Irgendwie hatte Leopold beim Besuch des Kardiologen den Eindruck gewonnen, dass es entscheidend sei, diese fettarme Diät einzuhalten – dass eine Ecke Brie heftige Brustschmerzen auslösen würde. Das kam mir nicht fair vor. Ich schob meine professionellen Bedenken beiseite.

»In dieser Phase erscheint es mir wichtiger, darauf zu achten, bei Kräften zu bleiben. Sie nehmen so viel auf sich mit den langen Fahrten hierher …«

Leopold wedelte mit seiner dünnen Hand, um anzuzeigen, wie unwichtig die Fahrtzeit für ihn war, und zog dann die Augenbrauen hoch, um mir zu signalisieren, dass ich weitersprechen sollte.

»Und ich glaube, es geht eher um eine ausgewogene Ernährung. Ganz auf Käse und Sahne zu verzichten, wird wahrscheinlich nur einen sehr geringen Einfluss auf Ihr Risiko, in nächster Zeit einen

Herzinfarkt zu erleiden, haben. Deshalb würde ich Ihnen raten, sich ruhig ab und zu ein Stück Käse zu gestatten.«

Er lächelte und tätschelte meinen Arm.

»Und, Mr. Trevor, Leopold, wenn Sie Käse essen, dann sollten Sie dabei kein schlechtes Gewissen haben, sondern ihn genießen! So sammeln Sie genug Kraft, um Mathilde zu besuchen. Und das gilt auch für ein gelegentliches Schokoladen-Eclair.«

Unsere Sehnsucht, den Alterungsprozess unter Kontrolle zu bekommen, führt dazu, dass wir nach der perfekten Anti-Aging-Diät suchen, nach dem Wundermittel, das vor Demenz schützt, nach dem ewige Jugend versprechenden Zaubertrank aus dem Reformhaus oder einem Winkel des Internets. Doch wir müssen uns auf eine langweilige Nachricht gefasst machen. Tatsächlich hat noch kein Wissenschaftler, keine Wissenschaftlerin überzeugend bewiesen, dass eine bestimmte Ernährungsweise oder ein spezielles Nahrungsergänzungsmittel unsere Aussichten auf ein langes Leben ohne Einschränkungen verbessern kann.

Wie lautet also die beste Empfehlung? Auf der einen Seite haben wir die »westliche« Ernährung mit vielen tierischen Fetten und viele Leute, die jung sterben, und auf der anderen Seite steht die »gute« Ernährung von Bevölkerungsgruppen, die anscheinend uralt werden, aber es lässt sich dennoch kaum *beweisen*, dass das Olivenöl, die Nüsse und der hohe Anteil an Obst und Gemüse in der mediterranen Ernährung für das lange Leben verantwortlich sind. Es ist recht schwierig, die Auswirkungen verschiedener Ernährungsweisen genau zu überprüfen. Die Forscher*innen können ihren Proband*innen die eine oder andere Ernährung zuweisen, aber für die Teilnehmenden ist es mitunter nicht einfach, sich über den Zeitraum von mehreren Jahren, der nötig ist, um die Wirkung zu messen, streng an diese Ernährungsvorschriften zu halten. Und wenn ein Teilnehmer zum Beispiel davon hört, dass Beeren vorbeugend gegen Demenz wirken können, dann fügt er seinem Speiseplan womöglich Beeren hinzu; wenn er jedoch zu der Gruppe gehört, die eigentlich keine Beeren essen soll, dann wird er dadurch die Ergebnisse verfälschen. Die Ernährungsforschung basiert eben großenteils auf Beobachtungsstudien: Die Forscher*innen zeichnen so genau wie möglich auf, was die Studienteilnehmer*innen essen und wie es ihnen ergeht.

In einer wichtigen Studie wurde zum Beispiel die sogenannte *MIND*-Diät untersucht. *MIND* ist die Abkürzung für *Mediterranean-DASH Intervention for Neurodegenerative Delay* (»Mediterrane DASH-Diät zur Verzögerung des neurodegenerativen Verfalls«). Forscher*innen in Chicago wollten feststellen, ob sich mit dieser Diät das Demenz-Risiko verringern ließ. *MIND* basiert auf der Kombination zweier Ernährungsweisen, die bekanntermaßen die Wahrscheinlichkeit von Herzkrankheiten und Schlaganfällen mindern: der mediterranen Ernährung (mit viel Vollkorn, Fisch, Hülsenfrüchten, Obst und Gemüse) und der *DASH*-Diät (kurz für: *Dietary Approaches to Stop Hypertension*, deutsch etwa: »Diätetische Ansätze zur Vermeidung von Bluthochdruck«). *DASH* wurde zur Blutdrucksenkung entwickelt und ähnelt der mediterranen Ernährung, legt aber größeren Wert auf die Reduzierung des Salzkonsums. Den Teilnehmer*innen an der *MIND*-Studie wurden keine Ernährungsvorschriften gemacht, aber alles, was sie angaben, gegessen zu haben, wurde mit Punkten bewertet. Für grünes Blattgemüse gab es Extrapunkte, ebenso für Beeren, denn andere Studien legten nahe, dass der Konsum von Beeren die Hirnfunktion verbessere. Das Ergebnis war deutlich: Nach fast fünf Jahren hatten diejenigen, die sich möglichst eng an die empfohlene *MIND*-Diät gehalten hatten, im Schnitt ein um 7,5 Jahre ›jüngeres‹ Gehirn als jene, die sich am wenigsten auf diese Weise ernährt hatten. Erstere schnitten bei Gedächtnistests besser ab; zudem war bei diesen Teilnehmer*innen der Studie seltener eine Demenz diagnostiziert worden. Es ließen sich aber noch weitere Unterschiede zwischen den beiden Gruppen feststellen: Diejenigen, deren Ernährung am ehesten dem idealen *MIND*-Konzept entsprach, waren zugleich gebildeter. Sie waren etwas jünger, weniger übergewichtig und hatten zu Beginn der Studie in geringerem Maße an Diabetes gelitten. Auch ihre Blutdruckwerte waren von vornherein niedriger gewesen. Insgesamt waren also die Teilnehmer*innen, deren Ernährung »am besten« war, schon zu Beginn der Studie gesünder gewesen, sodass die Wahrscheinlichkeit, an Demenz zu erkranken, bei ihnen ohnehin geringer war. Das Chicagoer Team musste also ein paar ausgefuchste statistische Tricks anwenden, um zu zeigen, dass der Rückgang des Demenz-Risikos zumindest zum Teil der Ernährungsweise zuzuschreiben sei und nicht anderen Aspekten im Leben der Teilnehmenden. Die Forscher*innen waren bemüht, das Resultat vorsichtig zu formulieren: »Diese prospektive Studie zur Bewertung der *MIND*-Diät liefert Hinweise darauf, dass eine bessere Einhaltung der allgemeinen Ernährungsregeln vor der Entwicklung einer Alzheimer-Demenz schützen kann.« Das ist eine gute, abgesicherte Schlussfolgerung, und für mich reicht sie aus, um meine eigene Ernährungsweise ein wenig umzustellen. Und es gibt auch einen positiven Placebo-Effekt: Wenn ich Spinat esse, fühle ich mich gleich gescheiter.

Jenseits der klaren Vorteile einer ansatzweise mediterranen Art der Ernährung wird die Diskussion über spezielle Nahrungsmittel und Nahrungsergänzungen weitertoben. Während ich dies hier niederschreibe, werden gerade die Eier erneut ins Visier genommen. Eine Zeit lang hatten Eier einen schlechten Ruf; sie galten als rundliche Fett-Einschmuggler, die mit ihrem Cholesterin die Arterien verstopften. Dann wurden sie als nährstoffreiche Proteinbomben rehabilitiert. In dieser Woche sind Eier jedoch wieder in die Schusslinie geraten: Eine Beobachtungsstudie weist erneut darauf hin, dass ein hoher Eierkonsum mit einem häufigeren Vorkommen von Herzkrankheiten zusammenhängen könnte. Allerdings hat die Studie den meist gleichzeitigen Konsum von Frühstücksspeck nicht mitberücksichtigt.

Leider sendet die Naturwissenschaft ein paar widersprüchliche Botschaften aus und öffnet damit allem möglichen Unsinn Tür und Tor. Bei Behauptungen wie: »Himbeeren enthalten Zeaxanthin, einen pflanzlichen Farbstoff, der zur Augengesundheit beiträgt«, ist Vorsicht geboten, denn auch wenn das stimmt, heißt es nicht, dass der Verzehr von Himbeeren sich in irgendeiner Weise positiv auf Ihre Sehkraft auswirkt. Noch schlimmer sind Aussagen wie: »Durch rigoroses Fasten kann sich der Körper neu programmieren.« (Was soll das denn heißen? Will ich überhaupt, dass mein Körper »neu programmiert« wird?)

Der amerikanische Autor Michael Pollen hat eine vernünftige Ernährungsempfehlung ausgesprochen – mithilfe von lediglich acht Wörtern: »Essen Sie Nahrhaftes, nicht zu viel, überwiegend Pflanzliches.« Mit »Nahrhaftem« meint er unverarbeitete Lebensmittel: Gemüse, Obst, Vollkorn und kleine Mengen Fleisch und Fisch. »Nicht zu viel« sollte es laut Pollen sein: Wir wissen, dass Übergewicht eine weitverbreitete Ursache für einen frühzeitigen Tod ist. Es beeinträchtigt uns in jeder Hinsicht, denn es erhöht nicht nur das Risiko, an Krebs, Herzleiden und Diabetes zu erkranken, es führt auch zu Knieproblemen und bremst uns auf heimtückische Weise aus. Außerdem verweist der Amerikaner auf »überwiegend pflanzliche« Nahrung. Letztendlich besteht ein unausweichlicher Zusammenhang zwischen einem langen, gesunden Leben und der Ernährungsweise, die Pollen vorschlägt und die auch von der Britischen Herzstiftung, vom Krebsforschungszentrum und von der Alzheimer-Gesellschaft des Vereinigten Königreichs empfohlen wird. Essen Sie also viel Gemüse. Sie wissen, dass es sich auszahlen wird.

Doch welche Regeln gelten, wenn Sie bereits ein sehr hohes Alter erreicht haben? Manche älteren Menschen nehmen an Gewicht zu, sobald sie langsamer werden, doch für viele, so wie für Leopold, ist ein Gewichtsverlust die größere Gefahr. Außerdem hat ein sehr alter Mensch offen gesagt meistens gar nicht mehr genug Zeit, um von der gesünderen Ernährung zu profitieren. Es hat sich gezeigt, dass selbst Diabetiker*innen kaum noch von einer strengen Diät und umfangreichen Medikation zur Kontrolle des Blutzuckerspiegels profitieren, wenn diese Maßnahmen erst nach dem 75. Lebensjahr ergriffen werden (sie leben höchstens ein paar Wochen länger). Und vielleicht spielt sich gleichzeitig noch so viel anderes ab, dass ein Teller Grünkohl ganz einfach zu viel des Guten wäre.

Für die Alten sind solche Gesundheitsregeln nur noch da, um gebrochen zu werden. Ich fragte Geoffrey, der 93 war und als Grundstücksmakler gearbeitet hatte, wie es komme, dass er so gut aussehe. Er dachte kurz nach, ehe er mir eine Antwort wie aus dem Lehrbuch gab: »Ich habe nie geraucht, ich habe in Maßen getrunken, im Freien gearbeitet und war immer aktiv. Wir haben unser Gemüse selbst angebaut. Und ich habe eine gute Frau geheiratet.« Er hatte in allen Punkten recht, sogar mit der Heirat: Verheiratete Männer leben länger als alleinstehende. Für Frauen gilt das Gegenteil, aber das liegt eher an den historischen Risiken, denen Frauen durch die Geburt von Kindern ausgesetzt waren, nicht daran, dass ein Leben an der Seite eines Ehemannes sie früher ins Grab bringt. Nehmen wir jedenfalls an. Aber Geoffreys Antwort enthält das Geheimnis eines gesunden und langen Lebens: Er ist immer aktiv geblieben.

Im Jahr 2005 untersuchte ein Team australischer Forscher*innen das Laufverhalten einer Gruppe von Männern über 70. Die Gruppe war sehr groß, 1705 Männer aus Sydney, und das Team stellte zu Beginn der Studie die Gehgeschwindigkeit jedes Teilnehmers fest. Dann beobachteten die Forscher*innen fünf Jahre lang. In diesem Zeitraum starben 266 Probanden. Die durchschnittliche Gehgeschwindigkeit der an der Studie teilnehmenden Männer betrug 0,88 Meter pro Sekunde, aber einige von ihnen gingen natürlich wesentlich schneller. Und bemerkenswerterweise starb *kein einziger jener Männer*, die schneller als 1,36 Meter pro Sekunde (das sind fünf Stundenkilometer) gehen konnten. Das unvergesslich formulierte Fazit der Forscher*innen lautete: »Höhere Geschwindigkeiten beugen der Sterblichkeit vor, denn wer schneller geht, hält den Sensenmann leichter auf Abstand.« Sie hatten die Gehgeschwindigkeit des Todes höchstpersönlich ermittelt.

Zahlreiche andere Studien belegen, dass ein aktives Leben über die reine Lebensverlängerung hinaus noch weitere Vorteile hat. All die wertvollen Ratschläge in Bezug auf das Rauchen, Trinken, die Einnahme von Statinen und die Verwendung von Zahnseide führen nicht zur berühmten »Kompression der Morbidität«: Unser Leben wird dadurch zwar *länger*, aber nicht unbedingt *gesünder*. Bis jetzt ist die einzige Maßnahme, die nachweislich das Leben verlängert *und* uns länger bei guter Gesundheit hält, regelmäßige Bewegung.

Sport! Allein das Wort löst bei vielen von uns den Impuls aus, sich tiefer in den Sessel zu kuscheln, aber es lohnt sich dennoch, hier kurz die Werbetrommel für mehr Sport zu rühren, denn die Bewegung trägt eindeutig dazu bei, dass wir länger gesund bleiben und bis ins hohe Alter selbstständig leben können.

Tatsächlich müssen wir gar nicht so viel tun, um eine spürbare Wirkung zu erzielen, denn wir fangen auf ziemlich niedrigem Niveau an. Die Menschen sind wirklich erstaunlich träge, und viele bewegen sich oft stundenlang überhaupt nicht. Schon ab und zu mal aufstehen ist da ein guter Anfang. Mein Kollege Rob Andrews arbeitet in einem britischen Team, das sich die Blutzuckerwerte von Büroangestellten nach einer Mahlzeit angesehen hat. Dabei wurde deutlich, dass die Werte bei denen, die alle 20 Minuten für zwei Minuten aufstehen, statt sitzen zu bleiben, schnell wieder auf ein gutes Level absinken. Der Blutzuckerspiegel erreicht sogar ein noch niedrigeres Niveau – was gut ist –, wenn die Angestellten in den zwei Minuten ein bisschen herumlaufen. Und es geht nicht nur um die Blutzuckerwerte. Von Brasilien bis Neuseeland haben Studien ergeben, dass die Anzahl der Stürze – und auch die Angst zu stürzen – bei sehr alten Leuten durch Sport verringert werden kann, vor allem durch Aktivitäten, die den Muskelaufbau fördern und den Gleichgewichtssinn stärken. Ein wiederum australisches Forscherteam hat in einer Studie namens *DYNOPTA* (*Dynamic Analyses to Optimise Ageing*, deutsch etwa: »Dynamikanalyse zur Optimierung des Alterungsprozesses«) herausgefunden, dass mehr Bewegung die Anzahl der Jahre, die wir am Ende des Lebens mit Gebrechen und Einschränkungen verbringen, erheblich reduziert.

Gerade diejenigen, die sich am wenigsten bewegen, profitieren am meisten, wenn sie ihr Verhalten ein wenig ändern. Und noch besser: Eine gesteigerte körperliche Aktivität wirkt sich auch noch positiv aus, wenn wir schon sehr alt sind. Bewegung hilft uns, gesund und unabhängig zu bleiben.

Kommen wir also zu meinem Diagramm der »Lebenskurve« zurück. In den letzten Jahrzehnten hat sich die Lebenserwartung kontinuierlich verlängert. Doch die Kurve hat sich diesem Vorgang nicht angepasst; sie hat sich leicht verschoben, aber nicht genug. Folglich sind viele Menschen heute länger gebrechlich und auf Hilfe angewiesen – zu sehen in der unteren rechten Ecke der Grafik: hohes Alter, geringe Unabhängigkeit –, und an dem Punkt wird es schwierig.

Professorin Carol Jagger aus Newcastle hat mit ihrem Team untersucht, auf welche Weise wir länger leben. Sie haben die Lebenserwartung von 65-Jährigen und die in einem gewissen Zeitraum erfolgten Veränderungen betrachtet. Im Jahr 1991 konnten Frauen mit 65 erwarten, noch etwa 16 Jahre lang zu leben. Zwanzig Jahre später, im Jahr 2011, konnten 65-jährige Frauen mit 20 weiteren Lebensjahren rechnen – ein »Bonus« von fast vier Jahren.

Für 65-jährige Männer war der Bonus sogar noch größer: Ihre Lebenserwartung stieg um viereinhalb Jahre. Doch als die Forscher*innen das Ausmaß der Gebrechlichkeit untersuchten, also schauten, wie gut die Menschen verschiedene Alltagstätigkeiten wie Anziehen oder Kochen bewältigten, sah das Ergebnis schon anders aus, vor allem bei den Frauen: Von der gesamten »Bonuszeit«, die Frauen bis 2011 hinzugewonnen hatten, waren sie nur sechs Monate lang bei guter Gesundheit gewesen. In der restlichen Zeit von gut drei Jahren hatten sie mit Einschränkungen der einen oder anderen Art leben müssen. Sowohl bei Männern als auch bei Frauen hatte sich in den zwei Jahrzehnten der gebrechensfreie Anteil der Lebenszeit *verringert*.

Das Team aus Newcastle, das für seine positive Einstellung bekannt ist, schaute sich die Daten anschließend noch einmal genauer an. Die Forscher*innen unterschieden nun zwischen leichter und schwerer Gebrechlichkeit und stellten fest, dass die meisten, wenn auch nicht alle, der zusätzlichen »gebrechlichen Jahre« eher von leichten statt von schweren Gebrechen geprägt waren. Sie betrachteten zudem, wie die Menschen selbst ihren Zustand bewerteten, indem sie vom britischen Amt für nationale Statistik erhobene Daten über die Selbsteinschätzung der Gesundheit analysierten. Das Ergebnis klang schon wesentlich optimistischer: Die Gruppe von 2011 empfand sich trotz des Anstiegs der Gebrechlichkeit als gesünder als die Gruppe von 1991. Dennoch können wir die Tatsache, dass die Menschen heute im Alter weniger fit sind als noch vor 20 oder 30 Jahren, nicht verleugnen. Weltweit, von Newcastle bis Hongkong, gibt es Hinweise darauf, dass sich dieses Bild weiter verschlechtern wird, und höchstwahrscheinlich sind dafür hauptsächlich unser sitzender Lebensstil und unser Konsumverhalten verantwortlich. Fairerweise muss man jedoch sagen, dass diese Erkenntnis nicht neu ist. Schon Cicero bemerkte vor 2000 Jahren: »[E]ine ausschweifende und hemmungslose Jugend übergibt dem Alter einen erschöpften Körper.«

Und so lautet der Plan: Es geht nicht um Fitnessarmbänder und Lycra. Auch wenn es toll ist, superaktiv zu sein: Die Leute, die sich schon am oberen Ende der Skala bewegen, gewinnen durch noch mehr Sport kaum etwas hinzu. Die größten Verbesserungen würden erzielt, wenn der Rest von uns sich dazu aufraffen könnte, von fast keiner zu etwas mehr Bewegung überzugehen. Im hohen Alter ist es von entscheidender Bedeutung, ob man alleine, ohne fremde Hilfe, aus dem Sessel aufstehen kann oder nicht. Muir Grey, ein angesehener britischer Arzt, hat ein heiteres Buch mit dem Titel *Sod 70* (deutsch etwa: »70, na und?«) geschrieben, das jede Menge vernünftige und realistische Vorschläge für sportliche Betätigung enthält. Seine Schlussfolgerung lautet jedoch auch, dass es im Grunde egal ist, was genau wir tun – wir müssen es eben nur etwas intensiver tun. Setzen Sie sich in Bewegung. Und dann bewegen Sie sich noch etwas mehr. Das reicht schon.

Aber ein gutes Leben im Alter hängt nicht nur von der körperlichen Gesundheit ab. Manche Leute scheinen ein Talent zum Altsein zu haben. Diana kam ein paarmal zu mir in die ambulante Sprechstunde, um einen Schub von rheumatischer Polymyalgie*

---

* Die Polymyalgie ist ein wenig erforschtes Beschwerdebild. Niemand weiß, wie es dazu kommt, und manche Ärzt*innen glauben nicht, dass sie überhaupt existiert. Sie sind der Meinung, ihre Kolleg*innen fänden nur keine andere Diagnose, die zu den Symptomen passe. Beim klassischen Verlauf entwickeln die Patient*innen innerhalb weniger Tage starke Schmerzen und eine Muskelsteifigkeit im Bereich der Schultern und Hüften. Am frühen Morgen sind die Beschwerden am schlimmsten, und es kommen meistens noch andere Symptome wie Appetitlosigkeit und plötzlich einsetzende Niedergeschlagenheit hinzu. Bluttests zeigen hohe Entzündungswerte, ohne dass eine Infektion nachgewiesen werden kann, und die Symptome sprechen gut auf eine Behandlung mit Kortikosteroiden wie Kortison an. Das Problem besteht darin, dass solche Schmerzen viele Ursachen haben können und durch Kortison-Gaben etwas abklingen; zudem haben ältere Menschen auch aus anderen Gründen oft erhöhte Entzündungswerte, daher wird eine Polymyalgie gern mal irrtümlich diagnostiziert. Eine solche Falschdiagnose hat weitreichende Konsequenzen, denn eine langfristige Kortison-Behandlung hat jede Menge Nebenwirkungen, von denen viele nicht reversibel sind.

in den Griff zu bekommen. Sie war mit Anfang 70 bei einem Autounfall verletzt worden und benutzte seitdem einen Rollstuhl. Inzwischen war sie 81, strahlte Zufriedenheit aus und zeigte mir auf dem Smartphone Fotos von ihren Enkeln, die sie in den höchsten Tönen lobte (»Das hier ist Erin, eine echte kleine Leseratte, und dies ist Jonno, der liebenswürdigste junge Mann, den ich kenne«). Ich war voller Bewunderung, dass sie mit den beiden über Facebook Kontakt hielt und immer ein offenes Ohr für ihre Sorgen hatte. »Ich versuche, eine gute Oma zu sein. Eine gute Mutter bin ich leider nicht gewesen«, erklärte mir Diana. Ich protestierte: Auf mich wirkte sie wie der Inbegriff der mütterlichen Perfektion, aber sie winkte ab.

»Nein, ehrlich – ich war so mit meiner Ehe beschäftigt und damit, ein glanzvolles Leben zu führen, zu reisen und so, dass ich meine Kinder einfach ins Internat gesteckt habe. Sie haben mir gesagt, dass es ihnen dort nicht gefalle, aber ich habe ihnen erklärt, es sei gut für sie … Und jetzt blicke ich zurück und denke: Was hab ich mir bloß dabei gedacht?«

Dianas Worte machten mir klar, dass verschiedene Menschen das Leben offenbar je nach Altersstufe unterschiedlich gut meistern. Aus dem schrecklichen Kleinkind, das seiner Mutter den letzten Nerv raubt, wird vielleicht ein energiegeladener, risikofreudiger Unternehmer; der trübsinnige, in sich gekehrte Teenager in Grufti-Klamotten macht vielleicht einen schwierigen Erkenntnisprozess durch und wird zu einer umsichtigen, einfühlsamen Lehrerin. Umgekehrt kommt es vor, dass die Superstars aus der Schule im mittleren Lebensalter durchhängen, weil sie ihre Träume nicht verwirklicht haben. Und manche Menschen scheinen eben wie geboren für das höhere Alter zu sein. Für viele mag es eine natürliche Entwicklung sein: Wer sich grundsätzlich nicht so viele Sorgen macht und über eine ordentliche Portion Humor verfügt, der ist gut aufgestellt, wenn die Herausforderungen des Lebens größer werden.

Erfreulicherweise scheinen die Menschen weltweit dazu zu neigen, mit zunehmendem Alter glücklicher zu werden. Jonathan Rauchs Buch *The Happiness Curve* führt Forschungsergebnisse aus vielen Ländern an, die zeigen, dass die Menschen im Allgemeinen mit Mitte 20 einigermaßen glücklich sind, dass im mittleren Alter die Zufriedenheit meist abnimmt, um dann im höheren Alter wieder anzusteigen. Der Tiefpunkt der Kurve liegt Rauch zufolge in Großbritannien bei etwa 49 Jahren, das Buch ist also ein schönes Geschenk zum 50. Geburtstag. Im Schnitt, so der Autor, fühle sich alles langsam wieder besser an, sobald man das halbe Jahrhundert vollendet habe. Allerdings befasst sich die Forschung in Rauchs Buch nur mit einem Lebensalter bis 75, und es bleibt unklar, was danach geschieht. Bei manchen wird sich das Glück aufgrund einer Krankheit verflüchtigen, andere scheinen selbst die grimmigsten körperlichen Beschwerden mit einem strahlenden Lächeln zu überstehen.

Viele Menschen glauben, dass sich Charakterzüge mit zunehmendem Alter immer deutlicher ausprägen – der Ordnungsliebende werde zum Ordnungswütigen, der Griesgram ziehe sich geradezu offensiv zurück –, doch das trifft nicht immer zu. Sicherlich kann eine Demenz die Persönlichkeit eines Menschen stark verändern, zum Guten wie zum Schlechten (Martha erzählte zum Beispiel, dass ihr Vater, früher ein Verfechter strengster Routinen, mit zunehmendem Gedächtnisverlust geradezu lässig geworden sei), aber was viel wichtiger ist: Wir alle können zu einem gewissen Grad mitbestimmen, wie gut wir altern. Wir können uns um unsere Gesundheit kümmern, aber auch bewusst entscheiden, wie wir der Welt gegenüberstehen wollen, und damit uns und unseren Lieben das Leben leichter machen.

Ich frage meine ältesten Patient*innen oft nach dem Geheimnis ihres langen, gesunden Lebens. Hier ein paar wiederkehrende Antworten: Man solle sich nicht zu viele Sorgen machen, genügsam sein, aktiv bleiben. Sie zeigen mir Kreuzworträtsel, Sudokus und Buchstabenspiele und erzählen von Projekten und Hobbys. Zu einem unserer Standard-Gedächtnistests gehört die Aufgabe, einen Satz zu formulieren. »Sie können schreiben, was Sie möchten«, sage ich, wenn ich den Patient*innen den Stift reiche. Die Sätze werden nach langweiligen Kriterien bewertet, etwa danach, ob sie ein Verb und ein Substantiv enthalten, ob sie Sinn ergeben oder nicht. Doch sie liefern auch jenseits der Frage, ob sich jemand noch an grammatische Regeln erinnert, aufschlussreiche Einsichten in die psychische Befindlichkeit: »Heute ist ein schöner Tag«, oder: »Ich mag keine Tests«, oder: »Ich wünschte, ich wäre in meinem Garten.« Derek brauchte ewig, um seinen Satz hinzuschreiben, und reichte ihn mir dann: »Ich hoffe, das wird hier nicht zu lange dauern, denn ich muss zurück in meine Werkstatt, wo ich gerade mit Eitempera ein italienisches Gemälde aus dem 15. Jahrhundert nachmale.« Die Sätze enthalten Hinweise auf Einsamkeit oder Traurigkeit, zeugen aber ebenso von intellektueller und physischer Aktivität, von Interesse und Freude.

Welche Schritte haben meine Patient*innen sonst noch unternommen, um im hohen Alter möglichst zufrieden und gesund zu sein? Die folgende Liste läuft vielleicht Gefahr, allzu offensichtlich zu sein, und vieles ist leichter gesagt als getan, aber hier kommen ein paar der Tipps, die man mir immer wieder gibt: »Nimm das Leben, wie es kommt«, »Mach dir nicht zu viele Gedanken«. Zugleich wird mir empfohlen, gut für die Zukunft vorzusorgen: ein Testament verfassen, den Schreibtisch aufräumen, sicherstellen, dass die Angehörigen im Fall des Falles die Lebensversicherungspolice finden. Urlaub machen. Mehr tun, nicht weniger. Sich nicht von den neuen Technologien abschrecken lassen. Cecil erzählte mir, wie lange er gebraucht hatte, um mit seinem iPhone klarzukommen, aber dann konnte er damit über FaceTime mit seinem Sohn und dessen Familie in Los Angeles kommunizieren. »Man muss bereit sein, im richtigen Moment umzuziehen«, sagte

Anne, die froh war, jetzt in der Nähe ihrer Tochter zu wohnen, aber Charles sagte: »Ich werde bis zum letzten Atemzug darum kämpfen, in meinem Haus zu bleiben.« Wenige Wochen später starb er, nur einen Meter von dem Zimmer entfernt, in dem er auf die Welt gekommen war.

Man sagt mir: »Lass dir helfen.« – »Akzeptiere, dass du nicht mehr alles tun kannst.« – »Erlaub anderen, etwas für dich zu tun.« Aber diese Worte kommen meist vom Ehemann oder von der Ehefrau, von der Tochter oder dem Sohn, vom Möchtegern-Helfer, während der oder die unwillige Hilfsbedürftige die Lippen aufeinanderpresst oder ein Funkeln in den Augen hat. Der Rat sollte also vielleicht lieber lauten: »Akzeptiere, dass es nicht immer möglich ist, zu helfen«, was natürlich schwer zu ertragen ist.

»Versöhn dich mit alten Feinden«, riet Harry. »Bring alles ins Lot.«

Der vielleicht nützlichste Rat kam von Jack, der mir sein Geheimnis verriet, als ich ihn nach zwei Stürzen, die vermutlich auf seine schlimme Arthritis zurückzuführen waren, in der Ambulanz behandelte. Mit gebeugtem Rücken und einem Stock in jeder knorrigen Hand kam er schwankend in den Behandlungsraum. Ich hörte, wie seine Knie knirschten, als er sich setzte. Tweedjackett, Karohemd, Cricket-Club-Krawatte, hellblauer Lambswool-Pullover. Wir gingen alles sorgfältig durch – es gab keinen Hinweis auf Blackouts oder andere Auffälligkeiten. Jacks Herz und Lunge schienen in Ordnung zu sein, seine Füße waren knotig, erfüllten aber ihren Zweck. Er nahm keine Medikamente. Sein Sohn und seine Schwiegertochter, beide stämmig, saßen ihm gegenüber. Jack, jetzt 96, war früher Bauer gewesen. Wie viele in der Gegend hatte er eine gemischte Viehhaltung mit Fleischrindern und einer kleinen Milchkuhherde betrieben, dazu ein paar Schafe gehalten und einige Hektar Grünpflanzen für Heu und Silage angebaut. Er mochte die Kühe am liebsten. Wir sprachen über seine Arthritis, unterhielten uns über das Für und Wider von künstlichen Gelenken, aber Jack war darauf nicht besonders erpicht, vor allem weil alle seine Gelenke in einem fürchterlichen Zustand waren, sodass der Chirurg gar nicht wüsste, wo er anfangen sollte. Ich versprach Jack einen Besuch unseres Therapieteams, um zu schauen, was man bei ihm zu Hause verbessern konnte – etwa die Anbringung von Haltegriffen neben der Toilette, eines Duschstuhls, einer genialen Vorrichtung namens »Bettgriff«, die unter die Matratze geschoben wird und einem hilft, seine knirschenden Knochen morgens zum Aufstehen zu bewegen. »Abgesehen von Ihren Gelenken sind Sie in Topform, Jack. Was ist Ihr Geheimnis?« Jack grinste und schaute zu seiner Schwiegertochter hinüber, die den Kopf abwandte und zur Decke blickte. Jack lehnte sich nach vorne. »Das kann ich Ihnen sagen, Frau Doktor.« Er hatte die Stimme gesenkt, und ich musste mich ihm entgegenbeugen. Seine Augen waren porzellanblau, und er sprach sehr langsam. »Ich habe keinen Tropfen Alkohol angerührt … und keine Zigarette … und auch keine Frau … bis ich zehn war.«

Kapitel 3   »Gute Nachrichten!«

Wenn bei jemandem ein schmerzhaftes Engegefühl in der Brust auftritt, das durch Anstrengung schlimmer und eventuell von Schmerzen im Arm oder Kiefer begleitet wird, dann vermutet er oder sie in der Regel eine Angina Pectoris und weiß, dass es sinnvoll wäre, sich kardiologisch untersuchen zu lassen. Zunehmende Schmerzen in der arthritischen Hüfte führen zu einem Besuch einer Orthopädie-Praxis. Die bunt zusammengewürfelten Leute im Wartezimmer der Klinik für Geschlechtskrankheiten haben sich ebenfalls entschieden, genau dorthin zu gehen: Sie wissen, welche Spezialist*innen sie brauchen. Doch niemand geht aus eigenem Antrieb zur Geriaterin oder zum Geriater. Die Patient*innen, die zu uns in die Klinik kommen, sind bereits in der Defensive, beunruhigt, weil man sie zu einem Termin in die Abteilung für Geriatrie geschickt hat (oder die Abteilung für Altersheilkunde oder für die Behandlung älterer Menschen – oder welche wenig überzeugende euphemistische Bezeichnung auch immer verwendet wird). Oft zeigt sich, dass der Hausarzt oder die Hausärztin nicht ganz offen bei der Ausstellung der Überweisung gewesen ist: Unsere Patient*innen wurden vielleicht an einen »Spezialisten« verwiesen, oder ihnen wurde »ein gründlicher Check-up« nahegelegt. Das Wort »Geriatrie« jedenfalls wurde nicht erwähnt. Nicht nur Patient*innen, die zu uns in die ambulante Sprechstunde kommen, sind wenig begeistert, zu Vertreter*innen unseres Spezialgebiets geschickt zu werden – auch Menschen, die mit heftigen Symptomen auf unseren Akutstationen eintreffen, schauen ihre Leidensgenoss*innen in den anderen Betten an und sagen zu ihren Verwandten: »Das

Personal ist sehr nett, aber sonst sind hier nur *alte Leute*.« Unsere Patient*innen wissen oft gar nicht genau, was sie in der Geriatrie erwartet: Vielleicht überbringen wir ihnen furchtbare Botschaften oder wollen sie in ein Pflegeheim stecken oder beides. Da muss man sehr behutsam vorgehen und erst einmal Vertrauen aufbauen. Was genau machen Geriater*innen eigentlich?

• • •

»Gute Nachrichten!«, verkündete meine Mutter. Ich wartete. Es waren vielleicht nicht wirklich gute Nachrichten.

»Wir haben eine Reise nach Costa Rica gebucht!«

Meine Mutter zeigte auf eine Broschüre ganz oben auf einem Papierstapel, der aussah, als würde er jeden Augenblick ins Wanken geraten und in ihre Müslischale gleiten. Das Titelblatt war glänzend gelb und zeigte das Foto eines knallgrünen Baumfrosches.

Damals war mein Stiefvater erst 89 und noch ziemlich fit. Zwei Jahre zuvor waren er und meine Mutter in Usbekistan gewesen, um Vögel zu beobachten und Moscheen zu besuchen. Seitdem war er ein bisschen kleiner geworden und erwachte von seinem Mittagsschläfchen manchmal mit einem leicht verwirrten Gesichtsausdruck. Aber sein Herzschrittmacher wurde regelmäßig überprüft, und er ging jeden Tag hinunter in den Laden, um die *Times* zu kaufen. Vielleicht wäre eine Reise nach Costa Rica in Ordnung, solange die beiden sich nicht übernahmen.

»Es ist eine Abenteuerreise!«, fuhr meine Mutter fort. »Zuerst sind wir einige Tage am Strand, um uns die Schildkröten anzuschauen, dann geht's für ein paar Übernachtungen in den Nebelwald, da machen wir Wandertouren und laufen über Seilbrücken.«

»Aha. Klingt ja … toll.«

Ich schaute mir die Broschüre an. Meine Mutter hatte die Ecke der Seite mit der ausgewählten Reise umgeknickt und ein paar der Optionen eingekreist. »Delfine beobachten« war markiert, ebenso wie »mit dem Kajak durch den Mangrovenwald«. Die Seilrutsche und das Abseilen über dem Wasserfall hatte sie ausgelassen.

Meine Mutter ist zwölf Jahre jünger als mein Stiefvater, aber sie hatte schon jede Menge gesundheitliche Probleme. Mit Anfang 70 wuchs tief hinter ihren Augen ein Tumor, durch den sie doppelt sah. Der Tumor wurde durch Bestrahlungen entfernt, aber die Strahlen haben auch ihre Hypophyse zerstört, das kleine Hormonkraftwerk, das im Zentrum des Gehirns liegt. Seitdem muss meine Mutter jeden Tag Ersatzhormone einnehmen, die ihren Stoffwechsel regulieren, und dazu Kortikosteroide, die ihren Adrenalinspiegel auf einem lebensnotwendigen Niveau halten. Durch die Kortikosteroide ist ihre Haut so dünn und brüchig wie Pergament geworden, weshalb sie sich angewöhnt hat, beim Öffnen und Lesen von Briefen Handschuhe zu tragen, um Schnittwunden zu vermeiden. Außerdem hatte ihre Wirbelsäule bereits einige Jahrzehnte zuvor eine seltsame, aber entschlossene Wanderung angetreten und sich im unteren Rücken nach rechts und weiter oben nach links bewegt und nach vorne gekrümmt. Einer meiner Kollegen aus dem Wirbelsäulen-OP-Team hatte damals einen heroischen Versuch unternommen, die wandernden Wirbel mithilfe einer Konstruktion aus Titanstangen, Platten und Schrauben im Zaum zu halten, doch mit der Zeit haben sich Mutters Knochen wieder selbstständig gemacht, das Gerüst verbogen und sich davon entfernt, ähnlich wie der knorrige Stamm einer alten Rose, der sich von einem Klettergerüst abwendet. Sie war eine große Frau gewesen, aber jetzt reichte sie mir nur noch bis zur Brust und ging so gebückt, dass sie den Kopf zur Seite neigen musste, wenn sie mir in die Augen sehen wollte. Ich schaute noch einmal auf die Reiseunterlagen, um die Flugdaten zu lesen: Check-in in Gatwick am 27. Juni um sieben Uhr morgens.

»Ist alles gebucht«, sagte meine Mutter mit fester Stimme und tätschelte mit einer behandschuhten Hand die Broschüre. »Und wir kriegen auch eine Extra-Vogelsafari.«

Anfang Juli traf ich Mutters Endokrinologen Edmund auf dem Klinikflur, einen klugen, gewissenhaften Arzt. Seit Jahren schon kümmerte er sich um ihre Hormontherapie, passte die Dosen immer wieder an, um den Ausfall der Hypophyse auszugleichen.

»Wie geht's Ihrer Mutter?«, fragte er.

Ich erklärte, sie sei im Urlaub, und beschrieb kurz den Ablauf der Reise. Edmunds Augenbrauen schossen über seiner Goldrandbrille in die Höhe.

»Costa Rica? Du lieber Himmel, Lucy. Ich hätte ihr eher die Costa-Coffee-Filiale um die Ecke als Reiseziel empfohlen.«

Wenn wir im Zusammenhang mit alten oder gebrechlichen Menschen über Selbstständigkeit reden, dann passiert etwas Seltsames. Kaum jemand scheint der Versuchung widerstehen zu können, die selbstständige Person »eigensinnig« oder »stur« zu nennen, vor allem wenn es um Frauen geht. Je zierlicher die alte Dame, desto eher verpasst man ihr dieses Etikett. Vielleicht noch mit dem Hinweis, dass sie ihre Ansprüche ein bisschen herunterschrauben und das Altwerden einfach akzeptieren sollte. Angehörige und Mediziner*innen sorgen sich um das Wohlergehen unserer Ältesten, sehen insbesondere ihre Verletzlichkeit. Edmund war nicht der Einzige, der sich über meine Mutter und meinen Stiefvater Gedanken machte; ihre Expedition nach Mittelamerika hatte den Rest der Familie förmlich in Aufruhr versetzt.

Manchmal, wenn das Umfeld eine ältere Person, die auf ihrer Selbstständigkeit beharrt, als »eigensinnig« und »stur« bezeichnet, dann ist damit in Wirklichkeit »egoistisch« oder »töricht« gemeint. So gab meine Freundin Sally in ihrer Verzweiflung über ihren Vater, der sich gerne Angelhaken in die Finger schlug und in seinem Garten unerlaubt Feuer machte, ehrlicherweise zu: »Es ist echt lästig, wenn er sich ständig verletzt.« Aber zugleich bewundern wir diese Eigenständigkeit, und wir wissen genau, dass wir sie uns im Alter auch für uns selbst wünschen würden.

Die Selbstständigkeit wird natürlich meistens nicht von Ärzt*innen, sondern von den Menschen selbst aufrechterhalten, indem sie einfach mit dem Leben weitermachen. Wir brauchen keine Ratschläge, wie man alt wird: Das scheint von alleine zu passieren. Wir gehen mit dem Hund raus oder segeln alleine um die Welt, bleiben lange auf, um Meisterschaftsturniere im Fernsehen zu schauen; wir gehen in die Moschee, Kirche oder Synagoge, schreiben wütende Leserbriefe an die Lokalzeitung, buchen preiswerte Busreisen zu hübschen Ausflugszielen. In Bezug auf das Alter sagt man, 80 sei das neue 60, und das stimmt auch, denn den größten Teil der im 20. Jahrhundert hinzugekommenen Lebenszeit verbringen wir bei guter Gesundheit, auch wenn es zum Ende hin oft schwierig wird. Wie Libby Purves es ausgedrückt hat: »In den Alpen kann man an manchen Tagen kaum mehr ein Stöckchen werfen, ohne damit eine Schulleiterin a. D. auf einem Mountainbike zu treffen.« Und von Jeanne Calment, die 122 wurde, wird erzählt, ein junger Journalist habe ihr an einem ihrer zahlreichen hohen Geburtstage einmal die impertinente Frage gestellt: »Madam, darf ich damit rechnen, Sie auch im nächsten Jahr um diese Zeit wieder interviewen zu können?« Worauf sie geantwortet habe: »Ich wüsste nicht, was dagegen spräche – Sie scheinen mir bei recht guter Gesundheit zu sein.«

Wie dem auch sei – für fast alle Menschen gilt, dass die Selbstständigkeit unweigerlich durch das Altwerden bedroht wird. Die Reparaturmechanismen des Körpers, die uns von Kindheit an stützen und schützen, sind irgendwann erschöpft. Wenn wir eigensinnig werden müssen, um unsere Selbstständigkeit zu verteidigen, dann verdienen wir Mitstreiter.

Die medizinische Arbeit zur Erhaltung der Selbstständigkeit wird größtenteils im Bereich der ärztlichen Grundversorgung geleistet, von den Hausärzt*innen und ihren Mitarbeiter*innen, die den alternden Körper umsichtig begleiten, indem sie behebbare Ursachen für einen körperlichen Verfall erkennen und behandeln und dafür sorgen, dass der Blutdruck auf einem akzeptablen Niveau bleibt. Die Liste anhaltender Leiden kann allmählich länger werden, und obwohl viele Allgemeinmediziner*innen in der Betreuung von Menschen mit komplexen Problemen durchaus erfahren sind, wird es irgendwann unmöglich, die Beschwerden mit den üblichen Zehn-Minuten-Terminen in den Griff zu bekommen. Eventuell weist auch ein neues Ereignis oder Symptom auf ein Problem hin, das spezielle Kenntnisse oder bestimmte Untersuchungen erfordert, für die eine Hausarztpraxis nicht ausgerichtet ist, ein Sturz zum Beispiel oder ein Tremor, Schwächeanfälle, Gedächtnisverlust oder Kontinenzprobleme, Kurzatmigkeit oder Gewichtsabnahme. Der erste Termin bei der Geriaterin oder beim Geriater dauert lange – mindestens eine halbe Stunde, oft 45 Minuten. Uns Altersheilkundler*innen räumt man mehr Zeit ein, um mit den vielschichtigen Krankheitsbildern umzugehen. Und wir arbeiten mit einer ganzen Reihe von Kolleg*innen zusammen: mit Physio- und Ergotherapeut*innen, Sprachtherapeut*innen, Sozialarbeiter*innen, Fachpflegekräften für Psychiatrie, Diätassistent*innen und Inkontinenzspezialist*innen, Apotheker*innen und Pfleger*innen mit umfassenden Kenntnissen in der Betreuung von Patient*innen mit Parkinson, Herzinsuffizienz oder Epilepsie. Wir haben die Kontaktdaten von freiwilligen Helfer*innen, die Hausbesuche machen, Mut zusprechen, Trauer oder Fröhlichkeit teilen und die Pflegekräfte unterstützen. In der Geriatrie wird Teamarbeit großgeschrieben.

Der Erhalt der Selbstständigkeit ist eine Sache; nach einer gravierenden Störung alles wieder ins Lot zu bringen, eine ganz andere. Unsere Arbeit – und die unserer Nachwuchskräfte – besteht überwiegend in der Behandlung der ernsthaft Kranken, die als Notfälle eingeliefert werden, und da leisten wir sozusagen einen Such- und Rettungsdienst. Schnelle Entscheidungen sind gefragt, denn oft ist ein Patient, eine Patientin grau und schweißgebadet, und eine Blutvergiftung oder ein multiples Organversagen bedroht bereits sein beziehungsweise ihr Leben wie ein hungriges Raubtier. Auf die Rettungsmission folgt dann eventuell ein längerer, komplizierter Prozess, bei dem es um die Wiederherstellung der Selbstständigkeit geht.

Kathleen Graham traf im städtischen Krankenhaus ein. Wir hatten sie schon seit ein paar Tagen erwartet. Während des Besuchs bei einer Freundin am anderen Ende des Landes hatte sie sich den Oberschenkelhals gebrochen, und es hatte ein längeres Hin und Her darüber gegeben, wer für den Krankentransport zurück in die Nähe ihres Wohnorts bezahlen sollte.

Im Vorbeigehen warf ich einen Blick in ihr Zimmer. Sie schlief noch, halb sitzend, das Kinn auf der Brust, und trug dabei das übliche Krankenhausnachthemd in der Einheitsgröße, die keinem wirklich passt. Ihr Koffer stand unausgepackt neben dem Spind: Die gestrige Reise war lang gewesen.

Ich stellte meine Tasche im Personalraum ab und ging den Verlegungsbericht durch, den das 300 Kilometer entfernt liegende Krankenhaus mitgeschickt hatte. Kathleen hatte fast zehn Wochen dort verbracht.

»Sturz, links SHF, DHS.«

Ihre durch den Sturz verursachte Schenkelhalsfraktur (»SHF«), ein typischer Oberschenkelbruch, war mit einer dynamischen Hüftschraube (»DHS«) wieder zusammengeflickt worden.

»CAP, ANV«: Das sind gängige Probleme von Patient*innen, die alt sind und sich einen wichtigen Knochen gebrochen haben. Kathleen litt an einer »ambulant erworbenen« Lungenentzündung (»CAP« ist die Abkürzung für *community acquired pneumonia*), als sie eingeliefert wurde – vielleicht war sie deshalb gestürzt –, sowie an einem akuten Nierenversagen (»ANV«), vermutlich infolge der Kombination aus Blutverlust und Infektion; möglicherweise hatten auch ihre Medikamente dazu beigetragen. Ich lese weiter.

»Pneumonie behandelt, ANV abgeklungen.« Gut.

»HWI, Delirium.« Schlecht: Sie hatte einen Harnwegsinfekt und in der Folge Wahnvorstellungen bekommen.

»Sturz auf der Station, Tibiakopffraktur, keine Gewichtsbelastung 12/52.«

Ich wand mich innerlich. Die arme Mrs. Graham: Diese Worte zeugten von einer langen Leidenszeit. Der Tibiakopf ist der obere Bereich des Schienbeins im Kniegelenk. Im Stehen trägt er unser gesamtes Gewicht, und so ein Bruch ist schwer zu richten. Meistens, wie auch in Kathleens Fall, wird er durch Ruhe behandelt, das heißt, jeglicher Druck auf das Gelenk wird vermieden: Sie darf es zwölf Wochen lang überhaupt nicht belasten. Ein gesünderer Mensch könnte vielleicht mithilfe von Krücken ein wenig herumhüpfen, aber mit dem Oberschenkelhalsbruch auf der anderen Seite war das für Kathleen unmöglich. Ich schaute mir noch schnell die Informationen über ihre Lebensumstände an: »S«, also selbstständig, »lebt alleine, fährt noch Auto«.

Es kann schwierig sein, bei einem sehr alten Menschen, der eine schwerwiegende Krankheit oder Verletzung erlitten hat, die Heilungschancen zu bestimmen. Viele stecken ein Ereignis wie einen Oberschenkelhalsbruch gut weg, umschiffen Komplikationen mithilfe einer Kombination aus guter Pflege und viel Glück und sind nach einigen Tagen wieder zu Hause, wodurch sie das Vertrauen in die eigene Stärke noch einmal zurückgewinnen. Andere haben es schwerer. Für manche ist der Bruch der Endpunkt einer Talfahrt, die schon vor etlichen Jahren begonnen hat. Sie befinden sich bereits in der Phase, in der das Leben nur noch am seidenen Faden hängt, und dieser Faden reißt oft kurz nach dem Bruch des Oberschenkels; die Schwächsten sterben noch im Krankenhaus. Für andere Patient*innen, solche mit bereits bestehenden Einschränkungen, bedeutet der Bruch eine große, aber nicht unüberwindliche Herausforderung: Sie brauchen eine lange Rehabilitationsmaßnahme und ein umsichtiges Betreuungsteam mit Blick fürs Detail, dann erholen sie sich langsam, aber sicher. Und es gibt Menschen wie Kathleen Graham, die in einem vertrackten *Schlangen-und-Leitern*-Spiel gefangen sind und bei denen nicht klar ist, ob sie es gewinnen werden oder nicht.

Später kam ich mit Liv, einer der Krankenschwestern, während unserer Stationsvisite auch zu Mrs. Graham. Sie war jetzt wach, und jemand hatte ihren Koffer ausgepackt, aber sie ließ immer noch den Kopf hängen und wirkte erschöpft. Als ich neben ihrem Bett in die Hocke ging, stieß mein Ellbogen an den Urinbeutel, der am Bettrahmen befestigt war. Ich stellte erst mich und dann Liv vor und berührte Kathleens Hand.

»Es tut mir sehr leid, dass Sie so viel durchgemacht haben. Das muss schlimm gewesen sein.«

Sie hob langsam den Kopf. Sie hatte graugrüne Augen, die von Augenbutter umringt waren, und spärliche Wimpern unter hohen Augenbrauen. Von den Nasenflügeln zu den Mundwinkeln zogen sich tiefe Furchen, und rote, wunde Knitterfalten verliefen von beiden Mundwinkeln bis zum Kinn. Ihre Augen fielen zu, und sie schüttelte den Kopf, nur ganz kurz. Flüsternd sagte sie: »Ich kann nicht mehr.«

• • •

Dr. Mary Tinetti ist Leiterin der Geriatrie an der Yale School of Medicine. Schon seit Beginn ihrer beruflichen Laufbahn untersucht sie auf der Grundlage der Arbeit der Pioniere der Altersheilkunde in Großbritannien die Faktoren, die bei alten Menschen zu Stürzen führen. Im Jahr 1994 leitete Tinetti ein Team, das zeigte, dass man das Sturzrisiko durch bestimmte Maßnahmen reduzieren kann, etwa durch die geringere Dosierung mancher Medikamente und durch Kraftübungen zur Muskelstärkung. Ihre Forschungsergebnisse wurden im *New England Journal of Medicine* veröffentlicht, einer angesehenen Fachzeitschrift, die als wissenschaftlich seriös gilt. Weitere Beiträge in derselben Ausgabe betrafen die DNA-Analyse bei einer seltenen Erbkrankheit und eine Studie, in der die Wirksamkeit unterschiedlicher Kortikosteroide bei der Behandlung von Morbus Crohn verglichen wurde. Tinettis Aufsatz war wichtig – in erster Linie, weil er schlüssig darlegte, dass Stürze, die bis dato als unvermeidliche Begleiterscheinung des Alterns angesehen wurden, teilweise vermeidbar sind. Sie und ihr Team zeigten außerdem, dass die Altersforschung sich nicht unbedingt auf die strukturellen Eigenschaften der seneszenten Zellen oder auf pharmakokinetische Veränderungen in der alternden Niere beschränken muss, so wichtig diese Themen auch sein mögen. Sie bewiesen, dass es möglich ist, auf rigorose Weise die Auswirkungen simpler praktischer Veränderungen im Leben real existierender Menschen zu untersuchen.

Zu einem späteren Zeitpunkt ihrer Karriere wurde Tinetti, inzwischen eine mehrfach ausgezeichnete Medizinprofessorin, gebeten, die Arbeit der Geriater*innen zu beschreiben, und kam in Verlegenheit. Wie sollte sie prägnant beschreiben, was wir tun? Schließlich verwies Tinetti auf die fünf »Ms« der Geriatrie. Das M an oberster Stelle ihrer Auflistung steht für *Mind*, also für Gehirn und Mentalstatus; zu dieser Kategorie gehören auch die drei bösen »Ds«: Geriater müssen sich mit Demenz, Delirium und Depression befassen. Als Nächstes folgt *Mobility*, die Mobilität: Sie betrifft die Bedeutsamkeit des Erhalts der Fähigkeit, sich zu bewegen, und die Frage, was wir tun können, um unseren Patient*innen dabei zu helfen, aufrecht zu bleiben. Tinettis drittes M steht für *Medications*, die Verabreichung von Medikamenten: Geriater*innen wissen, dass Arzneimittel auch Kehrseiten haben und dass das, was die Ärzt*innen verschreiben, sehr alten oder gebrechlichen Menschen sowohl große Vor- als auch große Nachteile bieten kann. An vierter Stelle nannte Tinetti *Multi-complexity*, die hochgradige

Komplexität der Problematik. Dieses sperrige Wort umfasst die Notwendigkeit, ein guter Arzt, eine gute Ärztin zu sein, über ausreichende Kenntnisse und Geduld zu verfügen, um die richtige Diagnose (im Falle unserer Patient*innen sind es meistens mehrere Diagnosen) zu stellen, aber auch über gesunden Menschenverstand, um diese Diagnosen im jeweiligen individuellen Kontext zu sehen. Tinettis »Multikomplexität« beinhaltet auch die »biopsychosoziale« Komplexität des Menschen: Die diagnostische Genauigkeit ist ein essenzieller Bestandteil guter medizinischer Betreuung, aber es reicht nicht aus, nur die Krankheiten zu heilen; die Beziehung der Patient*innen zu Verwandten und Freund*innen und die Art, wie sie ihr Leben leben, dürfen bei der Behandlung nicht außer Acht gelassen werden.

. . .

Im Krankenzimmer hörte ich Liv am Waschbecken hinter mir hantieren. Ohne hinzuschauen, wusste ich, dass sie Kathleens Brille putzte. Ich erklärte Kathleen, dass ich sie gleich untersuchen würde, nur kurz, damit wir einen Behandlungsplan machen könnten. Ich prüfte, ob sie wusste, wo sie war. Sie erinnerte sich nicht so richtig an den Namen des kleinen Krankenhauses, in dem sie jetzt lag, aber sie wusste, dass sie sich wieder in ihrem eigenen Landkreis befand, und sie konnte mir ihr Geburtsdatum, ihr Alter (88) und das laufende Jahr nennen. Ich versprach, ihr keine weiteren dummen Fragen zu stellen, und hob ihre Hand an, um ihren Puls zu fühlen. Die Fingernägel waren ungepflegt und rillig, und darunter befanden sich Schmutzpartikel. Auf meine Bitte hin öffnete Kathleen den Mund, allerdings nicht weit. Ich sah, wie sich die Risse in den Mundwinkeln weiteten – sie tun weh – und dass ihre Zunge glatt und glänzend war. Liv beugte sich über mich, um mit ihrer Diagnostiklampe in Kathleens Mund zu leuchten: Der Rachen war mit weißen Punkten übersät. Ich drehte Kathleens Kopf ein Stück von mir weg, sodass ich mir ihre Halsvenen anschauen konnte; sie sind wie ein Druckmesser fürs Herz, und kurz über dem Schlüsselbein pulsierten sie schwach. Kathleen trug eine Goldkette mit einem kleinen runden Medaillon daran, in dem sich ein Bild des heiligen Christophorus mit dem Jesuskind auf dem Arm befand. Ich schob eine Hand in den V-Ausschnitt des rosafarbenen Nachthemds und spürte, wie Kathleens Herz unterhalb der linken Brust (die seidig und flach war) heftig und mit Nachdruck schlug. Mein Stethoskop hatte sich in der Schnur des Namensschildes, das ich um den Hals trug, verfangen, und während ich es befreite, fiel Kathleens Kopf erneut nach vorne. Ich legte das Stethoskop an ihre Brust und hörte ein Herzgeräusch, das wie eine harte Bürste auf einem Steinfußboden klang; ich setzte das Stethoskop seitlich an ihren Hals, und da war es wieder: das Geräusch einer verengten Aortenklappe, das Rauschen des Blutes, das durch die Stenose floss. Kathleens Augen waren jetzt geschlossen. Schlief sie, oder wollte sie sich nur aus diesem Prozess heraushalten?

Liv und ich hoben Kathleens Nachthemd hoch, um uns ihren Bauch anzuschauen. Die Hautfalten waren von winzigen Furchen durchzogen und mit hellroten Flecken von etwa zwei Millimetern Durchmesser übersät – harmlose Altersblutschwämmchen, die in späteren Jahren häufig auftreten (»Zeichen von Weisheit«, hat mir ein Lungenspezialist aus East London einmal erklärt, der selbst kurz vor dem Ruhestand war). Ihr Bauch fühlte sich weich an, aber sie runzelte bei der Berührung meiner Hand die Stirn.

»Wann hatten Sie zuletzt ordentlichen Stuhlgang?«, fragte ich.

Sie schaute mich an. »Ich weiß nicht … vor ein paar Tagen?«

»Ich meine, so richtig?«

Sie schüttelte den Kopf. Liv schob die Decke zur Seite, und wir schauten uns Kathleens Beine an. Die Wunde an der linken Hüfte war perfekt verheilt. Eine rosa Linie von etwa fünf Zentimetern Länge verlief dort, mit hellen Punkten auf beiden Seiten an den Stellen, wo die Haut geklammert worden war. Aber ihr rechtes

Bein war vom Oberschenkel bis zum Knöchel ruhiggestellt, mit einer Schiene aus dickem Neopren und Klettband und Stahlklammern zu beiden Seiten des Knies. Durch die Lücken in der Schiene entdeckte ich graugrüne alte Hämatome oberhalb des gebrochenen Gelenks. Der untere Rand der Schiene war kurz über dem Knöchel in die aufgedunsene Haut eingesunken. Ich berührte die Stelle und spürte das typische schaumzuckerartige Nachgeben eines Ödems. Am linken Bein war es das Gleiche: Die Knöchelknochen waren unter der Wasseransammlung kaum zu erkennen, und der leichte Druck meiner Finger hinterließ an der Wade Dellen in der Haut. Ich schaute hoch zu Kathleens Gesicht, das immer noch auf ihrer Brust lag.

»Mrs. Graham, wir werden jetzt ganz vorsichtig Ihre Beine anheben.«

Liv und ich hoben erst das eine, dann das andere Bein an und neigten die Köpfe, um uns Kathleens Fersen anzuschauen, wo wir dunkle, maulbeerfarbene Druckstellen entdeckten. Das Gewicht ihrer Beine, die schwer auf der Wechseldruckmatratze lagen, konzentrierte sich auf einen Punkt, und dort war der Druck so hoch, dass der Blutfluss unterbrochen und das empfindliche Gewebe über dem Fersenbein geschädigt wurde. Die linke Ferse war bereits offen. Dort waren ein Loch und ein weißer Ring aus toter Haut zu sehen, aus dem eine klare, gelbliche Flüssigkeit austrat. Wir richteten uns wieder auf, und dann löste Liv mit einem Fuß die Bremse unter dem Bett.

»Mrs. Graham, wir sind fast fertig. Wir legen Sie jetzt ein bisschen flacher und rollen Sie leicht auf die Seite, damit ich Ihren Brustkorb abhören kann und wir nachsehen können, ob Ihr Po wund ist.«

Kathleen hob zustimmend einen Daumen, und wir zogen das Bett ein Stück von der Wand weg, senkten das Kopfteil ab und rollten sie auf die Seite. Ich hörte mir das schleifende Geräusch ihres Atems zwischen den bleichen Rippen an, und wir prüften die Haut an ihrem Po, die rosig und unversehrt war. Dann formten wir die Kopfkissen hinter Kathleens Schultern zu einem umgekehrten V, rollten sie zurück und brachten sie in eine halb aufrechte Position. Sie schloss wieder die Augen, während Liv und ich die Krankenblätter mit ihren Untersuchungsergebnissen und Medikamenten betrachteten. Ich sprach mit Kathleen, während wir arbeiteten.

»Ich werde ein paar von Ihren Tabletten absetzen, denn Ihr Blutdruck ist im Moment ziemlich niedrig. Und ich werde Ihnen das Paracetamol regelmäßig geben, dann müssen Sie nicht darum bitten, wenn Sie Schmerzen haben. Wir können es als Sirup verschreiben, wenn Sie mit den Tabletten nicht zurechtkommen, und für alle Fälle schreibe ich Ihnen auch etwas Stärkeres auf. Aber die stärkeren Schmerzmittel haben alle eine verstopfende Wirkung, und Sie werden ein Abführmittel brauchen, denn selbst wenn Sie nichts essen, muss Ihr Verdauungssystem in Bewegung bleiben. Wir geben Ihnen ein bisschen Raketentreibstoff, um den Darm wieder in Gang zu bringen.«

Ich beobachtete Kathleens Miene und sah ein kleines Zucken in den Mundwinkeln. Ich schrieb das Abführmittel auf, außerdem etwas gegen die Pilzinfektion im Mund, die oft nach Antibiotika-Gaben auftritt, und ich beantragte einige Blutuntersuchungen, etwa des Vitaminspiegels und Ferritinwertes, um die Eisenversorgung zu überprüfen. Liv brachte ein Paar Schaumstoffstiefel mit Löchern an den Fersen herein, um den Druck von Kathleens wunden Hautstellen zu mindern.

Ich hockte mich wieder neben Kathleens Bett und berührte erneut ihre Hand. Sie öffnete noch einmal die Augen.

»Sie haben wirklich ganz schön was durchgemacht. Aber … Liv und ich sind davon überzeugt, dass es Ihnen bald besser gehen wird.«

Ihr Kopf rollte seitwärts. Ich schaute kurz an Kathleen vorbei nach draußen in den Garten, wo John, einer unserer Ergotherapeuten, Vogelfutter aufgehängt hatte. Eine Blaumeise hing gerade kopfüber an einem Nusssäckchen.

»Mrs. Graham, Kathleen, darf ich Sie fragen, was im Augenblick Ihre größte Sorge ist?«

Sie blickte über meine Schulter hinweg, und ich wandte den Kopf, um den Nachttisch sehen zu können. Dort stand ein Foto, schwarz-weiß, im Silberrahmen. Ein Mann in einer Jolle, eine Hand am Ruder, die andere an der Kante des kleinen Bootes. Sein Haar wehte im Wind, und eine Pfeife steckte zwischen seinen Zähnen. Seine Augen leuchteten vor Aufregung und Freude.

Kathleen sagte leise: »Ich möchte nur heimgehen.«

Tinettis letztes »M« steht für *Matters Most*, also für das, was am wichtigsten ist. In dieser Welt der Hightech-Medizin, der komplexen Therapiemöglichkeiten, der Dringlichkeit, der Behandlungsalgorithmen, der Maßnahmenbündel im Falle einer Sepsis, der schnellen Akutversorgung bei einem Schlaganfall wird oft vergessen, worauf es wirklich ankommt. Auch Atul Gawande betont in seinem wunderbaren, mitfühlenden Buch *Sterblich sein*, das den Untertitel *Was am Ende wirklich zählt* trägt, die Bedeutung der Frage nach den dringendsten Bedürfnissen der Patient*innen. Gawande zeigt anhand einer Reihe von Fallstudien, zu denen auch die seines eigenen Vaters gehört, dass medizinische Entscheidungen oft nicht eindeutig sind. Er erklärt, dass wir öfter eine Wahl haben, als wir vielleicht glauben, und hebt hervor, dass der richtige Weg nur dann beschritten werden könne, wenn wir unsere Hoffnungen, Ängste und Ziele ehrlich benennen. Das US Institute for Healthcare Improvement (das US-amerikanische Institut zur Verbesserung der medizinischen Versorgung) empfiehlt Ärzt*innen und Betreuer*innen neuerdings, die Frage »Was fehlt Ihnen?« durch die Frage »Was ist Ihnen wichtig?« zu ersetzen.

Eine korrekte Diagnose ist essenziell, und das fortgeschrittene Alter eines Patienten oder einer Patientin rechtfertigt keine Nachlässigkeit bei der Untersuchung. Geriater*innen sind die allzu übliche Diagnose »Harnwegsinfekt« leid, die bei unter Zeitdruck stehenden Ärzt*innen äußerst beliebt, oft aber falsch ist. Eine Menge an Elend, Schmerzen und vergeudeten Ressourcen kann die Folge sein, wenn wir nicht herausfinden, an welchen Krankheiten unsere Patient*innen tatsächlich leiden. Aber hinsichtlich der Frage, was unsere Patient*innen als wirklich *wichtig* empfinden, hilft kein aufwendiger Scan. Das herauszufinden, ist nicht nur auf verbalem Wege, durch das Hören einer Antwort auf eine Frage möglich. Es kann versteckte Zeichen geben: die Bewegung einer sehr alten Dame, die mit der einen Hand den Ehering an der anderen ertastet, oder die Blicke, die eine Tochter mit ihrem Vater tauscht, wenn sie ihm sein Lieblingsgericht reicht, das sie mitgebracht hat, oder der Glitzerstaub von der Gute-Besserung-Karte der Urenkelin, der auf dem Nachttisch verstreut ist. Was am wichtigsten ist, wird vielleicht nur angedeutet: wenn ein erschöpfter Patient nur den Blick abwendet, sobald die Möglichkeit einer Chemotherapie angesprochen wird, oder wenn eine Patientin auf die Frage, wie oft sie das Bedürfnis habe, eine Beruhigungstablette zu nehmen, kurz zu ihrer Handtasche hinüberschaut.

Die Schwestern und Pfleger kapieren es oft früher als ich – sie bemerken die in langen Nächten wortlos geäußerte Angst vor dem Allein-gelassen-Werden, die beim Wechseln der Bettwäsche erwähnte Hoffnung, bald wieder gesund genug zu sein, um den 90. Geburtstag einer guten Freundin feiern zu können. Auch die Therapeut*innen, die in den geriatrischen Teams arbeiten, verstehen die Bedeutung der Frage nach dem, was am wichtigsten ist. Sie wissen, dass ihre Mühe vergebens sein wird, wenn *ihre eigene* Auffassung von dem, worauf es ankommt, nicht mit *der ihrer Patient*innen* übereinstimmt. Sie ordnen das Gespräch vielleicht in die Kategorie »Zielsetzung« ein: Heute lautet unser gemeinsames Ziel, dass Sie fünf Minuten lang auf dem Bettrand sitzen können. Morgen sitzen Sie dann vielleicht im Sessel. Nächste Woche nehmen

Sie ein paar Treppenstufen in Angriff und anschließend das Tee-kochen. Die versiertesten Therapeut*innen entwickeln ein Gespür dafür, wann ihre Ziele und die der Patient*innen leicht voneinander abweichen, und dann haken sie nach oder erklären ihren Ansatz, überzeugen die Patient*innen oder gehen Kompromisse ein, um die Therapie wieder auf einen guten Weg zu bringen.

Tinettis *Matters Most*, die Frage nach dem, was wirklich zählt, zeigt noch einen zusätzlichen Aspekt auf. Die Ziele unserer Patient*innen sind ausschlaggebend, doch die Geriater*innen stehen meist vor einer langen Reihe von Problemen und müssen entscheiden, welche dieser Probleme vorrangig behandelt werden müssen. Hier ist Ausgewogenheit gefragt – zwischen unserem instinktiven Hang, uns auf die genaue Diagnose zu fokussieren, und dem Eingeständnis, dass manche der von uns vorgeschlagenen Untersuchungen und Behandlungen unseren Patient*innen möglicherweise gar nichts nützen. Eine kluge Redensart besagt, dass die medizinische Wissenschaft darin bestehe, zu wissen, was zu tun sei, während die ärztliche Kunst darin bestehe, zu wissen, wann man es nicht tun sollte. Bestimmte Dinge müssen nicht unbedingt in Ordnung gebracht werden.

Jahrelang nahm ich die Medizinstudentinnen und -studenten mit ins städtische Krankenhaus, damit sie sich die Rehabilitationsmaßnahmen direkt vor Ort ansehen konnten. Ich räumte die Ausgaben des *British Medical Journal* vom Beifahrersitz, sammelte die Filzstiftkappen meiner Kinder ein, und eine oder einer der Studierenden stieg vorsichtig in mein Auto. Alle kamen spätestens nach der Hälfte der ungefähr 15 Minuten dauernden Fahrt auf den Sprung in meiner Windschutzscheibe zu sprechen: ein sternförmiger Riss im Glas, ziemlich weit unten.

»Haben Sie schon gesehen, dass dort ein Sprung in der Scheibe ist, Frau Doktor?«, fragten meine jeweiligen Mitfahrer*innen. »Das könnte man reparieren.«

Und jedes Mal erklärte ich, dass dieser Sprung schon seit Jahren da sei; da er aber die Sicht auf die Straße nicht behindere, sei das Auto fahrtüchtig und komme immer wieder durch den TÜV.

In der zweiten Woche ihrer langen, langsamen Genesungsphase lernte einer der Studenten Kathleen kennen. Er hörte ihr Herzgeräusch ab, und dann sprachen wir beide über die Aortenstenose, über deren Zusammenhang mit Ohnmachtsanfällen und das Risiko eines plötzlichen Todes. Wir erörterten das mögliche Vorgehen – ein Echokardiogramm im großen Krankenhaus, um die Schwere zu beurteilen, gefolgt von einer Entscheidung: Operation am offenen Herzen oder das neuere, weniger invasive TAVI-Verfahren, die Transkatheter-Aortenklappen-Implantation, die beide im 90 Kilometer entfernten Herz-Thorax-Zentrum durchgeführt werden könnten. Anschließend sprachen wir noch einmal mit Kathleen, und der Student schaute sich ihr geschientes Bein an und stellte fest, dass der Proteinwert in ihrem Blut noch weit unterhalb der Norm lag. Als Kathleen niesen musste und nach einem Taschentuch griff, bemerkte der Student, dass sie nicht genug Kraft hatte, um ein Tuch aus der Box zu ziehen. Der Plan für das Echokardiogramm musste also zurückgestellt werden. Das Herzgeräusch war vielleicht wichtig, hatte aber im Augenblick keine Priorität.

Es wäre unsäglich arrogant, zu behaupten, ich wisse genau, worauf es meinen Patient*innen ankommt. Mir ist klar, dass meine Beziehung zu ihnen zwangsläufig oberflächlich und flüchtig bleiben muss, aber dennoch tiefgreifende Konsequenzen haben kann. Zu den schönen Seiten meines Berufs gehört das Zusammentragen von Informationen, die ich brauche, um gute Arbeit zu leisten. Ein dicker, halb gelesener historischer Roman oder eine Gebetskarte, die unter die Blumenvase geschoben wurde, ein Strickzeug, ein Nebensatz, ein Blick: Natürlich sind das keine Beobachtungen, auf die man wichtige Entscheidungen stützen kann, aber sie können einem doch ein paar Hinweise geben. Nichts, worüber man urteilen sollte, aber genug, um ein Gespräch zu beginnen oder zu-

mindest einen kleinen Einblick in Hoffnungen und Ängste zu bekommen. Ich werde nie genau wissen, worauf es jemandem am
meisten ankommt, aber ich sollte zumindest versuchen, eine Ahnung davon zu bekommen.

In der folgenden Woche fieberte Kathleen. Sie hatte sich mit dem
Norovirus angesteckt, das sich auf der Station verbreitet hatte. Sie
war dehydriert und lag am Tropf; sie sah furchtbar aus, und ich war
mir nicht sicher, ob sie sich noch einmal erholen würde. Danach
war ich für zwei Wochen im Urlaub und kam an einem Dienstag
wieder mit dem Medizinstudenten ins städtische Krankenhaus.
Auf dem Weg zur Schwesternstation schauten wir kurz in einige
Zimmer hinein. Kathleen las, das geschiente Bein auf einem Hocker ausgestreckt, auf dem Tisch eine Kaffeetasse, Schokokekse,
das Kirchenblättchen. Hinter ihr auf der Fensterbank bewegte sich
eine kleine, bunte Figur. Es war eine kurvenreiche Kunststoffpup-
pe mit welligem schwarzem Haar und Wespentaille in einem rot
gepunkteten Bikini. Eine Solarzelle im Sockel lieferte Strom, und
das Püppchen schwang die Hüften hin und her.

Der Student und ich sprachen Kathleen an. Sie trug ein Sweatshirt mit einem Hundebild auf der Vorderseite, und in einer Ecke
des Zimmers stand eine riesige Gehhilfe: Sie hatte breite, gepols-
terte Armlehnen, damit Kathleen sich abstützen konnte, wenn
sie übte, ein paar Sekunden lang auf ihrem linken Bein zu stehen.
Die Pilzinfektion im Mund war verschwunden, ebenso der Katheter, und auch ihr Darm arbeitete wieder normal. Aber sie hatte
immer noch kaum Appetit und sehr wenig Kraft, und es würde
noch Wochen dauern, bis sie auch das rechte Bein würde belasten
können.

»Sie sehen etwas besser aus«, sagte ich, und sie schaute mich
finster an.

»Ich fühle mich grässlich. Ich hasse den Bettlifter, und alles
schmeckt furchtbar.«

»Würde ein Schlückchen Sherry helfen?«, fragte ich, und der Student sah mich erstaunt an, aber Kathleen zuckte die Achseln und sagte: »Einen Versuch wär's wert.«

Also schrieb ich eine kleine Dosis Sherry am Tag auf und erklärte Kathleen: »Nur zwanzig Milliliter, das sind ungefähr vier Esslöffel, einmal am Tag, ›je nach Bedarf‹, um Ihren Appetit anzuregen.«

(Es gibt immer eine kleine Diskussion mit der Krankenhausapotheke, ob ich so etwas verschreiben darf, aber wenn ich es nicht tue, dann fürchten manche Pflegekräfte, dass die Patientin keinen Sherry trinken darf, selbst wenn ihre Verwandten ihn ihr bringen, deshalb verschreibe ich welchen, und wir wursteln uns so durch.)

Liv kam vorbei und schaute auf das Krankenblatt. Sie bat mich, noch eine große Dosis Mut und Entschlossenheit aufzuschreiben. Der Student schaute nun Kathleen an und sagte, er glaube, dass Mrs. Graham darüber schon verfüge, woraufhin Kathleen zu dem Studenten hochblickte, ihm zuzwinkerte und ihm ein Lächeln schenkte, von dem ich hoffe, dass er es für den Rest seiner beruflichen Laufbahn nicht vergessen wird.

Kapitel 4   Vier Fakten über Stürze

Ich bitte die drei Medizinstudenten aufzustehen, also legen sie ihre Ordner und Notizblöcke weg und stellen sich hin. Wir befinden uns in dem chaotischen Büro, das ich mir mit Charlie teile und in dem sich die Ablageboxen mit den pädagogischen Ratgebern, Bewertungsbögen und Prüfungsplänen stapeln. Info-Broschüren für Charlies Parkinson-Patient*innen quellen aus den Schubladen, und unsere Schreibtische sind mit Aufzeichnungen, Briefen, Post-its und Fotos des diesjährigen Jahrgangs der Ärzt*innen in Ausbildung vollgepackt.

Die Studierenden überlegen, was sie aufrecht hält. Wir stellen fest, dass es eine Evolution über mehrere Millionen Jahre gebraucht hat, bis unsere Vorfahren auf zwei Beinen standen, und dass ein aufrecht stehender Mensch leicht ins Wanken geraten kann. Ihnen wird klar, dass sie nicht stocksteif und still dastehen: Ihre Muskeln zucken und passen sich winzigen Positionsveränderungen an, ziehen den Körper ununterbrochen ohne bewusste Steuerung in die Vertikale. Die Studierenden erinnern sich an ihre Anatomie- und Physiologie-Vorlesungen und erzählen mir von den Signalen, die ihr Gehirn erhält – Botschaften von kleinen Positionsmessern, den Propriozeptoren, in den Füßen, an den Knien und in den vielen kleinen Wirbelgelenken, Botschaften aus dem empfindlichen Gleichgewichtsorgan im Innenohr und visuelle Botschaften. Ich bitte sie, die Augen zu schließen, und sie fangen an zu schwanken und müssen sich noch mehr konzentrieren, um still zu stehen. Als Nächstes bemerken die Studierenden, dass für ein optimales Gleichgewicht alle Wege, auf denen die Botschaften von Augen, Ohren und Füßen ins Gehirn geschickt werden, intakt sein müssen, also die Wege entlang der Nervenbahnen und durch die Wirbelsäule. Das Gehirn muss ebenfalls funktionieren, muss die vielen Informationen sammeln und auswerten, dann Botschaften zurückschicken, ebenfalls wieder über intakte Wege, um die Muskeln zur Bewegung zu veranlassen. Die Studierenden erkennen, dass die Muskeln stark und die gewichttragenden Gelenke belastbar sein müssen. Muskeln, Nerven und Gehirn müssen zudem mit ausreichender Energie versorgt werden. Dafür muss das Herz gut arbeiten, also genug Druck erzeugen, um das Blut durch funktionierende Arterien zu pumpen – Arterien, die sich immer wieder unmerklich zusammenziehen und weiten, um einen perfekten Blutfluss aufrechtzuerhalten.

Jetzt verstehen die Studierenden, warum wir uns mehrere Sitzungen lang mit Stürzen beschäftigen werden und warum es, wenn sie irgendwann Ärzte sind, nicht damit getan sein wird, ältere Patientinnen und Patienten, die gestürzt sind, auf Hämatome und Brüche zu untersuchen. Was sollten auch meine Patient*innen und die, die ihnen nahestehen und sich um sie sorgen, über Stürze wissen? Was sollten sie tun, welche Maßnahmen können sie erwarten?

Ellen ist konsterniert. Sie sitzt neben einem Bett in unserer akutmedizinischen Abteilung und erzählt mir: »Ich bin im Garten hingefallen, und jetzt machen sie hier ein Riesengetue. Ich habe gehört, wie der Physiotherapeut zur Schwester gesagt hat, ich hätte einen Sturz erlitten, aber es war kein ›Sturz‹, ich bin bloß hingefallen. Von einem ›Sturz‹ zu sprechen, klingt ja, als wäre ich uralt.«

Ich werfe einen Blick auf Ellens Geburtsdatum. Sie ist 92.

Ihr linker Unterarm steckt in Gips: Sie hat sich beim Hinfallen das Handgelenk gebrochen, und der Notarzt hat »Sturz auf ausgestreckte Hand« in ihre Akte geschrieben. Er war eindeutig in Eile, so wie es Notärzte zwangsläufig sind; er hat noch »mechanischer Sturz« hinzugekritzelt sowie die Umrisse eines Herzens und einer Lunge gezeichnet und mit der Bemerkung »in Ordnung« versehen. Ellen möchte schnell wieder nach Hause gehen, und ich finde auch, dass sie möglichst schnell heimgehen können sollte. Der Physiotherapeut hat sie gründlich untersucht: Sie kam ohne Hilfe ins und aus dem Bett, und beim Treppensteigen hat sie einen Mann mittleren Alters überholt, der zaghaft zur Kardiologie-Abteilung hinaufstieg. Auch unsere Ergotherapeutin Jodie hat Ellen untersucht: Sie erwies sich trotz des Gipsarms als geschickt beim An- und Ausziehen, und Jodie hat voller Hochachtung für Ellen notiert, dass sie »ohne Fertigprodukte« koche und den Porree und die Kartoffeln für die Suppe nicht nur selbst wasche und schneide, sondern sogar selbst anbaue.

Aber ich möchte Ellen trotzdem nicht sofort gehen lassen. Ein paar Fragen habe ich noch an sie.

Jaz, eine unserer Ärztinnen im Praktikum, hat Ellen gestern Abend kennengelernt, nachdem diese aus der Notaufnahme nach oben geschickt worden war, und stellt mir nun ihren Fall vor.

»Ich weiß nicht, warum sie gefallen ist«, sagt Jaz. Sie sieht in ihrem dunkelblauen Nachtkittel ein bisschen blass aus. Jaz muss dringend nach Hause und sich vor ihrer nächsten Schicht ein paar Stunden unruhigen Tagesschlaf gönnen; dennoch hat sie bei Ellen gründlich gearbeitet.

»Sie erinnert sich nicht daran, was genau passiert ist. Sie sagt, sie war im Garten, und dann lag sie plötzlich auf dem Boden. Ich habe bei der Untersuchung nichts Auffälliges finden können, und ihre Blutwerte sind bestens.«

Jaz zeigt mir die Testergebnisse. Ellens Blutwerte sind alle im blauen Bereich, also normal, was bei einer 30-Jährigen schon ungewöhnlich wäre (es gibt fast immer einen Wert, der leicht außerhalb der Norm liegt), mit 92 aber schlicht beeindruckend ist. Dann fährt Jaz fort: »Allgemeinzustand und EKG sind gut. Ich habe den Blutdruck im Liegen und im Stehen messen lassen.«

Jaz und ich gehen gemeinsam zu Ellen, und sie erzählt noch einmal ihre Geschichte. Ellen möchte mir unbedingt die Momente nach dem Sturz schildern: der Schreck, sich auf dem harten Weg wiederzufinden, die plötzliche, schmerzliche Erkenntnis, dass sie sich den Arm gebrochen hat, das lange Warten auf Hilfe, die vorbeikommende Nachbarin mit dem Kinderwagen. Es ist wichtig, dass ich ihr zuhöre und konstatiere, wie aufgewühlt Ellen trotz ihrer Resolutheit ist, aber was ich eigentlich wissen möchte, ist, was *vor* dem Sturz geschehen ist, nicht danach. Wie sicher ist ihr Gang normalerweise? Fühlte sie sich irgendwie unwohl? Gab es Warnzeichen?

»Ich muss gestolpert sein«, sagt Ellen, aber sie ist nicht gestolpert.

»Ellen, erinnern Sie sich an den Moment, in dem Sie auf den Boden auftrafen?«

Sie schaut Jaz an.

»Ja … Na ja, nein. Nicht an den Moment. Ich lag plötzlich da.«

»Können Sie sich vorstellen, dass Sie vielleicht einen kurzen Blackout hatten, nur für ein paar Sekunden?«

»Kann schon sein«, gibt sie zu.

»Ist so etwas vorher schon mal vorgekommen?«

Ellen erzählt uns von einem Sturz vor einigen Wochen, damals im Wohnzimmer (»Ich bin einfach hingefallen, aber halt auf den Teppich«), und während sie spricht, berührt sie mit der Hand eine Stelle an ihrem Wangenknochen. Dort ist eine rosa Narbe, wie ein mit links gesetztes Häkchen auf ihrem gebräunten Gesicht.

»Oh, das hat bestimmt wehgetan. Sind Sie damit zum Arzt gegangen?«

Ellen runzelt die Stirn: »Ich mache nicht gern so viel Aufhebens.«

Eine der entscheidenden Herausforderungen des Älterwerdens besteht darin, festzustellen, was wir von unserem Körper zu erwarten haben. Ist dieser Schmerz normal? Müssen die anderen auch nachts auf die Toilette? Ist es okay, wenn ich den Orangensaft aus Versehen in den Backofen stelle? Was ist unvermeidlich? Was lässt sich rückgängig machen? Soll ich sagen: »Ach, das passiert halt mal in meinem Alter«? Oder soll ich doch lieber einen Wirbel darum machen?

Viele Dinge, die älteren Leuten passieren, scheinen weit verbreitet zu sein. Wir kennen andere Menschen mit den gleichen oder ähnlichen Problemen – Onkel und Schwägerinnen und Freunde aus dem Verein –, daher wissen wir, dass »solche Dinge passieren«, und sind nicht verwundert, wenn sie uns selbst auch zustoßen. Doch zahlreiche Schwierigkeiten im Alter treten zwar häufig auf, sind aber trotzdem nicht unvermeidlich: Sie sind nicht *normal*. Demenz etwa ist ein verbreitetes Problem, aber sie ist keine normale Alterserscheinung. Inkontinenz tritt häufig auf, ist aber nicht normal. Gewichtsverlust, geschwollene Knöchel, Depressionen: alles weit verbreitet, aber nicht normal.

Stürze passieren oft, sind aber nicht normal.

Stürze haben Ursachen, und Ursachen kann man ausfindig machen und dann vielleicht gemeinsam behandeln.

1999 führte Jacqueline Close, damals Ärztin in Weiterbildung zur Geriaterin, ein Experiment durch, um herauszufinden, wie sich nach einem Sturz das Risiko erneuter Stürze reduzieren ließe. Sie arbeitete am Kings College Hospital in South London und untersuchte Patient*innen über 65, die nach einem Sturz in die Notaufnahme gekommen waren. Die Patient*innen wurden nach dem Zufallsprinzip in zwei gleich große Gruppen aufgeteilt: Bei einer Gruppe wurde eine spezielle Maßnahme durchgeführt, die Kontrollgruppe erhielt dagegen die »übliche Versorgung«.

Zwölf Monate später waren ein paar der Patient*innen abgesprungen oder verstorben, aber die meisten trugen zu Jacquis Datensammlung bei. Die Gesamtzahl der gemeldeten Stürze betrug in der Maßnahme-Gruppe 183 – gegenüber 510 in der Kontroll-gruppe. Das Risiko *eines* erneuten Sturzes hatte sich in der Maß-nahme-Gruppe drastisch verringert, und wiederkehrende Stürze kamen sogar noch seltener vor. Zusätzlich lag die Zahl der Kran-kenhauseinweisungen in der Maßnahme-Gruppe niedriger, wäh-rend in der Kontrollgruppe die Fähigkeit, alltägliche Aufgaben zu verrichten, deutlich abgenommen hatte.

Worin bestand nun die Maßnahme, die Dr. Close und ihre Kol-leg*innen durchgeführt hatten? Jacqui selbst bat sämtliche 152 Pa-tient*innen aus der Maßnahme-Gruppe in ihre Praxis und be-fragte alle ganz genau dazu, was bei ihrem Sturz passiert war. Sie untersuchte sie, maß ihren Blutdruck im Liegen und noch einmal, nachdem sie aufgestanden waren, ließ sie auf einem Bein stehen und machte einen Sehtest mit ihnen. Sie fragte nach Medikamen-ten und Stimmungslage und machte einen kurzen Kognitionstest. Jacquis Kollegin, die Ergotherapeutin Margaret Ellis, besuchte die Maßnahme-Patient*innen zu Hause, schaute dort nach Risiko-faktoren, die sich ausschalten oder durch Anpassungen verringern ließen, und notierte, was die Patient*innen noch selbst erledigen konnten. Jacqui und Margaret machten Vorschläge: Bei manchen wurden Medikamente abgesetzt oder ausgetauscht, anderen wur-de ein Herzschrittmacher verschrieben. Viele bekamen den Rat, sich augenärztlich untersuchen zu lassen. Rutschige Teppiche wur-den entfernt oder festgeklebt, ausgelatschte Hausschuhe wander-ten in den Müll, hier und da wurde ein Haltegriff angebracht. Fast jedem wurde irgendeine Intervention angeboten. Die Mitglieder der Kontrollgruppe erhielten die übliche Behandlung: Sie wurden notärztlich versorgt und dann entweder ins Krankenhaus einge-wiesen oder nach Hause geschickt.

Dieses Experiment war äußerst bedeutsam. Die Relevanz eines Versuchsergebnisses, also das Ausmaß der Wahrscheinlichkeit, dass die Auswirkung einer Intervention tatsächlich signifikant ist, wird oft mithilfe eines »*p*-Wertes« gemessen. Dieser Wert sollte möglichst niedrig sein. In Jacquis Versuch betrug der p-Wert für die Senkung der Sturzanzahl 0,0002, was bedeutet, dass nur eine Chance von 1 zu 5000 bestand, dass dieses Ergebnis allein durch glückliche Umstände zustande gekommen war. Die Erkenntnisse waren beeindruckend, und wie die Arbeit von Tinetti fünf Jahre zuvor, so wurde auch die Versuchsanordnung von Jacqui Close in einer angesehenen Fachzeitschrift publiziert, diesmal in *The Lancet*. Und wie Mary Tinetti wurde auch Jacqui Medizinprofessorin. Sie zog nach Sydney, wo sie mit ihren Kolleg*innen erstklassige Studien über den Zusammenhang zwischen Stürzen und Schwindel, Demenz, Verletzungen und Sport durchführt. Jacqui legt dabei das Hauptaugenmerk auf die *Funktion*; die Forschungsarbeit ihres Teams dreht sich um die Frage, wie man älteren Menschen dabei helfen kann, Selbstständigkeit und Lebensfreude zu erhalten.

Sich um Menschen zu kümmern, die gestürzt sind, verlangt eine sehr aufmerksame und umfangreiche Diagnose und zudem eine genaue Betrachtung der praktischen Lebensumstände: So etwas ist nur im Team zu leisten. Wir müssen für uns alle ermitteln, wie fest wir mit den Beinen auf dem Boden stehen, was nötig ist, um uns aufrecht zu halten, und wohin jeder unserer Schritte uns bringen soll.

In der akutmedizinischen Abteilung sprechen Jaz und ich mit Ellen. Wir erklären ihr, dass es uns so vorkomme, als wäre die Ursache ihrer Stürze eine sogenannte »plötzliche Bewusstlosigkeit« gewesen. Sie braucht deswegen nicht im Krankenhaus zu bleiben, aber wir müssen noch ein paar Untersuchungen durchführen, um festzustellen, warum das passiert: Vielleicht schlägt Ellens Herz manchmal viel zu schnell oder viel zu langsam, nur ganz kurz, aber lange genug, dass ihr Gehirn nicht ausreichend durchblutet wird. Wenn sie auf dem Boden wieder zu sich kommt, ist der Herzrhythmus wahrscheinlich schon wieder normal: Beim EKG ist dann nach dem Sturz nichts Auffälliges zu sehen. Vielleicht sinkt auch ihr Blutdruck unerwartet ab. Ich sage Ellen, dass dies bei älteren Menschen gar nicht so selten vorkomme. Die elastischen Blutgefäße unserer Jugend haben Wände, die nagelneuem Wäschegummi ähneln, und im Stehen ziehen sie sich zusammen, damit das Blut weiter nach oben zu unserem Gehirn fließt. Doch wenn wir älter werden, werden auch unsere Blutgefäße steifer. Unser Blutdruck mag im Sitzen ganz normal oder sogar hoch sein, aber sobald wir aus dem Sessel oder Bett aufstehen, fällt er plötzlich ab.

Ellen und ich einigen uns auf einen Plan. Später werde ich dem Pflege-Azubi zeigen, wie man eine Karotissinusmassage macht. Dabei massiert man fünf Sekunden lang den Nacken so, dass ein Anstieg des Blutdrucks simuliert wird, wodurch das Herz die Botschaft erhält, ruhiger zu werden, langsamer zu schlagen. Wenn Ellens Herz dazu neigt, zu langsam zu schlagen, dann könnte dieser Trick eine solche Verlangsamung des Herzschlags auslösen. Wir machen zugleich ein EKG und können so vielleicht erkennen, was ihr Herz gemacht hat, als sie gestürzt ist. Wenn die Massage keinen Effekt hat, wird Ellen nach Hause geschickt und muss ein paar Tage lang ein Gerät tragen, das ein Langzeit-EKG erstellt. Sie kann es zum Duschen abnehmen, aber ansonsten bleibt es an Ort und Stelle und zeichnet alles auf. Meine Vermutung ist, dass wir Ellens Herz dabei erwischen werden, wie es zu langsam schlägt oder sogar kurz aussetzt. Dann werden die Kardiolog*innen ihr mit Vergnügen einen Herzschrittmacher verpassen. Ellen könnte durchaus jenen Patient*innen ähneln, deren Risiko während des Experiments von Dr. Close durch einen Eingriff drastisch gesenkt werden konnte.

Das Wichtigste an der Studie von Jacqui Close war, dass sie die Lieblingsfrage der Geriater*innen gestellt hat, nämlich die nach der Ursache. Die schlichte Frage »Warum?« ist unser nützlichstes Instrument, wenn es darum geht, zwischen »das ist verbreitet« und

»das ist normal« zu unterscheiden. Warum treibt dieser gutmütige Mann seine Frau zur Verzweiflung mit seinen heftigen Träumen, an die er sich überhaupt nicht erinnern kann? Warum leidet diese elegante Frau an demütigenden Schüben von Inkontinenz? Und warum genau ist dieser Mensch gestürzt und hat sich so schwer verletzt, dass er ins Krankenhaus musste? Erst nach der gründlichen Erwägung aller potenziellen Sturz-Ursachen können wir etwas zur Vorsorge unternehmen.

Also, liebe Ellen, bitte machen Sie in Zukunft mehr Aufhebens. »Sturz« ist eine Beschreibung, keine *Diagnose*, und Sie haben das Recht auf eine Diagnose.

Leider erhalten viele Patient*innen, die nach einem Sturz in die Notfallambulanz kommen, auch 20 Jahre nach Jacquis Experiment trotz einer Vielzahl weiterführender Studien, die ebenfalls gezeigt haben, welche Erfolge sich durch eine gründliche Falleinschätzung und die Beachtung von Details erzielen lassen, nicht die Leistungen, die Jacqui Close und Margaret Ellis empfohlen haben. In manchen Krankenhäusern erfolgt eine kluge, umfassende Beurteilung von Sturz-Opfern, in vielen jedoch nicht. Und Probleme, die komplizierter sind als ein kurzer Bewusstseinsverlust, werden oft vernachlässigt. Wir enttäuschen viele Menschen, wenn wir zwar erkennen, dass die Ursache für den Sturz eine Kombination aus verschiedenen Faktoren war, dann aber nicht genug dagegen unternehmen. »Mechanischer Sturz« steht oft in der Krankenakte, was so viel heißen soll wie: »Es war wohl weder eine kurze Bewusstlosigkeit noch ein Herzinfarkt, weder ein Schlaganfall noch eine Infektion. Ich glaube, die Patientin ist gestolpert.« Das Problem besteht darin, dass diese Kategorisierung suggeriert, dass nichts weiter getan werden müsse: dass Stolpern im Alter nicht nur weit verbreitet, sondern auch normal sei.

Wilf ist 84 und Musiker: Auf Kreuzfahrtschiffen hat er Trompete in einer Band gespielt. Er wurde vom Rettungswagen in die Notfallambulanz gebracht, nachdem er eine Nacht lang auf dem Fußboden gelegen hatte. Den Sanitätern erzählte er, er sei über einen Teppich gestolpert. Er ist ein großer Mann, leidet an Diabetes und hat ein schwaches Herz. Einer der angehenden Ärzte, Dan, erzählt mir, was Wilf passiert ist. Dan und ich hatten schon ein paarmal gemeinsam Dienst, und er zieht mich auf, als er mir in dem engen Arztzimmer, in dem die Ventilatoren der Computer Staub durch die Luft wirbeln, Wilfs Fall schildert.

»»Mechanischer Sturz‹ kommt für Sie natürlich nicht infrage, Dr. P, ist schon klar. Darf ich stattdessen ›multifaktorieller Sturz‹ schreiben?«

»Nur wenn Sie mir fünfzehn Faktoren nennen und sagen können, was Sie dagegen zu unternehmen gedenken.«

Zuversichtlich fängt Dan an aufzuzählen. Wilf ist Diabetiker, das heißt, er neigt zu hohen oder, schlimmer, niedrigen Blutzuckerwerten, die ihn verwirrt und wacklig auf den Beinen machen. Der Diabetes hat vermutlich seine Sehkraft beeinträchtigt – er begünstigt die Entwicklung von Katarakten oder Netzhautschäden –, und zum Diabetes passt auch eine Neuropathie: Wilf spürt eventuell seine Füße nicht so gut, und die Nervenschädigung könnte sich auch auf seinen Blutdruck auswirken. Der Wert mag im Sitzen gut sein, kann aber im Stehen schnell absinken. Die Medikamente gegen seine Herzschwäche könnten das verschlimmern. Ich höre Dan zu und zähle mit: Bisher hat er sieben Faktoren genannt, von denen wir einige behandeln können. Dan fährt fort: Wilfs Herzinsuffizienz führt zu geschwollenen Füßen, was ebenfalls das Empfindungsvermögen beeinträchtigt. Das ist Faktor acht. Seine Beine sind dick und zeigen Wassereinlagerungen, Ödeme, die seine Bewegung erschweren (Faktor neun). Hinzu kommt ein Lungenödem, das die Sauerstoffversorgung von Muskeln und Gehirn verringert (Faktor zehn). Dan schaut sich Wilfs Medikamentenliste an. Neben dem Mittel gegen die Herzschwäche, das seinen Blutdruck senkt, nimmt er Citalopram, ein Antidepressivum: Alle

Antidepressiva können zu einem haltungsbedingten Blutdruckabfall führen (Faktor elf). Gleich gehen mir die Finger zum Mitzählen aus. Dan fährt fort. Wilf nimmt Kodein gegen seine Arthritis, das könnte zu Verwirrtheit führen, und Dan weiß, dass das Gehen eine kognitive Aktivität ist. Die aufrechte Haltung erfordert eine hohe Gehirnleistung, selbst wenn wir uns nicht bewusst darauf konzentrieren, und alles, was unser Gehirn so stark beeinflusst, dass wir konfus werden, erhöht auch unser Sturzrisiko. Nummer zwölf. Wilf nimmt Gabapentin gegen seine diabetischen neuropathischen Schmerzen. Eine häufige Nebenwirkung dieses Medikaments, wie auch des ähnlichen Pregabalin, ist Ataxie, eine Bewegungsstörung (Faktor 13). Dan schlägt sich gut. Er zeigt mir Wilfs EKG – es könnte besser sein. Seine Herzkrankheit löst womöglich Rhythmusstörungen aus: mal zu schnellen, mal zu langsamen Herzschlag. Nummer 14 und 15. Wir schauen uns Wilfs Blutwerte an: Die Tabletten gegen Wassereinlagerungen, die Diuretika, haben dazu geführt, dass seine Nieren Kalium verlieren, und Kaliummangel schwächt die Muskeln (Faktor 16).

Auf Wilfs Knieprobleme, seine Blasenschwäche, seinen Hormonspiegel, die Vitamin- und Mineralstoffwerte sind wir noch nicht einmal zu sprechen gekommen. Dann sind da noch sein Häuschen mit den vielen kleinen Stufen zwischen Küche, Toilette und Wohnzimmer, die steile Treppe; seine Ernährung, die hauptsächlich aus Pudding besteht, und seine überraschende Vorliebe für Tia Maria, von der wir erst erfahren, als seine Nichte zu Besuch kommt.

Als Dan und ich mit Wilf sprechen, ist er niedergeschlagen. Das war nicht sein erster Sturz. Er senkt den Kopf und betrachtet den sich ausbreitenden veilchenblauen Fleck an seinem Arm, rutscht ein bisschen auf seinem Stuhl herum, schaut lächelnd Dan an und sagt: »Ist halt eine dieser Sachen.«

Nein, Wilf, dieser Sturz ist nicht »eine dieser Sachen«. Er ist »viele Sachen«, und ein paar davon können wir ändern. Wir können Ihnen andere Medikamente verschreiben, etwas gegen die dicken Beine tun und Ihre Blutwerte verbessern. Wir können dafür sorgen, dass Ihr Blutzucker stabil bleibt, und Ihre Mittel so dosieren, dass Ihr Blutdruck möglichst nicht plötzlich absinkt. Wir können etwas für Ihre Muskelkraft und Ihr Gleichgewicht tun; wir können uns anschauen, ob Sie die richtige Brille tragen, und wir können Sie nach Hause bringen, wo die Therapeut*innen sich anschauen werden, zu welchen Aktivitäten Sie in der Lage sind. Dort können wir den Teppich entfernen, Haltegriffe anbringen, den Toilettensitz erhöhen und Ihnen einen Hocker ans Spülbecken stellen, auf dem Sie beim Abwaschen sitzen können.

Wilf, es kann gut sein, dass Sie wieder stürzen, egal, was wir tun, und ich weiß nicht, welche dieser Veränderungen Ihnen helfen werden – wenn überhaupt eine hilft, aber ich weiß, dass wir, indem wir reagieren und aktiv nach Lösungen suchen, die Wahrscheinlichkeit eines erneuten Sturzes verringern können. Sie haben das Recht auf eine genaue Beurteilung Ihrer Lage und darauf, dass wir etwas unternehmen.

Die Situation ist noch drastischer für Leute mit Oberschenkelhalsbrüchen, denn in diesen Fällen lässt sich der Unterschied zwischen aktivem Eingreifen und Untätigkeit an der Anzahl der Todesfälle ablesen.

Die britischen Gesundheitsbehörden sammeln Daten zur Versorgung von Patient*innen mit Schenkelhalsfrakturen und bemühen sich darum, Klinikverwaltungen davon zu überzeugen, das diesbezügliche Leistungsangebot der Krankenhäuser zu verbessern. Kliniken bekommen zusätzliche Finanzmittel, wenn sie bestimmte Kriterien erfüllen, zum Beispiel sicherstellen, dass Patient*innen mit Oberschenkelhalsbrüchen sofort operiert werden, auch am Wochenende Physiotherapie erhalten und auf Verwirrtheit (Delirium) untersucht werden. Einfache Dinge wie das baldige Aufstehen nach einer Operation (oft zum Entsetzen der Angehörigen) und die Einnahme von proteinhaltigen Nahrungsergänzungsmitteln zeigen messbare Erfolge: kürzere Krankenhausaufenthalte, bessere Aussichten, wieder nach Hause zu können. Um die Bonuszahlungen zu erhalten, müssen die Krankenhäuser nachweisen, dass alle entsprechenden Patient*innen von Orthogeriater*innen untersucht werden, die sich mit der medizinischen Komplexität des Themas beschäftigen und über die Ursache der Stürze nachdenken.

Auf internationaler Ebene erkennt man ebenfalls, dass es sich lohnt, diese komplizierten Maßnahmen ordentlich durchzuführen: Krankenhäuser in Australien und Neuseeland haben 2017 festgestellt, dass in dem Krankenhaus, das am genauesten arbeitete, fast alle, die mit einem Oberschenkelhalsbruch eingeliefert worden waren, innerhalb von 120 Tagen wieder nach Hause zurückgekehrt waren. Im Fall einer mangelhaft arbeitenden Klinik konnte nur etwas mehr als die Hälfte der Patient*innen wieder nach Hause entlassen werden. In Großbritannien verstarben drei Prozent der Patient*innen, die im besten Krankenhaus behandelt wurden, innerhalb von 30 Tagen; in den schlechtesten Krankenhäusern waren es zehn Prozent.

Sturzpatient*innen haben ein Recht auf eine gründliche Diagnose und professionelle Maßnahmen, und sie und ihre Angehörigen können dabei helfen, uns zur Verantwortung zu ziehen. Es geht nicht darum, sich zu beklagen oder einzelnen Mitarbeiter*innen das Leben schwer zu machen, sondern darum, realistische Erwartungen an das zu haben, was getan werden kann. Es ist sinnvoll, dass eine Patientin oder ein Patient fragt: Warum bin ich gefallen? Kann man etwas dagegen tun? Und: Bekomme ich die Behandlung, die sich als wirksam erwiesen hat?

Wir können uns auch ein Stück weit selbst helfen. Vor Jahren habe ich Bert in seiner Wohnung im zweiten Stock besucht. Er hatte sich geweigert, in die Klinik zu kommen, weil er sich um seine Frau

Queenie kümmern musste, die an Demenz erkrankt war, und sie nicht alleine lassen wollte. Es gab Bedenken hinsichtlich seiner Gangunsicherheit, und im Raum stand die Frage, ob er vielleicht an Parkinson erkrankt sei. Ich war erstaunt, dass er nicht schon früher gestürzt war. Mithilfe des Schlüsselcodes, den mir sein Hausarzt gegeben hatte, betrat ich Berts Wohnung, und trotz meiner Proteste stand er auf, um mir die Hand zu geben. Er zitterte, aber es war nicht der bei Parkinson typische »Pillendreher-Tremor«, sondern eher ein heftiges Schütteln, durch das seine Hand bei der Begrüßung an meiner vorbeigriff. Er stand breitbeinig – die klassische stabilisierende Ausgleichshaltung, wenn das Cerebellum, das etwa für die Steuerung der Haltemotorik verantwortliche Kleinhirn, geschädigt ist. Und Bert litt auch an einem schlimmen Morbus Paget: Seine Schienbeine waren, wie man durch die graue Flanellhose sehen konnte, stark gekrümmt, das eine zur Seite, das andere nach vorne – ein »Säbelscheidentibia« genanntes Phänomen. Seine Knöchel waren von Arthritis gezeichnet, und seine Schultern bewegten sich kaum. Er ließ sich wieder in den Sessel fallen und schob dann seine Brust zur Seite, um mit der Hand den Tisch neben ihm zu erreichen und mir seine Medikamente (Paracetamol) zu zeigen. So saßen wir bei Queenie und sprachen darüber, ob er einen Hirnscan machen lassen wolle (was er höflich ablehnte – was sollte das bringen?), und über Dinge, die man sonst noch tun könnte. Medizinisch gesehen hatte ich nicht viel zu bieten. Die Wohnung war sehr klein, tadellos aufgeräumt und blitzsauber. Wie schaffte er das?

Bert erklärte mir: »Maurice von nebenan, der kauft für uns ein.«

Aber Bert selbst kochte und putzte und machte die Betten und kümmerte sich um Queenie.

»Wie bewegen Sie sich hier, Bert?«, fragte ich.

»Darf ich es Ihnen zeigen?«

Bert stand auf, hielt sich zuerst an der Armlehne, dann an der Rückenlehne des Sessels fest, streckte anschließend die linke Hand zum Türrahmen aus, griff mit der rechten nach einem Geländer an der Wand, machte zwei Schritte, erreichte die Klinke der Schiebetür zur winzigen Küche links, schob sie vorwärts und machte einen schnellen Schritt, während die Tür zuging, griff dann nach einem zweiten Handlauf auf der anderen Seite des Türrahmens und schob sich sicher ins Badezimmer. Meine Handflächen schwitzten. Bert ergriff mit beiden Händen den Rand des Waschbeckens und ging unvermittelt in die Knie, erhob sich wieder, ging in die Knie, erhob sich und verkündete: »Davon mach ich immer zehn«, hielt sich dann mit einer Hand am Becken fest, hob den anderen Arm über sein Ohr, so weit, wie seine Schulter es zuließ, beugte sich zur Seite, wechselte die Hände und reckte sich zur anderen Seite, »und zwanzig von denen hier«. Dann nahm er eine eingedellte volle Konservendose ohne Etikett vom Badewannenrand und hob sie hoch, stemmte die Dose ein paar Zentimeter nach oben in die Luft und lächelte mir mit blitzenden Augen zu. »Fitnesstraining der kanadischen Luftwaffe, hab ich von ein paar Jungs im Krieg gelernt. Ich hab noch keinen Tag ausgelassen.«

Während er sprach, sah ich, dass Berts behaarte, dünne Arme stramm und muskulös waren.

Wer Sport treibt, hat ein geringeres Sturzrisiko. Wer nie Sport getrieben hat und damit anfängt, senkt sein Sturzrisiko. Wer gestürzt ist und danach Sport treibt, hat ein geringeres Risiko, erneut zu stürzen.

Wir müssen uns bewegen. Die Übungen, die sich am positivsten auf das Sturzrisiko auswirken, sind die, bei denen das Gleichgewicht trainiert wird, wie zum Beispiel das Stehen auf einem Bein, und natürlich sehen wir die besten Ergebnisse bei denen, die relativ viel Sport treiben, aber auch kleine Schritte wirken sich aus. Grundsätzlich ist es gut, sich von jemandem, der sich damit auskennt, ein paar Übungen zeigen und sich vorher gründlich untersuchen zu lassen, aber bewegen kann man sich dann auch zu Hause, und die Übungen können angepasst werden, wie Berts tägliches Programm zeigt. Maisie, eine energische Frau, erklärte mir nach ihrem Oberschenkelhalsbruch: »Man braucht nicht zur Physiotherapie zu gehen, um Physiotherapie zu machen.« Und fast alle, die ein bisschen Sport treiben, und seien es nur ein paar winzige Bewegungen, die sie außer Puste bringen, fühlen sich dadurch besser und können lächeln, so wie Bert.

Unsere Reaktion auf einen Sturz (den eigenen oder den eines Menschen, der uns nahesteht) reicht weit über das Körperliche, die blauen Flecken oder blutenden Wunden, hinaus. Es läuft auch eine emotionale Reaktion ab, und unser Verhalten – das der Ärzt*innen und Pfleger*innen, der Angehörigen und der Patient*innen – nach einem Sturz kann darüber entscheiden, wie es anschließend weitergeht: Wird die Selbstständigkeit wiederhergestellt oder aufgegeben?

Joe war vom Fahrrad gefallen und hatte sich den Oberarm gebrochen. Das Röntgenbild zeigte den gerundeten Kopf seines Humerus, der gut zwischen Schulterblatt und Schlüsselbein platziert war, doch zweieinhalb Zentimeter tiefer war eine fiese Bruchstelle – eine Verschiebung um ungefähr eine halbe Knochenbreite – mit einer zerklüfteten Kante zu sehen. Ein schmerzhafter Bruch, und die Heilung kann durch das Zusammenfügen der Knochenteile nicht beschleunigt werden. Stattdessen lässt man den Knochen langsam wieder zusammenwachsen und stützt den Arm nur am Handgelenk mit einer Schaumstoffmanschette und einer Schlinge.

Als Joe ein paar Monate später noch einmal in die ambulante Sprechstunde kam, war er bedrückt.

»Mir fehlt das Fahrradfahren, vor allem bei dem schönen Wetter«, sagte er.

»Warum können Sie denn nicht mit dem Fahrrad fahren?«, erkundigte ich mich. Die Armschlinge war längst abgenommen worden. »Tut der Arm immer noch zu weh?«

Joe schaute mich überrascht an. »Nein, aber in der Notfallambulanz haben sie gesagt, ich soll nicht mehr Rad fahren.«

Moment mal, Joe!

»Warum sind Sie denn vom Fahrrad gefallen? Was ist passiert?«

»Na ja …« Joe schaute zur Decke und rief sich den Tag in Erinnerung. »Ich bin auf der Landstraße in die Stadt gefahren, um ein paar Sachen einzukaufen, und unterwegs war ein Abdeckgitter offen, wahrscheinlich hatten sie die Gullys sauber gemacht, und ich bin mit dem Reifen am Rand hängen geblieben.«

Er klatschte mit der rechten Hand gegen die Seite seiner linken, um mir zu zeigen, wie das Rad an dem Gitter abgeprallt war. »Das ganze Vorderrad war danach verbogen.«

Da wurde ich richtig sauer. Achtjährige brechen sich andauernd die Arme, weil sie vom Fahrrad fallen, und kein Mensch sagt ihnen, dass sie nicht mehr fahren sollen. Wieso sagt man es dann einem 80-Jährigen?

Joe und ich unterhielten uns: Radfahren war gut für seine Beine und sein Herz, und er konnte dadurch öfter aus dem Haus kommen und andere Menschen treffen. Und er fuhr gerne Rad. Joe hatte einen Plan. Er wollte das Rad reparieren und seinen Sohn bitten, mit ihm zu dem alten Flugplatz rauszufahren, um dort wieder aufs Fahrrad zu steigen und ein bisschen zu üben, am besten frühmorgens, ehe die jungen Fahranfänger auftauchten, um auf der leeren Startbahn ungestört das Autofahren zu üben.

Niemand sieht gerne dabei zu, wie jemand sich wehtut. Instinktiv wollen wir, genau wie Joes Notarzt, die anderen schützen. Angehörige haben oft das Gefühl, ein Sturz sei der Wendepunkt: Die Mutter wird immer schwächer, sie ist so wacklig auf den Beinen, bestimmt wird bald etwas Schlimmes passieren, es ist »nur eine Frage der Zeit«. Und dann stürzt sie, genau wie wir es kommen gesehen haben, und vielleicht verletzt sie sich böse, vielleicht hat sie aber auch »diesmal noch Glück«, und wir ertragen den Gedanken einfach nicht, dass sie aus der Klinik entlassen und wieder nach Hause gehen wird und wir dann nur darauf warten werden, dass so etwas – oder Schlimmeres – noch einmal passiert. Der Arzt weist uns womöglich darauf hin, dass Menschen auch in Pflegeheimen stürzen können, dass ein Heim sie davor nicht bewahre, aber wir wissen, dass die Mutter im Pflegeheim schneller gefunden wird, dass jemand da sein wird, wenn sie auf dem Boden liegt, jemand, der ihr hochhilft oder den Krankenwagen ruft. Doch die Mutter hört nur mit einem Ohr dem Gespräch über ihr Schicksal zu und denkt dabei an ihre Küche, an den Untersetzer ihres Usambaraveilchens auf der Fensterbank, und sie will nicht ins Heim.

Die Geriaterin – also ich – hat keine Lösung. All meine Patient*innen müssen das mit ihren Angehörigen besprechen, alle müssen ihre eigene Lösung finden, indem sie das Risiko, den Wunsch nach Selbstständigkeit und das Ausmaß der Besorgnis um den alten Menschen gegeneinander abwägen.

Ich lernte Andy kennen, dessen Mutter Bridget selbst Pflegeheimleiterin gewesen war. Sie hatte ihm klipp und klar gesagt: »Sobald du dir um mich Sorgen machst, steck mich ins Heim.«

Und Bridget erklärte mir, sie habe sich umgeschaut und das Heim gefunden, in das sie dann ziehen wolle: »Ein echter Glücksfall, und ich weiß, wovon ich rede.«

Andere sehen das anders.

Tony sagte: »Wenn ich hinfalle, dann falle ich hin, und wenn ich dabei sterbe, dann war's das eben«, und er schob die Unterlippe vor und öffnete die Hände, um seine Akzeptanz zu demonstrieren.

Hester sprach mit ihrem Sohn und ihrer Tochter. Sie sagte: »Ihr sollt euch um mich keine Sorgen machen.« Aber Hesters Sohn führt mit seiner Partnerin ein Unternehmen auf Kreta, das ums Überleben kämpft, und Hesters Tochter Casey hat einen strengen Chef, einen unglücklichen Ehemann und ein Kind, das gerade eine schlimme Krise mit Angstzuständen durchmacht; und wie sollten sich Casey und ihr Bruder nicht um ihre Mutter sorgen – angesichts scharfer Tischkanten, der Duschwanne, des Treppenabsatzes.

Oft müssen sich die Angehörigen zurücknehmen, ihre eigene Angst und Beunruhigung irgendwie im Zaum halten. Wir spannen das bestmögliche Sicherheitsnetz, das wir uns leisten oder vorstellen können: Besuche von Pfleger*innen, ein Notrufarmband. Aber wir müssen auch die Kosten einkalkulieren – die emotionalen noch mehr als die finanziellen –, für uns selbst, für unsere Kinder oder unsere Ehepartner, und dann müssen wir unseren Sorgen und Schuldgefühlen Grenzen setzen, Risiken akzeptieren und uns zurücknehmen.

• • •

Kathleen Graham sollte zum ersten Mal nach ihrem zweiten Bruch aufstehen. Sie war seit ein paar Wochen im städtischen Krankenhaus und durfte das rechte Bein immer noch nicht belasten, auch das Knie nicht beugen, und jede Bewegung schmerzte, aber die Schenkelhalsfraktur auf der linken Seite war ausgeheilt, und das Bein sollte ihrem Gewicht standhalten. Bis jetzt war Kathleen mithilfe einer über ihrem Kopf installierten Hebevorrichtung aus dem Bett in den Stuhl gehoben worden. Clare, die Physiotherapeutin, hatte mit ihr auf diesen Moment hingearbeitet, hatte ihr gezeigt, wie sie im Sitzen das bessere Bein stärken konnte, und auch mit ihr an der Armmuskulatur gearbeitet, die einen Teil ihres Körpergewichts würde tragen müssen. Kathleen hatte sich die Haare machen lassen – eine der Pflegerinnen bot an ihren freien Tagen Waschen und Legen an –, sie trug ein anderes schickes Sweatshirt, diesmal mit einer Katze vorne drauf, dazu einen schweren dunkelblauen Rock, und ihr linker Fuß steckte in einem festen Schuh. Clare hatte eine andere Hebevorrichtung mitgebracht mit einem Griff, an dem Kathleen sich festhalten konnte, und Gurten, die um Taille und Hüfte gelegt wurden und beim Aufstehen halfen. Die beiden steckten die Köpfe zusammen und sprachen miteinander, während ich von der Tür aus zuschaute. Aber Kathleen runzelte die Stirn, und ich konnte sehen, wie ihre Hand sich zur Faust ballte und sie ein Taschentuch zerknüllte, als sie sich bereit machte. Sie kämpfte mit ihrer Angst.

Liv steckte den Kopf ins Zimmer: »Wie fühlt es sich an, Kath? Tut's ein bisschen weh?«

Kathleen blickte zu uns hoch und nickte mit zusammengepressten Lippen. Liv sagte: »Einen Augenblick noch«, und während wir warteten, sprach Clare mit Kathleen, zeigte ihr, wie die Gurte sie unterstützen würden, und erklärte ihr, was sie tun musste, um sicher in den Stand zu kommen. Liv kehrte mit einer kleinen Ampulle zurück, in der sich oral zu verabreichendes Morphium befand. Sie sagte: »So, Kath, Zeit für einen Schluck Powersaft.«

Dann schaute ich zu, wie Clare und Liv Kath die Gurte anlegten, Kath ihr Taschentuch auf den Nachttisch legte, ihre Hände auf den Armlehnen des Stuhls platzierte und ihren Fuß in dem Schnürschuh zurechtrückte. Die Hebevorrichtung surrte, und Clare wusste, dass es nicht die Angst vor Schmerzen, sondern die Angst vor dem Fallen war, von der das Ergebnis abhing, und sie flüsterte Kath etwas zu. Therapeut*innen machen das manchmal, sie flüstern, und wir anderen haben keine Ahnung, was sie sagen, aber ich vermute, es hat mit Zuversicht zu tun, damit, dass man nie, unter keinen Umständen, die Zuversicht aufgeben darf. Und Kath stützte sich auf ihre Arme, schob sich hoch, streckte das Bein und stand.

Die folgenden vier Fakten habe ich über Stürze gelernt. Erstens: Sie sind zwar weit verbreitet, aber nicht normal, das heißt, wer gestürzt ist, hat das Recht auf eine genaue Diagnose. Machen Sie mehr Wirbel um sich. Zweitens: Viele (wenn auch nicht alle) Stürze lassen sich vermeiden, wenn wir auf ein paar Details achten.

Wir müssen aktiv werden. Drittens: Wir alle können etwas tun, um unser Sturzrisiko zu verringern, nämlich unseren Gleichgewichtssinn stärken, Muskelkraft aufbauen und stolz darauf sein. Und viertens: Die nachhaltigste Auswirkung eines Sturzes besteht oft nicht in einer Verletzung, sondern im Verlust des Selbstvertrauens. Die Angst vor Stürzen ist echt und auch begründet. Aber ich erlebe es oft während meiner Arbeit, dass Patient*innen und ihre Angehörigen eine bravouröse Leistung vollbringen, indem sie diese Angst überwinden.

Kapitel 5   Verbreitet, aber nicht normal

Es war im Juni 1997, als ich – über meinem Schlüsselbein sammelten sich bereits die Schweißtropfen – in der Schlange vor der Bühne stand, um der Rednerin eine Frage zu stellen. Linda Cardozo, Professorin für Urogynäkologie am Kings College Hospital in London, hatte soeben einen gut strukturierten Vortrag gehalten, in dessen Verlauf sie die verschiedenen damals verfügbaren operativen Verfahren zur Behandlung von Harninkontinenz bei Frauen vorgestellt hatte. Der Mann vor mir ließ sich ewig Zeit; er gestikulierte ausladend, während er und die Professorin sich über Operationstechniken unterhielten. Ich stellte mich etwas breitbeiniger hin. Mein Baby sollte in sechs Wochen kommen, und jetzt bewegte es sich, ein Arm oder Bein stieß von innen gegen meine Bauchdecke, ich spürte eine starke Wellenbewegung gleich unterhalb des Brustkorbs und legte eine Hand auf meinen Bauch. Als ich an den Anfang der Schlange aufrückte, dankte ich der Professorin zunächst für ihren Vortrag.

»Frau Professor Cardozo, darf ich Sie fragen, welchen Rat Sie Frauen geben würden, die eine Operation am liebsten ganz vermeiden möchten?«

Sie schaute zuerst mich an, dann meinen Bauch. Er war riesig, und auch jetzt zeichneten sich unter dem elastischen blauen Stoff meines Kleides wieder die Bewegungen des Babys ab.

»Kriegen Sie keine Kinder«, sagte die Professorin, »und fangen Sie schon mit vierzehn an, regelmäßig Beckenbodenübungen zu machen.«

Ich bin verdammt. Wir sind alle verdammt.

Inkontinenz ist weit verbreitet. Aber sie ist nicht normal. Wir sind also doch nicht dazu verdammt.

Vor etwa zehn Jahren nahm meine neue Kollegin Bella eine Patientin ins städtische Krankenhaus auf.

»Ach ja, Frances«, sagte Bella bei unserer wöchentlichen interdisziplinären Besprechung. »Ich habe sie eingewiesen, um ihre Inkontinenz in den Griff zu bekommen.«

Ich war erstaunt. Ich hatte noch nie jemanden ins Krankenhaus eingewiesen, um eine Harninkontinenz zu behandeln. Überhaupt wies ich nur selten jemanden ein, um eine vorausgeplante Behandlung durchzuführen. Meine Patient*innen landeten in der Regel unerwartet in der Klinik, nach Stürzen und Brüchen oder aufgrund einer Lungenentzündung, eines Darmverschlusses oder einer plötzlich akut gewordenen Herzschwäche.

Ich hörte zu, wie Bella den Pfleger*innen und Therapeut*innen ihren Behandlungsplan erläuterte.

»Die arme Frau ist klatschnass. Sie braucht jede Menge Einlagen, und ihre Haut wird langsam wund. Sie kann sich kaum rühren wegen einer schlimmen Arthritis, und sie ist eine große, üppige Frau. Sechsmal täglich kommt eine Pflegekraft zu ihr nach Hause. Zweimal davon nachts.«

Am Tisch gingen sämtliche Augenbrauen in die Höhe, denn unsere staatliche Krankenversicherung gestattet normalerweise höchstens vier Hausbesuche pro Tag.

Bella fuhr fort: »Bisher zahlen sie dafür, damit sie nicht in ein Heim muss, aber das geht nur kurzfristig, und offene Hautstellen wird sie so oder so bekommen.«

Ich sah, wie Henry, der Pflegemanager, sich eine Notiz machte, damit Frances eine Druckmatratze bekam.

»Also – mein Plan sieht folgendermaßen aus: Bitte führen Sie Buch über Frances' Flüssigkeitsaufnahme. Es geht mir nicht um die Menge, die tatsächlich ausgeschieden wird, die ist offensichtlich, sondern ich möchte wissen, wie viel sie trinkt, zu welchen Zeiten und wie oft sie nass ist. Und bitte geben Sie ihr nur entkoffeinierten Tee oder Kaffee. Ich habe ihr schon gesagt, dass sie den Unterschied gar nicht schmecken wird. Keinen Alkohol fürs Erste. Und könnten Sie bitte eine Urinprobe nehmen, auf Zucker testen und ins Labor schicken, um nach Entzündungen zu suchen?«

Henry schrieb die Anweisungen auf sein Übergabeblatt, während Bella sprach.

»Die Medikamente gegen ihre Herzschwäche habe ich vorübergehend höher dosiert, weil sie ziemlich übergewichtig ist. Ich habe sie gewarnt, dass ihr Zustand sich unter Umständen verschlechtern könnte, ehe er besser wird, aber solange ihre Beine derartig geschwollen sind, wird sie immer nachts pinkeln müssen, denn beim Hinlegen landet das Wasser aus ihren Beinen direkt in den Nieren.«

Bella bewegte einen Arm, um zu zeigen, wie Frances' Unterschenkel sich von der Vertikalen in die Horizontale bewegten, wenn sie abends zu Bett ging.

»Das Doxazosin habe ich abgesetzt. Sie nahm es wegen ihres Blutdrucks, aber das ist eigentlich sowieso nicht gut, bei ihrem Herzen, und es macht das Blasenproblem nur schlimmer.«

Ich griff nach einem Keks, und Bella wandte sich an unsere Physiotherapeutin Clare und unseren Ergotherapeuten Tony.

»Ein riesiges Problem ist, dass sie sich nicht schnell genug bewegen kann, um rechtzeitig aufs Klo zu kommen. Ich habe ihr bessere Analgetika verschrieben, sie soll für eine Weile etwas Morphium nehmen, denn sie hat sehr starke Schmerzen in den Hüften und Knien. Sie darf auf keinen Fall Verstopfung kriegen, das liegt auf der Hand, die nötigen Abführmittel habe ich auch aufgeschrieben. Könnte man ihr einen Toilettenstuhl ins Zimmer stellen, bitte, damit es schnell geht? Und wir müssen uns unbedingt um ihre Mobilität kümmern. Sie muss sich mehr bewegen. Geben

Sie mir Bescheid, wenn sie noch mehr Schmerzmittel braucht … Und vielleicht braucht sie auch eine Aufstehhilfe, könnte sein, damit sie damit schneller hochkommt. Was immer Sie für hilfreich halten.«

Bella wandte sich wieder an Henry. »Ich weiß, es klingt komisch«, sagte sie, »aber würden Sie bitte mit ihr über ihre Kleidung sprechen? Sie hat eine Vorliebe für Wollstrumpfhosen, aber sie kann sie nicht schnell genug herunterziehen. Vielleicht können Sie sie dazu überreden, unter dem Rock nur die Unterhose und eventuell lange Strümpfe zu tragen – den Unterschied wird man gar nicht sehen.«

Henrys Übergabeblatt war mittlerweile komplett vollgeschrieben, Bellas Anweisungen für die Betreuung von Frances füllten sogar schon die Ränder des Blattes.

»Dann schauen wir mal, wie sie zurechtkommt. Ich habe sie untersucht, und ihr Beckenboden ist eigentlich ganz in Ordnung, aber vielleicht hilft ihr zusätzlich ein bisschen Östrogencreme. Ich werde mir das nächste Woche überlegen. Und übrigens: Sie ist wirklich nicht gut drauf. Sie hat seit drei Jahren das Haus nicht mehr verlassen.«

Es war die hohe Kunst der Inkontinenz-Therapie. Ich hatte schon viele Leute mit Blasenschwäche behandelt, aber so viel Mühe hatte ich mir noch nie gegeben, nie so beharrlich auf jedes kleinste Detail geachtet wie Bella.

Es gibt Parallelen zwischen Stürzen und Inkontinenz. Beides ist weit verbreitet, aber nicht normal. Das Risiko lässt sich in beiden Fällen durch Behandlung verringern, wenn man alle relevanten Faktoren berücksichtigt. Jeder, der unter Inkontinenz leidet, hat ein Anrecht auf Hilfe. Nicht alle Stürze lassen sich vermeiden, nicht jede Inkontinenz lässt sich beheben, aber oft können wir eine Besserung erreichen. Und genau wie bei Stürzen gibt es auch bei Inkontinenz ein paar hilfreiche Dinge, die wir selbst in Angriff nehmen können.

Nun, ein Jahrzehnt später, bat ich Bella um ein Update über die Inkontinenz-Praxis, in der sie mitarbeitet. Ich erwähnte auch Frances und sagte, dass ich sie nie vergessen habe.

»Ja, Mrs. Skelton, die war super«, sagte Bella, und wir sahen uns die Berichte an, die Bella an Frances' Hausarzt geschrieben hatte, damit ich nachvollziehen konnte, wie der Fall verlaufen war.

»Sie hat gelernt, sich mehr zu bewegen, und wir haben ihre Herzschwäche in den Griff bekommen«, sagte Bella. »Als sie nach Hause entlassen wurde, brauchte sie nur noch dreimal am Tag Hilfe, und dann haben wir noch ein paar weitere Maßnahmen durchgeführt, und schauen Sie …«

Ich las Bellas letzten Bericht: »Mrs. Skelton ist mittlerweile überwiegend trocken und trägt die Einlagen nur noch zur Sicherheit. Sie verträgt Trospium, trotz leichter Mundtrockenheit. Sie macht Beckenbodengymnastik. Manchmal passiert ihr noch ein Malheur, aber sie ist zuversichtlich, und ich habe mit großer Freude gehört, dass sie einem Lunch-Club beigetreten ist. Frances ist wirklich eine Musterschülerin.«

Als Studentin habe ich gelernt, dass es zwei Arten von Harninkontinenz gibt, eine, die durch eine überaktive Blase verursacht wird und gegen die man Tabletten verschreibt, und die andere, Stressinkontinenz, die man mittels Beckenbodengymnastik oder einer Operation behandelt. Diese Probleme bestehen, und sie treten oft gleichzeitig auf, aber bei älteren Menschen kann eine Inkontinenz viel komplexer sein und erfordert meistens – ebenso wie ein Sturz – einen multifaktoriellen Ansatz.

Ich fragte Bella nach ihrer Inkontinenz-Praxis, in der sie und eine darauf spezialisierte Krankenschwester Patient*innen behandeln, die besonders große Schwierigkeiten haben.

»Es gibt ein paar Regeln«, erklärte Bella.

Sie hat ein freundliches Gesicht, ein Gesicht, das Glück ausstrahlt. Sie weiß, wie schwer es ist, laut auszusprechen, dass man einnässt oder seinen Darm nicht kontrollieren kann. Wie schwer es oft ist, diese Worte auch nur zu hören. Sie weiß, dass manchen Menschen, die womöglich seit Jahren mit einer Inkontinenz leben, dabei vor Scham das Blut in den Ohren rauscht und sie nicht mehr klar sehen können. Irgendwie schafft es Bella aber, mit ihren Patient*innen Blickkontakt zu halten, ein gewisses Wohlgefühl zu erzeugen, die Peinlichkeit in etwas Ernstes, Komisches und Natürliches zu verwandeln.

»Ich verwende deutliche Worte. Ich sage ›Pisse‹ oder ›Pipi‹, ›Stuhl‹ oder ›Kacke‹, ›Vagina‹ oder ›Scheide‹ und bei Männern ›Penis‹ oder ›Pimmel‹, je nachdem, was der betreffenden Person lieber ist. Ich sage ›Schamlippen‹ und manchmal auch ›Muschi‹. Den Leuten ist es peinlich, darüber zu reden, daher müssen wir taktvoll sein und Rücksicht nehmen, aber man muss die richtigen Begriffe verwenden. Und ich sage allen: Wenn Sie nicht sicher sind, was ich meine, fragen Sie bitte nach.«

Bella zog die Augenbrauen hoch, um festzustellen, ob ich verstanden hatte, und fuhr dann fort: »Ich erkläre den Leuten, dass eine von drei Frauen über fünfundsechzig Probleme mit Harninkontinenz hat – und einer von sieben Männern. Ich sage, dass viele das Leben deshalb unerträglich finden. Es isoliert und beschämt sie. Und ich sage, dass das nicht so sein muss. Wir können das Problem nicht immer ganz beheben, aber wir können fast immer etwas tun, damit es besser wird.«

Während ich Bella zuhörte, fiel mir ein, dass ich einmal gehört hatte, wie jemand über einen Geriater in Bristol sagte, er sei »einer, der, wenn es um Inkontinenz geht, gewissermaßen übersprudelt«. Auch Bella kam jetzt in Fahrt. Sie nahm ein Blatt Papier und zeichnete ihr Vorgehen auf.

»Ich sage: Versuchen wir zuerst die einfachen Dinge.«

Bella schrieb »EINFACH« in Großbuchstaben auf das Blatt und machte dann beim Sprechen weitere Notizen.

»Oft geht es darum, über die Hindernisse nachzudenken, die

dem Trockenbleiben im Weg sind. Was genau steht zwischen dem Menschen und dem Klo? Was verschlimmert die Lage? Wir sprechen darüber, wie viel die Patienten genau trinken, denn es könnte tatsächlich zu viel sein – oder manchmal auch zu wenig, denn wenn eine Frau weiß, dass sie inkontinent ist, trinkt sie vielleicht mit Absicht nur wenig. Aber hochkonzentrierter Urin reizt die Blase und kann das Problem verschärfen.«

Bella hatte »Hindernisse – Beweglichkeit – Umfeld – Kleidung – Ausstattung – Flüssigkeitskonsum – Tee und Kaffee, Alkohol« aufgeschrieben, alles Dinge, um die sie sich bei Frances gekümmert hatte, Dinge, die sie bei all ihren Patient*innen bedenkt, Dinge, die sie »einfach« nennt und die tatsächlich so einfach sind, dass man sie leicht übersieht.

»Zuerst kommen immer die grundsätzlichen Sachen. Man muss über Mechanismen nachdenken, und höchstwahrscheinlich liegen mehrere Problemfaktoren auf einmal vor. Man testet auf Entzündungen und Blutzucker und macht einen Blasenscan.«

Bella erklärte mir, dass Harninkontinenz bei Männern oder Frauen manchmal paradoxerweise darauf zurückzuführen sei, dass sich die Blase nicht richtig entleere. Sie werde voller und voller, und irgendwann fließe sie unkontrolliert über. Bei Männern liegt das oft an einer gutartigen Prostatavergrößerung, bei Frauen, vor allem bei sehr gebrechlichen Frauen oder solchen mit Schenkelhalsfraktur oder Demenz, kann es an einer Verstopfung liegen. Ein Blasenscan, durch den sich eine überlaufende Blase als Ursache ausschließen lässt, ist schnell und leicht gemacht, und jede Krankenstation und jedes Pflegeheim sollte deshalb mit einem Blasenscanner ausgestattet sein, was aber leider nicht der Fall ist.

Bella notierte »BLASENSCAN« und zog darunter einen Strich, unter den sie eine neue Überschrift schrieb.

»Dann muss man entweder Beckenbodenübungen machen oder braucht Medikamente gegen die überaktive Blase. Meistens beides.«

Sie zog einen weiteren Strich und schrieb »BECKENBODEN«.

»Der Beckenboden, das sind die Muskeln, die alles am Platz halten und den Blasenhals zusammendrücken, damit nichts leckt. Manchmal empfiehlt es sich, Östrogencreme anzuwenden oder ein Pessar. Wenn alles ein bisschen trocken ist, was einfach am Älterwerden liegt, dann hilft etwas Östrogen. Viele ältere Frauen werden untenherum etwas wund und halten das für normal, aber das ist es nicht. Und es gibt Hinweise darauf, dass lokal verabreichtes Östrogen auch Blasenentzündungen vorbeugt. Außerdem ist es ausgesprochen angenehm.«

Bella lächelte, während sie schrieb, und fuhr fort: »Und man muss so gut wie irgend möglich diese Muskeln stärken. Viele Menschen, vor allem ältere Frauen, wissen gar nicht genau, was und wo der Beckenboden eigentlich ist. Ich versuche immer, die Patientinnen zu einem Besuch bei Sue unten in der Physiotherapie zu überreden. Ehe sie sich's versehen, bringt Sue sie dazu, Walnüsse zu knacken.«

Ich stattete Sue einen Besuch in ihrer Praxis ab, die mit Postern und Modellen übersät war, und erzählte ihr von Bellas Nussknacker-Empfehlung. Sue errötete, aber nur wegen des Kompliments, nicht wegen des Themas. Sie ist Physiotherapeutin für Inkontinenz und erklärt klar und deutlich, wie man herausfindet, was und wo der Beckenboden ist, und sie zeigt Frauen – und auch Männern –, wie sie ihn stärken können.

Sue erklärte mir: »Was das Nussknacken angeht, da bin ich mir nicht sicher. Aber ich weiß, dass ältere Menschen sehr gut mit Beckenbodengymnastik zurechtkommen. Ehrlich gesagt hat man vielen von ihnen solche Übungen vorher noch nie gezeigt, deshalb ist es schön für sie, zu wissen, was sie selbst zur Verbesserung ihrer Beschwerden beitragen können. Und sie haben meistens genug freie Zeit, um die Übungen regelmäßig zu machen.«

»Was ist mit Operationen?«, fragte ich Sue, und sie verzog das Gesicht.

»Ich finde, Patienten werden oft zu schnell dazu gedrängt. Sie sollten es zuerst mit richtigem Training versuchen. Damit sie eine Chance haben, muss ihnen jemand die Übungen zeigen, der oder die sich gut auskennt. Nur anhand einer Broschüre Beckenbodenübungen zu erlernen, kann schwierig sein.«

Ich hörte mir noch die Ausführungen einer anderen Physiotherapeutin an: Elaine Miller, die in der Radiosendung *Women's Hour* genau beschrieb, wie man dieses Training ausführt. Elaine ist toll. Sie hat die Übungen auch schon auf dem Edinburgh-Festival auf der Bühne vorgeführt, gewissermaßen eine Beckenboden-Performance, und im Augenblick befindet sie sich auf einer Aufklärungstour durch Australien. Elaine musste kichern – nicht aus Peinlichkeit, sondern vor Freude –, als sie im Radio beschrieb, was zu tun ist.

»Sie müssen ganz bewusst atmen. Wenn Sie zuerst mit einem kleinen Seufzer ausatmen, dann ist es leichter, den Beckenboden anzuspannen. Atmen Sie also zuerst tief ein, dann seufzend aus, und dann stellen Sie sich vor, Sie wollten einen Pups unterdrücken.«

Jenny Murray, der Moderatorin der Sendung, entfährt ein nervöser kleiner Schrei. Elaine lässt sich nicht beirren.

»Stellen Sie sich vor, Sie stehen in einem Fahrstuhl mit Leuten, vor denen Sie sich auf keinen Fall blamieren möchten – mit Ihrem Chef, Ihrer Schwiegermutter, Ihrem heimlichen Schwarm. Beim Gedanken an den Versuch, etwas zurückzuhalten, spüren Sie, wie sich in Ihrem Unterleib etwas zusammenzieht und angehoben wird. Das ist Ihr Beckenboden. Atmen Sie also ein, seufzend aus, pressen und heben Sie, und halten Sie das zehn Sekunden lang. Dabei müssen Sie unbedingt weiteratmen.«

Elaine sagt, dass wir dieses Pressen und Anheben zehnmal machen müssen, ohne den Po anzuspannen: »Halten Sie stattdessen Ihre Weichteile weit weg vom Zwickel. Dann machen Sie das Ganze zehnmal mit Tempo, Anspannen und Loslassen im schnellen Wechsel.« Wie Elaine uns erklärt, muss der Beckenboden einerseits kräftig genug sein, um Widerstand zu leisten, wenn wir aufs Klo müssen, aber keines in der Nähe ist, und andererseits muss er sich schnell zusammenziehen können, wenn wir lachen oder husten müssen.

Professor Cardozos Rat habe ich damals keine Beachtung geschenkt. Ich habe noch zwei weitere Kinder bekommen und hatte sehr viel zu tun, da erschienen mir gymnastische Übungen albern und unwichtig. Meine Freundinnen und ich machten Witze darüber, dass wir nie wieder auf einem Trampolin hüpfen könnten, und schlugen beim Niesen unauffällig, so glaubten wir, die Beine übereinander. Dann wurde ich 50 und fing an, in einen Fitnesskurs zu gehen. Es war ein vitalisierendes Training am Montagabend, und die Kursleiterin verlangte, dass wir Sternsprünge machten. Ich sah, wie einige Frauen untereinander – und auch mit mir – Blicke austauschten. Wir ersetzten die Sprünge durch andere, weniger verhängnisvolle Bewegungen.

Meine Freundin Clo las mir daraufhin die Leviten und überredete mich, mir eine App des britischen Gesundheitsdienstes NHS herunterzuladen, die ihre Nutzer daran erinnert, regelmäßig Beckenbodenübungen zu machen. Diese App kommandierte mich herum, schickte mir dauernd Erinnerungen, und ich musste sie so programmieren, dass sie nicht mitten in der Visite losklingelte, sondern zu Zeiten, zu denen es mir besser passte, zum Beispiel wenn ich im Auto saß und in Gedanken meinen Tag plante oder beim Betrachten eines Röntgenbildes. Selbst dann schaffte ich es, das Klingeln zu ignorieren, bis ich eines Tages genug davon hatte, anderen ständig Ratschläge zu erteilen, die ich selbst nicht befolgte. Ich machte mir einen Plan, den ich auch einhalte – mein Beckenboden-Äquivalent zu jenem Joggingprogramm für Anfänger, bei dem man abwechselnd kurz läuft und dann wieder geht.

Ich trainiere jetzt dreimal am Tag jeweils zwei Minuten lang, und glauben Sie mir, es hilft!

• • •

Bella und ich sprachen auch über Operationen.

»Eine OP ist für manche genau das Richtige. Einige Patientinnen sind durch einen starken Gebärmuttervorfall schon so geschädigt, dass sie das Problem mit Training allein nicht mehr in den Griff bekommen. Operative Prolaps-Eingriffe können die Probleme aber auch verschlimmern. Zuerst sollte man es mit einem gut sitzenden Pessar probieren. Wenn das nicht hilft, wird eine OP wahrscheinlich auch nicht viel nützen.«

Bella war Mitglied eines unabhängigen Komitees, das die Erfolge von operativen Eingriffen gegen Harninkontinenz bei Frauen evaluierte, und hat sich alle Daten sorgfältig angeschaut. Sie kennt die traurigen Berichte derer, die durch den Einsatz von Beckenbodennetzen geschädigt wurden, ebenso gut wie die Erfolgsgeschichten von Frauen, deren Leben sich durch eine OP zum Positiven verändert hat.

»Operationen ohne den Einsatz von Netzen und Schlingen sind komplizierter, und die Genesungsphase kann länger dauern«, fuhr sie fort. »Und für manche geschwächten älteren Frauen ist das keine echte Option.«

Ich dachte wieder an Frances und an die vielen verschiedenen Maßnahmen, die Bella bei ihr versucht hatte.

»Was ist mit Blasentraining?«, fragte ich Bella, und sie seufzte. Die alternde Blase kann zickig werden: Sie wartet nicht mehr, bis sie voll ist, ehe sie geleert werden will. Es liegt aber nicht nur am Alter, auch bei jüngeren Menschen kommt das manchmal vor. Andere Krankheiten wie Parkinson, Schlaganfall oder MS verschlimmern die Symptome einer überaktiven Blase. Es scheint einfach nicht fair zu sein. Ein Blasentraining kann in bestimmten Fällen helfen. Zu einem solchen Training gehört das bewusste Ignorieren des Harndrangs. Man lässt die Blase bewusst jedes Mal ein paar zusätzliche Minuten warten, damit sie sich daran gewöhnt, sich wieder ganz zu füllen, ehe sie verlangt, geleert zu werden. Bella erklärte mir die Schwierigkeiten dieser Methode.

»Das Training kann bei einer überaktiven Blase tatsächlich sehr gut helfen, aber es hängt von der zugrunde liegenden Ursache ab, und jüngeren Leuten fällt so ein Training oft leichter als älteren. Es bedeutet, dass man warten muss, den Urin aufhalten muss, und das kann eine echte Herausforderung sein. Fünfzehn Minuten zu warten, kann für manche unmöglich sein. Wenn ich ein Blasentraining verordne, hänge ich die Messlatte niedrig. Ich schlage zum Beispiel vor, anfangs nur dreißig Sekunden lang zu warten und die Zeit dann langsam zu steigern, zunächst bloß auf eine Minute, aber schon das kann zu viel sein. Bei Parkinson und ähnlichen Krankheiten spielt die Blase oft so verrückt, dass die Patienten gar nicht warten können. Manche Menschen mit überaktiver Blase müssen, wenn wir alles andere ausprobiert haben, wohl oder übel auf Medikamente zurückgreifen.«

Bella schrieb »MEDIKAMENTE« auf ihr Blatt.

»Arzneimittel können manchmal helfen. Wenn wir uns für Anticholinergika – Tolterodin, Solifenacin, Trospium oder was auch immer – entscheiden, dann warne ich mittlerweile immer vor den Nebenwirkungen: trockene Augen, trockener Mund, Verstopfung. Und ich füge hinzu, dass wir nicht genug über die Auswirkungen auf das Gehirn wissen. Bekannt ist, dass diese Medikamente bei längerer Einnahme, etwa über mehrere Jahre, die Hirnfunktion beeinträchtigen können. Eventuell sollten wir sie bei jemandem, der ein Demenz-Risiko hat, lieber ganz vermeiden. Das sind wichtige Überlegungen, die unbedingt besprochen werden sollten … Wir müssen hier Risiko und Nutzen gegeneinander abwägen. Meine Haltung ist: Bloß nicht weiternehmen, wenn die Mittel nicht wirklich helfen. Geben Sie den Tabletten sechs bis acht Wochen

Zeit, im Höchstfall drei Monate. Die Leute bekommen oft nur einen einzigen Termin in der Inkontinenzsprechstunde, das heißt, es erfolgt keine Überprüfung, ob die verschriebenen Medikamente überhaupt wirken. Bei mehr als der Hälfte der Patienten wirken sie nicht. Deshalb ist ein Folgetermin beim Hausarzt oder bei einer medizinischen Fachkraft unerlässlich, um die Tabletten gegebenenfalls wieder abzusetzen. Oder man nimmt sie einfach nicht weiter ein, aber in dem Fall sollte man unbedingt dem Hausarzt Bescheid geben, dass man das Mittel abgesetzt hat, damit er es nicht immer wieder verschreibt.«

Bella fügte die Namen einiger weiterer Anticholinergika hinzu. Es gibt viele davon.

»Wenn das erste Mittel nicht hilft und jemand starke Beschwerden hat, dann lohnt es sich manchmal, noch einige andere auszuprobieren. Hilft keines, könnte man es mit Mirabegron versuchen, das kann auch helfen, kommt aber für Patienten mit hohem Blutdruck nicht infrage.«

Mirabegron ist ein Medikament aus einer anderen Gruppe, kein Anticholinergikum. Auch dieses Mittel hilft nur manchen Patient*innen.

Bella und ich sprachen über Menschen mit Demenz, die manchmal aufgrund der Demenz inkontinent werden, weil sie nicht mehr wissen, dass sie auf die Toilette müssen, oder weil sie die gesellschaftlichen Regeln vergessen haben, die beim Pinkeln und beim Stuhlgang gelten. Bellas Haltung war glasklar.

»Der Fairness halber dürfen wir nicht vergessen, dass Demenz-Patienten aus den gleichen Gründen inkontinent werden können wie Menschen ohne Demenz. Wir dürfen also nicht gleich annehmen, dass eine neu auftretende Inkontinenz an der Demenz liegt. Zum Beispiel können auch manche Medikamente, die zur Behandlung von Demenz verabreicht werden, zu Inkontinenz führen, zum Beispiel Donepezil oder Rivastigmin. Und wir müssen trotzdem die einfachen Ursachen wie Infektion, Verstopfung und

Überlaufinkontinenz prüfen. Aber wenn das alles nichts ergibt, wird es schwierig. Es ist natürlich gut, den Patienten regelmäßige Toilettenbesuche anzubieten, um die Lage so weit wie möglich zu entspannen, aber eine wirksame Behandlung ist schwierig, und vermutlich müssen wir uns aufs ›Eingrenzen‹ konzentrieren statt aufs Heilen.«

Bella schickt ihre Patient*innen nicht nur zu Sue, sondern arbeitet auch mit Edie zusammen. Edie ist Fachpflegerin für Inkontinenz. *Die* Fachpflegerin für Inkontinenz. Es dauert ewig, sie aufzuspüren. Sie hat viel zu tun.

»Macht Ihnen die Arbeit Spaß?«, frage ich sie.

»Es ist ein schöner Job. Man kann tatsächlich etwas bewirken. Die Leute sind sehr scheu, manche haben schon seit Jahren Probleme und fühlen sich stigmatisiert, auch wegen des Vorurteils, dass alte Frauen nach Urin riechen, deshalb muss ich manchmal sagen: ›Hören Sie, egal, was passiert, Sie brauchen nicht nach Urin zu riechen.‹ Das Problem beeinträchtigt oft das ganze Leben, aber das muss nicht so sein.«

Edie wiederholt Bellas Ratschläge, was die einfachen Dinge angeht, und fügt hinzu: »... und versuchen Sie, drei Stunden vor dem Zubettgehen nichts mehr zu trinken. Es ist Wahnsinn, aber manche trinken kurz vor dem Schlafengehen noch einen Tee oder heiße Malzmilch oder so etwas, und wenn man älter ist, dann bedeutet das automatisch, dass man nachts aufstehen muss.«

Ich frage Edie, was die Leute sonst noch erstaunt, wenn es um die Funktionen ihres Unterleibs geht.

»Ich spreche auch oft über den Darm, denn sehr viele Patienten leiden unter Verstopfung, und die meisten wissen, dass die Ernährung eine Rolle spielt, sie probieren es mit Backpflaumen oder Dörraprikosen, aber sie kommen zum Beispiel nicht darauf, ihre Medikamente zu überprüfen, zu schauen, ob welche dabei sind, die das Problem verstärken können, und dann zu fragen, ob man sie durch andere ersetzen kann. Und es hört sich albern an, aber es spielt auch eine Rolle, in welcher Haltung Sie auf der Toilette sitzen. Sie müssen Ihre Beine gut abstützen können, damit Sie sich vorbeugen und das Becken leicht neigen können. Es kann helfen, die Füße auf einen Hocker zu stellen, um die Hockposition zu verstärken. Und wenn Sie zum Beispiel als kleine Frau in ein Pflegeheim ziehen, wo die Toilettensitze auch noch erhöht sind, dann kommen Sie vielleicht nicht einmal mit den Füßen auf den Boden, dann baumeln Ihre Füße in der Luft, und das geht gar nicht. Sie brauchen dann unbedingt einen Hocker oder etwas Ähnliches, worauf Sie Ihre Füße stellen können.«

Edie und ich sprechen noch über ein paar weitere spezielle Behandlungsansätze: Botox-Spritzen, um die Blase zu entspannen, Sakralnervenstimulation für Leute mit Stuhlinkontinenz, um einen Schließmuskel aufzuwecken, der vielleicht noch intakt, aber geschwächt ist, und Edie erzählt, dass diese Methoden zwar wirken, dass viele Menschen, vor allem die gebrechlicheren, sie aber nicht ausprobieren möchten.

»Mir ist vor allem wichtig«, fährt Edie fort, »den Leuten zu sagen, dass sie mit ihrem Problem nicht allein sind, dass sie nichts dafür können und dass wir ihnen in der Regel helfen können. Und ich weiß, es klingt defätistisch, aber selbst wenn wir nicht verhindern können, dass jemand manchmal etwas undicht ist, kann man heute viel besser damit umgehen als noch vor ein paar Jahren. Die Einlagen sind bequemer geworden und besser gestaltet. Sie nehmen mehr auf, und es kommt nicht zu Geruchsbildung. Das zu wissen, schenkt den Betroffenen mehr Sicherheit.«

Inkontinenzsprechstunden werden fast überall angeboten. Man kann sich in eine beliebige Praxis überweisen lassen. In vielen wird man auch ohne Überweisung behandelt, man braucht sich nur per E-Mail oder telefonisch anzumelden. Es ist ein Schritt, der sich lohnt.

Mrs. Everton steht am Fuß von Dennis' Bett und hat die Hände in die Hüften gestemmt. Sie trägt ein cremefarbenes Poloshirt und eine braune Hose. Das Shirt sitzt eng, sodass sich an den Schultern die breiten Träger ihres BHs abzeichnen – ein Kleidungsstück, das schwer arbeiten muss. Mrs. Everton wirkt stolz und zornig und besorgt und erschöpft, alles auf einmal. Seit fast zwei Wochen kommt sie tagein, tagaus in dieses Krankenhaus, wo sich Dennis' Zustand zuerst verbesserte, dann verschlechterte, dann wieder verbesserte, während er alle möglichen medizinischen Ereignisse durchgemacht hat, die zu seinen bereits erlittenen Schlaganfällen, seiner Herzschwäche und seinem Prostataleiden noch hinzugekommen sind. Dennis wurde als »aus medizinischer Sicht entlassungsfähig« eingestuft. Mrs. Everton zeigte sich jedoch nicht beeindruckt, als die Therapeutin ihr das mitteilte, und sagte nur: »Dennis ist nicht mal fit genug für einen Haarschnitt, das sieht doch ein Blinder.« Sie geht davon aus, dass die ganze Pflege jetzt wieder an ihr hängen bleibt, aber sie will trotzdem, dass Dennis nach Hause kommt, auf jeden Fall, weil er sich dort wohler fühlen wird. Dennis nickt dazu und formt seine gute linke Hand zu einem ›Daumen hoch‹, während seine schlechte rechte, die zur Faust gekrümmt ist, über seine Brust reibt, um ebenfalls Begeisterung für diesen Plan zum Ausdruck zu bringen.

»Aber, Dr. Lucy, Sie müssen etwas gegen dieses Wasserproblem tun«, sagt Mrs. Everton, und sie hat recht, denn abgesehen von Dennis' Lungenentzündung, seinen Schluckschwierigkeiten, den aus dem Lot geratenen Nieren und dem unerklärlich angeschwollenen Handgelenk sind auch Dennis' Wasserwerke komplett neben der Spur, mit durchweichten Einlagen und nassen Laken, über die Dennis nicht reden kann, weil Dennis seit seinem letzten Schlaganfall über gar nichts mehr reden kann. Und die nassen Betten führen dazu, dass er aus dem Fenster schaut und die großen, weichen Blätter des Trompetenbaums betrachtet, wenn die jungen Lernschwestern hereinkommen, um seine Wäsche zu wechseln, wenn sie ihm den Schlafanzug ausziehen, Ober- und Unterteil, denn beides ist nass, und Einlagen und Laken abziehen, alles nass. Ich weiß, das Problem bestand schon, ehe Dennis hergekommen ist, und es wurde bereits alles untersucht und ausprobiert. Manchmal stellt Dennis' Blase ihre Arbeit ganz ein, weil seine Prostata stark vergrößert ist, obwohl er schon vor Jahren operiert wurde, aber meistens reagiert sie nur launisch und ungeduldig, lässt Dennis keine Verschnaufpause, stellt permanent Forderungen, die er nicht erfüllen kann.

Dennis nimmt Finasterid, ein Mittel, das ich gern verschreibe, auch wenn es erst nach einer gewissen Zeit wirkt: Manchmal tritt ein richtiger Erfolg erst nach sechs Monaten oder sogar mehr ein. Die Einnahme hat zur Folge, dass die Umwandlung von Testosteron in eine potentere Form des Hormons in der Prostata unterbunden wird. Die Prostata wird dadurch mit der Zeit kleiner, und der Harnfluss verbessert sich. Finasterid scheint auch vor Prostatakrebs zu schützen, und obwohl man meinen würde, dass ein Mittel, das Testosteron blockiert, die Libido hemmen oder zu Erektionsschwierigkeiten führen könnte, scheint das bei erstaunlich wenigen Männern so zu sein – manche Studien nennen einen von 100, eine spricht sogar von bis zu 15 Prozent, aber in dieser Studie hat das Placebo, das der Vergleichsgruppe gegeben wurde, ähnliche Probleme verursacht, und wir wissen, dass die Erektionsfähigkeit beim Mann außer von rein mechanischen auch noch von vielen anderen Faktoren bestimmt wird. Aber Dennis nimmt Finasterid schon seit Jahren ein, und nun wirkt es nicht mehr. Alphablocker kann er nicht nehmen, weil dann sein Blutdruck zu stark absinkt und ihm beim Aufstehen schwindlig wird, und das Aufstehen fällt ihm ohnehin schon sehr schwer. Medikamente, die die Blase beruhigen, kann er auch nicht nehmen, denn darauf reagiert seine Blase eingeschnappt und entleert sich gar nicht mehr. Als er ins Krankenhaus kam, haben wir es zunächst mit Kondom-Urinalen probiert, aber die haben bei Dennis nicht funktioniert, sie sind nach ein paar Minuten schon wieder abgerutscht. Im Augenblick trägt Dennis einen richtigen Katheter, und Mrs. Everton meint, das mache total viel aus, er habe letzte Nacht viel besser geschlafen. Könnte er den Katheter nicht auch zu Hause tragen? Wir unterhalten uns also über das Infektionsrisiko, das tatsächlich besteht, denn Bakterien gelangen nun mal in einen Katheter hinein, ganz egal, wie penibel man ihn sauber hält. Man riskiert also unter anderem eine lebensbedrohliche Blutvergiftung, aber Mrs. Everton sagt, sie glaube, Dennis würde das Risiko eingehen wollen, denn so sei es kein Leben, es sei würdelos, und Dennis nickt dazu wieder einmal lebhaft. Der Katheter ist also ein guter Plan, und Mrs. Everton macht sich darauf gefasst, zu lernen, wie man mit dem Katheter umgeht. Den Umgang mit seinen Medikamenten, der Druckmatratze, auf der er zu Hause schläft, der Wendehilfe, mit der sie ihn aus dem Bett holt, und dem Andickungspulver für seine Getränke, die eine sirupartige Konsistenz haben müssen, hat sie bereits gelernt, und ich würde Mrs. Everton am liebsten umarmen, aber sie ist eine würdevolle Frau und hat die Hände immer noch in die Hüften gestemmt, daher sage ich stattdessen: »Mrs. Everton, ich finde, Sie machen das alles ganz wunderbar, und Sie sind für Ihren Ehemann ein wahrer Segen.« Und Mrs. Everton nickt und schnaubt kurz und wendet sich dann ab, um aus ihrer Tasche ein sauberes Hemd zu holen, das sie für Dennis mitgebracht hat.

· · ·

Bella und ich schauten uns die übrigen Berichte über Frances an. Sie hat nur noch 18 Monate lang gelebt, nachdem sie das städtische Krankenhaus verlassen hatte, dann ist sie an der Herzschwäche gestorben, die ihr schon zu schaffen gemacht hatte, als sie zu uns kam. Aber sie wohnte bis zum Schluss in ihrer Wohnung. Wir entdeckten noch einen Brief von einer der Pflegerinnen, die sie wegen der Herzschwäche betreute. Diese erwähnt darin, wie gern Frances immer zu den Treffen ihres Lunch-Clubs gegangen sei, und ich vermute, dass die erfolgreiche Behandlung von Frances' Inkontinenz ihre Lebensqualität in der letzten Phase ihres Lebens mehr als alles andere verbessert hat.

Kapitel 6 Ein ausgewogenes Maß an Medikamenten

Dee Mangin ist Allgemeinmedizinerin und stammt aus Neuseeland. In einem Videoclip, den sie im Jahr 2017 aufgenommen hat, sprach sie von einer 70-jährigen Frau, die an fünf weitverbreiteten Krankheiten litt: an hohem Blutdruck (den haben die meisten Leute über 70), Diabetes, Arthritis, Osteoporose und an COPD, der chronisch obstruktiven Lungenerkrankung (was man früher »Bronchitis«, »Emphysem« oder auch »Raucherlunge« nannte). Dee erklärte, dass ihre Patientin, wenn man jede dieser Krankheiten nach den derzeit geltenden Richtlinien behandeln würde, 12 unterschiedliche Medikamente einnehmen müsste, verteilt auf 19 Dosen zu 5 verschiedenen Tageszeiten. Als Nächstes stellte sie fest, dass es dadurch zu mindestens 16 schädlichen Wechselwirkungen kommen könnte: Einige Medikamente könnten die Effektivität anderer hemmen; zudem könnte ein Mittel, das bestimmte Beschwerden lindere, gleichzeitig andere Beschwerden verschlimmern. Sie kam zu dem Schluss, dass die an sich wirksamen Behandlungen der einzelnen Krankheiten zusammengenommen zu einer »signifikanten Verschlechterung« des Allgemeinzustands eines Individuums führen könnten.

Schon früh in ihrer Laufbahn hatte Dee Mangin die negativen Auswirkungen mancher Medikamente auf ihre älteren Patient*innen bemerkt. Sie machte sich Gedanken über die Schädlichkeit bestimmter Mittel und ihre Wechselwirkungen, aber auch über die psychischen Folgen für Menschen, denen Medikamente gegen Erkrankungen verschrieben wurden, die noch gar keine Beschwerden verursachten und in Zukunft vielleicht überhaupt nicht zu größeren Beeinträchtigungen führen würden. Sie fürchtete, dass vorbeugende Medikamentengaben unter Umständen das Risiko anderer Erkrankungen erhöhen könnten – eine Statin-Therapie für eine sehr alte Person zum Schutz vor einem Herzinfarkt etwa könnte einen Krebstod wahrscheinlicher machen. Es ist nicht so, dass Statine Krebs erregen; es geht vielmehr darum, dass wir alle an irgendetwas sterben müssen. Zusammen mit Iona Heath und dem verstorbenen Kieran Sweeney, zwei Allgemeinmedizinern, hat Mangin 2007 einen sehr guten Artikel im *British Medical Journal* veröffentlicht, der die verqueren Motive für »präventive« Verschreibungen beleuchtet.

Die Autoren kamen zu folgendem Ergebnis: »Wenn wir vorbeugend Medikamente verordnen, die den Ausbruch bestimmter Krankheiten verhindern sollen, dann wählen wir für unsere Patienten eventuell unwissentlich eine andere Todesursache, und zwar ohne seine ausdrückliche Einwilligung. Das ist grundsätzlich unethisch und untergräbt das Selbstbestimmungsrecht.«

Die Patientin, über die Dee Mangin in ihrem Videoclip sprach, war noch jung, erst 70 Jahre alt. Der Vortrag wurde mit einem Foto illustriert, auf dem eine munter wirkende Frau in einem Swimmingpool bei der Wassergymnastik zu sehen war.

Ich dachte über Dees Ausführungen nach, während ich in einer Tagesklinik saß und den Überweisungsbericht eines Allgemeinmediziners in Bezug auf Peggy las. Die Klinik befand sich in einem unserer kleinen städtischen Krankenhäuser. Durch das offene Fenster hörte ich den Gesang einer Amsel und das entfernte Brummen eines Rasenmähers; die Jalousien schlugen im Frühsommerwind leicht gegeneinander.

Peggy war schon ein paarmal gefallen und wurde langsam schwächer. Der Bericht erwähnte ihre Kurzatmigkeit, ihre Schlafstörungen und ihren Appetitverlust. Ihr Hausarzt zählte zudem mehrere Erkrankungen auf: Peggy litt an Typ-2-Diabetes und einer Herzinsuffizienz, die durch eine Verhärtung des Herzmuskels verursacht wurde. Sie hatte bereits einen kleinen Schlaganfall hinter sich, und vor sechs Jahren hatte sie sich das Handgelenk gebrochen. Außerdem hatte sie Beingeschwüre und Arthritis, und sie neigte zu hohem Blutdruck. Peggy war 86. Eine Liste der Medikamente, die sie einnahm, war angehängt. Ich rieb mir beim Lesen die Nase.

Dann sah ich mir Peggys Blutwerte an und überflog den Entlassungsbericht des Krankenhauses, in dem sie nach ihrem letzten Sturz für eine Woche gelegen hatte, sowie ältere Berichte aus der Kardiologie und der Schlaganfallstation. Anschließend ging ich ins Wartezimmer, um sie hereinzubitten.

An der Universität von Exeter hat ein von Professor David Melzer geleitetes Team untersucht, wie wir mit zunehmendem Alter Krankheiten »sammeln«. Ab einem bestimmten Zeitpunkt haben die wenigsten nur eine einzige Erkrankung: Wir sehen die Leiden kommen und bei uns haltmachen wie Busse. Zum Beispiel haben mehr als 90 Prozent der Patient*innen mit Demenz noch weitere Krankheiten. Fast jeder Mensch mit einer Herzschwäche wie Peggy hat mindestens ein weiteres chronisches Leiden. Ein Großteil der Herzpatient*innen über 85 hat drei bis vier andere Erkrankungen, ein Viertel von ihnen sogar mehr als fünf. Die Krankheiten rotten sich zusammen, wenn wir altern. Manche haben ähnliche Ursachen, manche bedingen sich gegenseitig, und die Anzahl unserer chronischen Leiden nimmt mit jedem Lebensjahrzehnt zu. (Interessanterweise haben die 100-Jährigen, die Überlebenskünstler unter uns, oft nur wenige diagnostizierte Krankheiten. Ein Kollege bemerkte einmal: »Ist dir eigentlich mal aufgefallen, wie dünn und leicht ihre Akten sind?«)

Peggy saß auf einem grünen Stuhl mit hoher Lehne, dessen Sitzfläche sie gut ausfüllte. Der weinrote Wollrock spannte an ihren breiten Hüften. Ihr Haar war toupiert, und sie trug einen schicken dunkelgrünen Blazer mit einer goldenen Brosche in Form einer Lilie. Sie lächelte nervös, als ich ihren Namen aufrief, und ihr Ehemann sprang auf, um ihr die Gehhilfe zurechtzurücken. Peggy schaukelte ein paarmal leicht vor und zurück und stützte sich auf den Armlehnen des Stuhls ab, um hochzukommen. Es gab einen kurzen Moment der Unsicherheit, als sie die Lehnen losließ, um den Rollator zu ergreifen – ähnlich wie eine Trapezkünstlerin, die sich nach dem rettenden Arm ihres Partners ausstreckt –, dann beugte sie sich vor, legte die Arme für einen Moment gekreuzt auf die Gehhilfe, atmete zweimal tief durch und machte sich bereit für die lange, lange Strecke bis zu meinem Sprechzimmer. Es sind acht Meter. Ich ging neben ihr her und fragte sie, wie die Fahrt gewesen sei. Sie blieb für einen Moment stehen, um mir zu erzählen, dass Joe ein exzellenter Autofahrer sei und immer darauf achte, dass sie genügend Zeit hätten, um rechtzeitig anzukommen.

»Sie haben einen guten Ehemann«, sagte ich, und Peggy stimmte mir zu.

»Er kümmert sich mittlerweile um alles. Ohne ihn wäre ich aufgeschmissen.«

An der Tür zum Sprechzimmer drehte ich mich kurz um und begrüßte Joe. Er zog einen karierten Einkaufsroller hinter sich her und trug Peggys Handtasche; in seinem grauen Tweedanzug sah er elegant aus.

Auf dem kurzen Weg vom Wartezimmer ins Sprechzimmer verraten uns die Geriatrie-Patient*innen mehr von sich, als ihnen vielleicht bewusst ist. Peggy hatte länger als fünf Sekunden gebraucht, um vier Meter zurückzulegen: ein Hinweis auf Gebrechlichkeit. Ich sah sofort, dass sie den üblichen Mobilitätstest nicht bestanden hätte: Selbst mit Rollator hätte sie nicht innerhalb von zwölf Sekunden vom Stuhl aufstehen, drei Meter hin- und zurückgehen und sich wieder setzen können. Das war ein weiteres Anzeichen für Gebrechlichkeit und dafür, dass sie anfällig für Stürze war. Um meine Frage über die Herfahrt zu beantworten, hatte Peggy stehen bleiben müssen: Die Unfähigkeit, gleichzeitig zu reden und zu gehen, ist ein gut untersuchter Indikator des Sturzrisikos. Ehe wir die Tür zum Sprechzimmer erreicht hatten, wusste ich bereits, dass sie aufgrund ihres Alters, ihrer gesundheitlichen Einschränkungen, ihres Gebrauchs der Gehhilfe und der Pflege, die sie täglich benötigte, auf der sogenannten »PRISMA-7-Skala« zur Feststellung von Gebrechlichkeit mindestens die Stufe fünf erreichen würde; ab Stufe drei gilt ein Mensch als hinfällig. Das Computerprogramm ihres Hausarztes hatte die Berechnung bereits erledigt, hatte die Liste von Peggys Leiden addiert und einen elektronischen *Frailty Index* verwendet, um zu diagnostizieren, dass bei ihr eine schwerwiegende Gebrechlichkeit vorlag.

Wir setzten uns zusammen und sprachen über Peggys Probleme und über all die Dinge, die sie bisher dagegen unternommen hatte. Ihre Atmung war jetzt besser als damals im Krankenhaus, aber sie fühlte sich immer noch erschöpft und konnte nicht weiter laufen als bis zum Ende des Gartenwegs. Sie hatten einen Treppenlift installiert, und seit mehr als einem Jahr versorgten Pflegekräfte ihre Beingeschwüre. Ich schaute mir die Werte von Peggys Blutdruck an, der bereits im Wartezimmer gemessen worden war, und hörte Lunge und Herz ab, indem ich das schwere Ende meines Stethoskops wie ein Senkblei in den Ausschnitt ihrer Bluse schob und so weit wie möglich nach unten führte, bis es von steifen Miederwaren ausgebremst wurde. Ihre Beine waren ähnlich schwer zugänglich, denn sie trug dicke dunkle Strümpfe, die eng über sorgfältig angelegten Kompressionsbandagen saßen.

»Darf ich mir mal Ihre Medikamente ansehen?«, bat ich, und Peggy schaute zu Joe, der den Einkaufsroller zu uns heranzog. Er bückte sich und holte einen alten Eiscremebehälter voller Arzneien hervor, dessen Deckel mit einem Gummiband an Ort und Stelle gehalten wurde. Es folgte ein weiterer Eiscremebehälter, dann eine Keksdose, und von ganz unten holte er noch zwei große Hautcremetöpfe hervor. Ich verteilte die Medikamente auf dem Schreibtisch und beobachtete Peggys Gesichtsausdruck. Sie wirkte verzagt.

»Das sind ja ganz schön viele Tabletten«, sagte ich.

»Sie blickt überhaupt nicht mehr durch, Frau Doktor«, sagte Joe. Peggy pflichtete ihm bei.

»Wir sagen immer, wir könnten eine Apotheke aufmachen.« Iona Heath, damals Präsidentin des Royal College of General Practitioners, der britischen Berufsorganisation für Allgemeinmediziner*innen, stellte in einem 2010 veröffentlichten Essay fest: »Alle Klinikärzte, die sich um alte Menschen kümmern, haben schon erlebt, dass, sobald man eine Krankheit behandelt hat, eine andere an ihre Stelle tritt; und je mehr Krankheiten nebeneinander bestehen, desto größer wird die Gefahr einer Überbehandlung durch Multimedikation beziehungsweise Polypharmazie und desto schwieriger wird oft auch die Bewältigung des Alltags für die Patienten.«

Peggy, Joe und ich betrachteten die Medikamente auf dem Schreibtisch, und ich sortierte die Schachteln in drei grobe Gruppen. Polypharmazie liegt vor, wenn fünf oder mehr Medikamente eingenommen werden. Der Patient, der vor Peggy bei mir im Sprechzimmer gewesen war, hatte neun genommen, die Frau vor ihm zwölf. Peggy nahm 15.

Seit sie im Jahr 2007 mit Heath und Sweeney den Artikel über vorbeugende Behandlung verfasst hat, beschäftigt sich Dee Mangin bei ihrer Arbeit überwiegend mit der Frage, wie man die Patient*innen am besten in die Lage versetzen könnte, bei der Entscheidung über ihre Medikamente mitzuwirken, also wie sich die Autonomie, die nach Ansicht dieser drei Ärzte verloren gegangen ist, wieder herstellen ließe.

»Okay, Peggy, fangen wir hiermit an.« Ich nahm zwei Schachteln vom linken Stapel. »Finden Sie diese Tabletten hilfreich?«

Sie schaute sie an und nickte. »Ja, die sind gut.«

»Prima, dann behalten wir die bei.«

Peggy lächelte. Ich legte das Paracetamol und das Abführmittel zurück in einen der Eisbehälter und griff nach ihrem Diuretikum, dem Furosemid.

»Wenn Sie Ihre Wassertabletten nicht weiternehmen, werden vermutlich Ihre Beine anschwellen, und Sie kommen noch schneller außer Atem.«

Joe nickte zustimmend. »Das war auch so, als du zuletzt im Krankenhaus warst.«

Also legte ich das Furosemid ebenfalls wieder in den Behälter, nahm eine andere Schachtel in die Hand und sagte: »Diese hier regulieren Ihre Schilddrüsenfunktion. Auf die könnten Sie für eine Weile verzichten, aber wenn Sie sie längere Zeit nicht nehmen, werden Sie sich vermutlich noch müder und schwerfälliger fühlen.« Damit legte ich das Thyroxin zu den anderen Medikamenten der Kategorie »Beibehalten«.

Der einfache Teil war damit erledigt. Die Tabletten, die dafür sorgten, dass es Peggy hier und jetzt besser ging, lagen nun sicher in der Eiscremedose. Aber es befanden sich immer noch etliche Schachteln auf dem Schreibtisch. Die 15 verschriebenen Mittel führten dazu, dass Peggy jeden Morgen 17 Tabletten einnahm und sonntags noch eine ›Bonus-Pille‹, dann drei Tabletten zum Mittagessen, zwei am Nachmittag zum Tee und acht vor dem Schlafengehen. Die anderen beiden Stapel erforderten also ein gründlicheres Überlegen und Abwägen.

Gebrechlichkeit ist zum Thema umfangreicher Forschungen in der Geriatrie geworden, und für viele dürften die Folgen auf der Hand liegen. Seit der Etablierung dieser Fachrichtung wissen Geriater*innen, dass sie für die Allerfragilsten zuständig sind, gewissermaßen für die Ming-Vasen – alt, wertvoll und zerbrechlich –, aber erst seit einigen Jahren hat diese Fragilität ein offizielles Etikett bekommen. Gebrechlichkeit ist heute eindeutig definiert: Die British Geriatrics Society bezeichnet damit »einen bestimmten gesundheitlichen Zustand, der mit dem Alterungsprozess zusammenhängt, bei dem multiple Systeme des Körpers allmählich ihre natürlichen Reserven einbüßen«. Wenn etwas Schlimmes passiert, haben gebrechliche Patient*innen weniger Aussichten auf Genesung. Viel Forschungsarbeit ist der Suche nach Möglichkeiten gewidmet, Gebrechlichkeit zu verhindern oder abzumildern; sie gilt nicht als unvermeidliche Folge des Alterungsprozesses. Nicht alle alten Menschen sind gebrechlich, und auch junge Menschen können hinfällig sein, aber die meisten Patient*innen, die als gebrechlich eingestuft werden, sind sehr alt und haben zahlreiche Erkrankungen.

Würden wir jedes ihrer Leiden separat behandeln, dann würde man meinen, dass Gebrechliche tatsächlich *mehr* Tabletten brauchen, um das Risiko einer Verschlimmerung dieser Leiden zu minimieren. Aber in vielen Medikamententests wird lediglich untersucht, wie sich das eine Mittel auf eine einzelne Krankheit auswirkt; die Gesamtsterblichkeit wird dabei außer Acht gelassen. Ebenfalls nicht berücksichtigt werden dabei die Komplexität verschiedener gleichzeitiger Erkrankungen, die Gefahren der Wechselwirkungen von Medikamenten und die pure Last, so viele Arzneimittel einnehmen zu müssen.

Peggy, Joe und ich schauten uns den nächsten Medikamentenstapel an. Gebrechliche Patient*innen wie Peggy weisen ein erhöhtes Risiko auf, zu stürzen, bei akuten Erkrankungen deliriös zu werden oder im Krankenhaus zu landen, und die Wahrscheinlichkeit, dass sie innerhalb eines bestimmten Zeitraums versterben, ist deutlich größer. Sie brauchen länger, um sich von Operationen zu erholen, oder erholen sich gar nicht mehr davon. Außerdem leiden gebrechliche Patient*innen wesentlich häufiger unter den Nebenwirkungen von Medikamenten.

Auf den mittleren Stapel hatte ich die Medikamente gepackt, durch die sich Peggy besser fühlen sollte, die aber vielleicht gar nicht halfen oder eher Nebenwirkungen entwickelten. Ich nahm die Schachtel mit dem Tolterodin in die Hand: Es gehört zu einer Gruppe von Medikamenten (Muskarinrezeptor-Antagonisten oder Anticholinergika genannt), die die überaktive Blase beruhigen sollen. Diese Mittel wirken. Sie wirken bei einer von neun Personen, die dadurch eine Erleichterung erfährt.

»Also, Peggy, das hier ist für Ihre Wasserwerke. Schaffen Sie es manchmal nicht rechtzeitig aufs Klo?«

Sie rutschte auf ihrem Stuhl herum. »Ziemlich oft«, sagte sie.

Ich fragte, ob sie Einlagen trage, und sie sagte Ja und erklärte, dass sie sich vor dem Einkaufen immer vergewissere, wo die Toiletten seien.

»Haben Sie das Gefühl, dass es durch diese Tabletten besser geworden ist?«, fragte ich.

»Nicht wirklich«, sagte sie und schaute zu Joe hinüber, der den Kopf schüttelte.

»Haben Sie manchmal einen trockenen Mund?«

Peggy riss die Augen auf und schnaubte. »Und ob ich den habe. Andauernd.«

Das ist doch Wahnsinn! Diese Mittel wirken bei einem von neun Menschen. Acht von neun Patient*innen, die Tabletten zur Blasenberuhigung nehmen, spüren keine merkliche Besserung und riskieren einfach nur die recht häufigen Nebenwirkungen: trockene Augen, trockener Mund, Verstopfung. Beunruhigend ist, dass als weitere Nebenwirkung eine Beeinträchtigung der Hirnfunktion auftreten kann, die schwer zu messen, aber durchaus real ist. (Der Neurotransmitter, auf den solche Medikamente abzielen, das Acetylcholin, ist essenziell für unsere kognitiven Fähigkeiten. Die meisten Mittel gegen Demenz erhöhen die Werte dieses Stoffes. Die Blasenberuhigungsmittel haben die umgekehrte Wirkung: Sie blockieren Acetylcholin, und es häufen sich die Anzeichen dafür, dass diverse Anticholinergika auf lange Sicht schädlich für das Gehirn sind.)

»Ich frage mich, ob es sich lohnen könnte, damit für eine Weile zu pausieren. Wie wär's, wenn Sie die Tabletten für ein paar Wochen absetzen, und wir sehen mal, was passiert? Wenn die Wasserprobleme stärker werden, können Sie entscheiden, ob Sie sie wieder nehmen wollen oder ob wir es mit einem anderen Mittel versuchen.«

Ich schrieb »Urlaub« auf die Tolterodin-Schachtel und gab sie Peggy zurück. Wir siebten gründlich aus. Jedes Medikament, das ihr verschrieben worden war, musste sich seinen Platz im Eisbehälter verdienen. Peggy, Joe und ich setzten gemeinsam Verordnungen außer Kraft, und es wurde noch komplizierter.

Wir richteten einen Stapel »für die Tonne« ein, und dort landeten Peggys Angina-Pectoris-Tabletten, das Nicorandil. Es beugt Angina-Anfällen vor, wird aber mittlerweile auch als möglicher Auslöser von Eitergeschwüren (im Mund, am Po, im Verdauungstrakt) angesehen und kann die Wundheilung erschweren. Peggys Beingeschwüre würden definitiv nicht heilen, solange sie Nicorandil nahm. Zudem stellte sich heraus, dass sie ohnehin seit Jahren keine Angina-Pectoris-Anfälle mehr gehabt hatte, vielleicht sogar noch nie; sie und Joe glaubten, es sei vielleicht eher eine Magenverstimmung gewesen. Mit Angina, einer Erkrankung der Herzkranzgefäße, ist nicht zu spaßen, aber sie wird auch schnell diagnostiziert, wenn jemand aus anderen Gründen Brustschmerzen hat. Außerdem haben auch tatsächliche Angina-Pectoris-Patient*innen solche Anfälle nicht unbedingt für immer. Oft verschwinden sie nach einem Herzinfarkt oder nach dem Einsetzen eines Stents. Und bei sehr alten, gebrechlichen Menschen erledigt sich die Angina manchmal ganz von selbst, einfach weil sie nicht mehr in der Lage sind, sich körperlich anzustrengen.

Jetzt wandten wir uns Peggys Diabetes-Tabletten zu. Nach ihrem letzten Sturz hatten die Sanitäter einen niedrigen Blutzuckerspiegel festgestellt. Eine weitere Blutuntersuchung beim Hausarzt hatte jedoch ergeben, dass Peggys Blutzucker gut unter Kontrolle war – zu gut.

Diabetiker*innen wird gesagt, sie sollen ihren Glukosespiegel auf einem möglichst konstanten Niveau halten, denn hohe Zuckerwerte schädigen langsam, aber sicher die empfindlichen Blutgefäßwände; und unter diesen Schäden leiden letztlich die Organe: Die Nieren schrumpfen und verhärten sich, Blutgefäße im hinteren Auge werden starr und undicht, Nervenenden verkümmern, Wadenmuskeln schmerzen aufgrund von Sauerstoffmangel, und Zehen können schwarz werden, wenn ihre Versorgungsleitungen zerstört werden. Doch solche Schädigungen vollziehen sich im Verlauf von Jahrzehnten, nicht innerhalb von Monaten oder wenigen Jahren. Bei jüngeren Leuten – zwischen Anfang 50 und Ende 60 – kann eine gute Einstellung der Blutzuckerwerte zusätzliche aktive Lebensjahre erbringen. Ihre Mühe, auf die Ernährung zu achten, die richtigen Tabletten zu nehmen und immer wieder Blutuntersuchungen machen zu lassen, wird belohnt. Bei alten Menschen jedoch kann eine besonders gute Kontrolle auch Gefahren bergen. Ältere Diabetiker*innen weisen ein höheres Risiko auf, in den Zustand einer medikamenteninduzierten Hypoglykämie, also eines zu niedrigen Blutzuckerspiegels zu geraten, der mit Stürzen in Verbindung gebracht wird und bleibende Hirnfunktionsschäden hervorrufen kann. In den USA gibt es heute mehr Einweisungen wegen Hypoglykämie, ausgelöst durch einen überbehandelten Diabetes bei über 65-Jährigen, als wegen Hyperglykämie. Die Hypoglykämie ist bei Menschen über 75 sogar noch verbreiteter, und für die ganz Alten mit Typ-2-Diabetes hat die Vermeidung moderat erhöhter Blutzuckerwerte keine langfristigen Vorteile. Solange sie nicht ständig Durst hatte oder andauernd pinkeln musste, würde ich mir über Peggys Blutzuckerwerte keine Sorgen machen – im hohen Alter und mit weiteren Erkrankungen sind es eher die zu niedrigen Werte, die Probleme verursachen.

Ich legte also eine Schachtel von Peggys Diabetes-Tabletten auf den Stapel »für die Tonne« und halbierte bei der anderen Schachtel die Dosis. Gemeinsam mit Peggys Hausarzt und ihrer Pflegekraft mussten wir eine Änderung ihrer angestrebten Blutzuckerwerte vornehmen und uns auf Werte konzentrieren, mit denen sie sich jetzt, in der Gegenwart, nicht unwohl fühlte, statt den – unerreichbaren – perfekten Stoffwechsel anzustreben und ihr damit eher zu schaden, als zu nützen.

Bislang hatten Peggy, Joe und ich Tabletten ausgemustert, die nicht halfen oder schädliche Nebenwirkungen aufwiesen. Zudem hatten wir die Dosierung jener Tabletten, die in der Vergangenheit gut gewirkt hatten, jetzt aber reduziert werden mussten, weil sich die Behandlungsziele verändert hatten, entsprechend angepasst.

Im Strudel der gehetzten Termine bei verschiedenen Ärzt*innen und der komplizierten Behandlungspläne ist es leicht, mit einem Mittel anzufangen, aber nicht ganz so einfach, es wieder abzusetzen. Peggy und ich brauchten Zeit, um die Geschichte nachzuverfolgen, Diagnosen zu identifizieren, die nicht mehr zutrafen oder die von Anfang an falsch gewesen waren. Zeit, um jene Tabletten ausfindig zu machen, die zu viele Nebenwirkungen hatten oder nicht so wirkten, wie sie sollten. Zeit, um Peggys Bedürfnisse und Prioritäten in Betracht zu ziehen, die sich ebenso unweigerlich veränderten, wie ihr Gesicht Falten bekam.

Zeit war jedoch nicht das Einzige, was wir brauchten.

Peggy, Joe und ich widmeten nun dem letzten der drei Stapel unsere Aufmerksamkeit. Hierbei handelte es sich um Mittel, durch die sich Peggy definitiv nicht besser fühlte – das war auch nicht deren Ziel. Sie sollten schlicht das Risiko zukünftiger Probleme reduzieren. Auf diesem Stapel lagen das Statin, das Aspirin, zwei Blutdruckmittel und ihre Osteoporose-Tabletten. Jetzt mussten wir besonders scharf nachdenken und ein paar Unsicherheiten zur Sprache bringen.

Wenn ich versuche, Peggys Medikamenteneinnahme anzupassen, dann muss ich ehrlich sein, was ihre Perspektive betrifft. Peggys Lebenserwartung liegt rein statistisch betrachtet bei weiteren ungefähr sechs Jahren: Etwa die Hälfte aller 86-jährigen Frauen wird 92 oder älter. Aber das ist ein Durchschnittswert, der auch alle fitten 86-Jährigen berücksichtigt, die viel unterwegs sind, um Pilates zu machen und »alte Leute« zu ihren Terminen zu fahren. Mit 86 *und* ausgeprägter Gebrechlichkeit sieht Peggys Perspektive schon anders aus: Realistisch betrachtet beträgt ihre Lebenserwartung vielleicht noch drei Jahre. Ihr schwaches Herz macht das Bild noch verschwommener. Die Herzinsuffizienz verdüstert die Prognose ganz allgemein, aber sie ist auch unberechenbar: Es gibt Zeiten der Stabilität, die von plötzlichen schweren Episoden unterbrochen werden. Dadurch lässt sich schwer vorhersagen, was hinter der nächsten Ecke wartet. Peggys eingeschränkte Lebenserwartung erzeugt ein Paradox: Es kann sein, dass sie nicht mehr lange genug lebt, um von einigen der Medikamente zu profitieren, die dazu da sind, ihr langfristig zu helfen. Aber sie nicht einzunehmen, könnte ihr Leben auch verkürzen.

Das weitere Paradox, das mit den Mitteln, die künftige Risiken reduzieren sollen, einhergeht, entspricht der Sorge, die die drei erwähnten umsichtigen Allgemeinmediziner 2007 geäußert haben: dass durch die Einnahme einfach nur eine Todesursache gegen eine andere ausgetauscht wird. Bei jüngeren Menschen können solche Medikamente einen vorzeitigen Tod verhindern, aber bei wesentlich älteren wird zwangsläufig, und vielleicht schon bald, eine andere Krankheit anstelle derjenigen auftreten, die wir verhindert haben. Heaths Essay aus dem Jahr 2010 trägt den Titel »*What do we want to die from?*« (»Woran wollen wir sterben?«), und Geriater*innen und Hausärzt*innen wissen genau, wie sie das meint: Der Preis für die Senkung eines hohen Blutdrucks könnte ein erhöhtes Risiko für einen Oberschenkelhalsbruch sein. Statine reduzieren die Todesfälle durch Herzinfarkte und Schlaganfälle, aber den

Tod durch eine bestimmte Krankheit zu vermeiden, bedeutet letztendlich nur, dass wir an einer anderen sterben werden. Wie können wir die beste Entscheidung treffen? Kann die aktuelle Forschung uns eine Antwort auf diese Frage geben?

Menschen wie Peggy werden nicht zu Medikamententests zugelassen. Ältere Leute, vor allem die gebrechlichen, machen solche Studien schwierig. Sie nehmen vielleicht andere Medikamente, die die Wirkung der Versuchsmittel beeinträchtigen, oder sie entwickeln während der Testphase andere Krankheiten und müssen deshalb frühzeitig aus der Erprobung aussteigen. Womöglich sterben sie sogar an etwas, das die Forscher*innen gar nicht interessiert. Sie haben eventuell auch Schwierigkeiten, die Untersuchungstermine einzuhalten, weil sie nicht so mobil sind oder weil ihre Partner*innen erkranken und sie nicht hinbringen können. Ältere Leute leiden zudem öfter unter den Nebenwirkungen. Daher ist es generell leichter, Tests mit jüngeren und fitteren Menschen durchzuführen, die vielleicht nur eine oder zwei Erkrankungen aufweisen und deren Gehirn, Leber und Nieren noch widerstandsfähig sind. (Schon mit Mitte 40 bemerkte Caitlin Moran das Nachlassen ihrer Leberfunktionen, als sie einen schlimmen Kater mit gleichartigen Vorkommnissen in ihrer Jugend verglich, und klagte, sie habe damals »die rosige, funktionstüchtige Leber eines Kindes« gehabt.) Die Wahrheit ist: Wenn ein pharmazeutisches Unternehmen zeigen will, dass ein neu entwickeltes Medikament sicher ist, dann wird es für die Versuche eher nicht jene Gruppe von Patient*innen auswählen, in der problematische Reaktionen am wahrscheinlichsten sind.

Jahrzehntelang blieben daher die über 80-Jährigen von Medikamententests ausgeschlossen. In den großen Studien in Bezug auf Mittel gegen Herzversagen, die Ende des letzten Jahrhunderts durchgeführt wurden, war der Durchschnittspatient im ›jugendlichen‹ Alter von Mitte 60 (und männlich). Selbst heute noch legen die Pharmakonzerne strenge Maßstäbe an die Auswahl ihrer Testpersonen an, obwohl sie mittlerweile durchaus interessierter daran sind, auch alte Leute einzubeziehen. Wer über 80 ist, darf theoretisch teilnehmen, aber es gibt immer eine Klausel, die es den Forscher*innen erlaubt, Patient*innen, die sich als problematisch erweisen, auszuschließen, zum Beispiel solche, die in Pflegeheimen leben, und solche mit anderen schwerwiegenden Erkrankungen wie Nierenschwäche oder Demenz sowie Menschen, die als »unzuverlässig« eingestuft werden. Schaut man genauer hin, dann entpuppen sich die älteren Leute bei den meisten Medikamententests als handverlesene Gruppe, fitter als ihre Altersgenoss*innen und nur mit einer oder zwei Grunderkrankungen behaftet. Peggy würde nicht dazugehören.

Das bringt uns Ärztinnen und Ärzte in eine heikle Lage. Sollen wir ganz ungeniert die in Tests mit Leuten zwischen 60 und 70, die an einer oder zwei Krankheiten litten, erzielten Ergebnisse auf 80- und 90-Jährige mit fünf oder sechs Erkrankungen übertragen? Wir wollen den älteren Patient*innen keine wirksamen Medikamente vorenthalten, aber wir können auch nicht sicher sein, dass es sich bei diesen Mitteln im Falle unserer komplizierten Patient*innen *tatsächlich* um wirksame Medikamente handelt.

Das letzte Paradox beim Verschreiben vorbeugender Arzneimittel für Menschen wie Peggy steht im Zusammenhang mit den grundsätzlichen Nachteilen von Medikamenten. Die meisten Mittel sind sehr sicher. Nebenwirkungen treten nicht zwangsläufig auf und sind, wenn doch, in der Regel nicht lebensbedrohlich. Dennoch *gibt* es Nebenwirkungen, und sie können ernst sein, und ältere Leute, ob nun gebrechlich oder nicht, sind anfälliger dafür. Es tobt ein Streit darüber, wie viele Krankenhauseinweisungen allein durch Medikamenteneinnahme verursacht werden, denn die Daten sind schwer zu erheben. Die Statistik erfasst zum Beispiel die Aufnahme eines Patienten oder einer Patientin wegen »akuter Nierenschädigung«, aber daraus geht nicht hervor, ob das neue

Blutdruckmittel oder die dehydrierende Magen-Darm-Grippe den alternden Nieren den Rest gegeben hat – höchstwahrscheinlich beides zusammen. Und manche Nebenwirkungen sind eher unauffällig: Ein Medikament kann die Hirnfunktion langsam und stetig beeinträchtigen, kann Muskelschwäche, Knochenabbau oder eine verringerte Aufnahme wichtiger Vitamine verursachen, und solche Folgen sind schwer zu entdecken. Dennoch muss ich mich um Ausgewogenheit bemühen.

Nach einer Stationsvisite, bei der ich einen Patienten versorgen musste, der Blutverdünner nimmt und eine schwere Blutung bekommen hat, und eine Patientin, die durch ein blutdrucksenkendes Medikament einen lebensverändernden Sturz erlitten hat, sowie eine dritte Person, bei der eine andere Medikation zu starkem Natriummangel geführt hat und die jetzt erschreckend verwirrt ist, kann ich ziemlich wütend über das durch Arzneimittel erzeugte Elend sein, das ich mit ansehen muss, und dann fällt es mir manchmal schwer, mich daran zu erinnern, dass ich am selben Morgen den Schlaganfall, der verhindert werden konnte, und den Herzinfarkt, den Medikamente abgewendet haben, *nicht* behandeln musste.

James mochte seine Medizin. Er gab mir eine Liste – sie zog sich über zwei Seiten, und er hatte neben die Dosis und die Einnahmezeiten auch die Indikation für jedes Medikament getippt. »Vorbeugend gegen Schlaganfall« lautete die eine, »vorbeugend gegen Herzinfarkt« eine andere, »vorbeugend gegen Magengeschwür« eine dritte. Ich zog die Augenbrauen hoch, aber er erzählte mir stolz: »Ich habe einen ausgezeichneten Hausarzt«, und ich hatte das Gefühl, ich sollte lieber nicht so kleinlich sein, darauf hinzuweisen, dass keines dieser Medikamente tatsächlich irgendetwas verhindert. Sie senken nur das Risiko der einen oder anderen Schädigung, meistens nur leicht, während sie zugleich das Risiko einer anderen Erkrankung leicht erhöhen. Ich vermutete, dass James das wusste, aber er war mit der Balance zwischen Vor- und Nachteilen dieser sorgfältig getippten Liste sehr zufrieden. James fühlte sich gut aufgehoben, was er auch war, denn keine der Arzneien schien ihm offensichtlichen Schaden zuzufügen. Seine Liste ließ ich wohlweislich unangetastet.

Aber nicht alle Menschen sind wie James. Viele meiner Patient*innen hegen einen ernsthaften Groll gegen ihre Medikamente, schütten sich aber trotzdem jeden Morgen eine Reihe von Pillen in die hohle Hand, spülen sie mit einem Schluck Tee herunter und fragen sich kopfschüttelnd: Wofür waren die noch mal? Und für die, die nicht selbst entscheiden können, legen Angehörige oder Pflegekräfte eine Auswahl von Arzneimitteln auf eine Untertasse oder in einen kleinen Plastikbehälter, und ein Ehemann oder eine Schwiegertochter oder ein Pfleger drängt die Betroffenen schmeichelnd und witzelnd dazu, sie einzunehmen. Sie alle fragen sich, was wohl passieren würde, wenn die Pillen nicht genommen würden; sie sind aber auch unsicher, ob die Mittel wirklich helfen oder vielleicht mehr schaden als nützen.

Die dritte Gruppe von Peggys Medikamenten, die noch auf meinem Schreibtisch lag, konnte körperliche Nebenwirkungen verursachen oder auch nicht, aber in diesem Fall trugen sie zu Peggys Niedergeschlagenheit bei. Viele Menschen trauen sich nicht, ihren Arzt oder ihre Ärztin nach dem Sinn und Zweck ihrer Medikamente zu fragen, beißen entweder tapfer die Zähne zusammen – nachdem sie die Mittel trotz ihres Unbehagens genommen haben, so wie Peggy – oder entwickeln Methoden, um die Einnahme jener Tabletten, denen sie besonders skeptisch gegenüberstehen, zu umgehen. Arzneimittel werden schachtelweise in den hintersten Ecken von Schubladen gehortet, verschwinden in der Sesselritze, zwischen Bettlaken oder werden unter einem angebissenen Keks versteckt. Das ist immer ein trauriger Anblick, denn so werden Zeit und Geld verschwendet; aber vor allem weist ein solches Verhalten auf eine etwas gestörte Beziehung hin, nämlich die zwischen einem Arzt oder einer Ärztin, die unbeirrt nach den geltenden Richtlinien Rezepte ausstellt, und einer Person, die aus irgendeinem Grund nicht in der Lage ist, ihrem Gegenüber im weißen Kittel zu sagen, dass sie bestimmte Tabletten nicht nehmen wird, nicht nehmen kann.

Was wir also – außer Zeit – brauchen, ist Ehrlichkeit. Wir Ärzt*innen müssen ehrlich darüber sprechen, dass wir nicht immer genau wissen, was älteren Menschen, vor allem solchen mit Gebrechen und mehreren Erkrankungen, die vielleicht nicht mehr sehr lange leben werden, hilft und was nicht. Wir müssen ehrlich sagen, dass die Vorbeugung gegen eine bestimmte Krankheit nicht unbedingt das Leben verlängert, sondern oft nur eine Todesursache gegen eine andere austauscht. Wir müssen ehrlich zugeben, dass es bei vielen Medikamenten vermutlich keine große Rolle spielt, ob man sie als alter Mensch nimmt oder nicht. Aber auch die Patient*innen und ihre Angehörigen müssen ehrlich über ihre Haltung zu den Arzneien sprechen. Wir müssen alle miteinander über den Zweck von Medikamenten reden, und das heißt, dass wir der Tatsache ins Auge sehen müssen, dass für viele Patient*innen die Hoffnung nicht nur darin besteht, ein ohnehin schon langes Leben zu verlängern, sondern auch darin, dessen Qualität zu erhalten oder zu verbessern.

Und damit kommen wir zu den letzten Teilen des Verschreibungspuzzles. Die Polypharmazie ist ein kniffliges Problem, das von denen gelöst werden muss, die die Tabletten einnehmen, oder von ihren Angehörigen und Pflegekräften, und zwar in enger Zusammenarbeit mit Ärzt*innen, die jede Menge Erfahrung haben und zudem von Apotheker*innen und guten IT-Programmen unterstützt werden, die Fehler und Wechselwirkungen erkennen können. Um es gut zu machen, brauchen wir Zeit. Und wir brauchen Ehrlichkeit zwischen Patient*innen und Ärzt*innen, Ehrlichkeit in Bezug auf die wesentlichen Dinge.

Ein letztes Hindernis steht noch im Weg. Ich hatte an einer Fortbildung für Allgemeinmediziner*innen teilgenommen, bei der über Polypharmazie gesprochen worden war und über die Schwierigkeit, gemeinsam gute Entscheidungen zu treffen. Dabei hatte ich über den Balanceakt referiert, der sich aus der Verschreibung von Blutverdünnern ergibt, die man normalerweise bei Vorhofflimmern verschreibt, um das Schlaganfallrisiko zu senken. Das Problem ist, dass solche Antikoagulanzien zwar das Risiko einer Arterienverstopfung reduzieren, dafür aber das Risiko von Blutungen erhöhen. Maarike runzelte die Stirn. Sie ist Allgemeinmedizinerin, Niederländerin, fröhlich und direkt, und jetzt war sie aufgewühlt.

»Wissen Sie«, sagte Maarike, »ich habe einen Patienten, einen netten alten Mann, der in einem Pflegeheim lebt. Er hat andauernd sehr starkes Nasenbluten, er muss ständig ins Krankenhaus, um Bluttransfusionen zu bekommen, und irgendwann sage ich: ›Jacky, das ist zu viel für Sie, setzen wir diese blutverdünnenden Mittel ab, was meinen Sie?‹ Und er sagt: ›Ja, gute Idee, Dr. Maarike.‹ Und wir setzen sie ab, und einen Monat später hat er einen schlimmen Schlaganfall und lebt noch ein paar Wochen, in sehr schlechtem Zustand, dann ist er tot, und ich weiß …«

Maarike hielt inne und schaute an die Decke des Auditoriums, und obwohl sie von Leuten umgeben war, die sie nicht kannten und die auch Jacky nicht gekannt hatten, schwebte in jenem Moment ihre Verzweiflung wie eine beißende Rauchwolke nach oben, und die Zuhörer stießen einen kollektiven leisen Seufzer aus, als sie dies wahrnahmen.

Maarike fuhr fort: »… ich weiß, seine Verwandten glauben, dass es meine Schuld war, dass ich die falsche Entscheidung getroffen habe. Ich bin zwar sicher, dass es eine gute Entscheidung war – es ist nur einfach schlecht gelaufen –, aber ich bin trotzdem sehr traurig.«

Entscheidungen über das Absetzen von Medikamenten können viel Mut erfordern, nicht nur von den Ärzt*innen. Wir alle wägen die verfügbaren Informationen ab und wählen dann die eine oder andere Option, und niemand von uns kann in die Zukunft blicken. Maarikes Patient Jacky hätte diesen Schlaganfall vielleicht sowieso bekommen, denn Blutverdünner eliminieren das Risiko nicht, sie verringern es nur. Er hätte auch die Blutverdünner weiternehmen können, mit der Folge stärkeren Nasenblutens und häufigerer Krankenhausaufenthalte, und dann wäre er vielleicht bald so schwach gewesen, dass er an einer Infektion gestorben wäre. Als Ärztin oder Arzt gewöhnt man sich daran, Entscheidungen zu treffen, und man muss lernen, auch Resultate zu akzeptieren, die man nicht gewollt hat. Aber die Bewegung hin zum gemeinsamen Entscheiden, zu einem Prozess, in dem wie bei Mangin die Polypharmazie im Team angegangen wird, zu dem auch der Patient oder die Patientin gehört, die verlagert die Verantwortung ein Stück weit auf die Betroffenen selbst oder auf deren Angehörige, Freund*innen und Pflegekräfte. Viele Menschen empfinden das als große Last. Selbst wenn meine Patient*innen gut informiert wurden, haben sie vielleicht Angst davor, sich falsch zu entscheiden, und diese Angst ist noch ausgeprägter, wenn wir solche Entscheidungen im Namen derer treffen müssen, die wir lieben. Sie erfordern also oft eine große Portion Mut. Wir alle – Ärzt*innen, Patient*innen, Angehörige und Pflegende – müssen das Gefühl haben können, dass wir nach bestem Wissen und Gewissen entschieden haben. Wir müssen uns nicht nur auf die Informationen verlassen, die wir erhalten, sondern auch unserem eigenen Urteil trauen, und wir müssen darauf gefasst sein, die Folgen zu tragen, ohne ein schlechtes Gewissen zu haben. Auch gute Entscheidungen erweisen sich manchmal als falsch.

Peggy, Joe und ich wandten uns also dem dritten Stapel von Medikamenten zu. Als Peggy die Praxis verließ, war es beschlossene Sache, dass sie nur noch Tabletten schlucken würde, durch die es ihr besser ging oder von denen sie fest glaubte, dass sie ihr guttäten. Sie würde auf die mit den schädlichen Nebenwirkungen und die, die nicht halfen, verzichten, und wir hatten gemeinsam entschieden, welche von den vorbeugenden Mitteln sie gerne weiternehmen wollte. Möglich, dass Peggy immer noch nicht den vollen Durchblick hat, aber sie dürfte auf jeden Fall jetzt ruhiger und zuversichtlicher sein.

Kapitel 7   Eine kluge Wahl treffen

Doxycyclin ist ein fabelhaftes Medikament. Es wirkt entzündungs-
hemmend, hilft so bei etlichen fiesen Hauterkrankungen und wird
in vielen Teilen der Welt auch erfolgreich zur Malaria-Vorbeugung
eingesetzt. Es ist ein weitverbreitetes Antibiotikum, und es ist spott-
billig. Als mein Mann zum Surfen in die Tropen flog, habe ich auch
Doxycyclin-Tabletten in seine Reiseapotheke gepackt, zur Behandlung von Atemwegsinfekten und eitrigen Wunden. Das Antibiotikum ist äußerst praktisch, man braucht es nur einmal täglich einzunehmen, und als es mir gegen einen lästigen Ausschlag um die
Augen herum verschrieben wurde, war ich unbesorgt, obwohl es
hieß, die Behandlung dauere zwei Monate. Aber Doxycyclin kann
Übelkeit verursachen, und diese Auswirkung hatte es auf mich,
daher nahm ich es abends vor dem Zubettgehen, um die Unwohl-
seinsphase zu verschlafen. Nach einiger Zeit bekam ich heftige
Schmerzen in der Brust, die immer schlimmer wurden, bis ich dachte, in meinem Inneren würde etwas Entscheidendes zerbersten.
Deshalb ging ich in die Notaufnahme, wo geschäftiges, freundlich
lächelndes Personal mein Herz untersuchte, und als mir am nächsten Tag schon nach einem Schluck Wasser die Tränen kamen, führte einer der netten Gastroenterologen ein Endoskop durch meinen
Hals (»Wir können das mit oder ohne Sedierung machen, aber ich
rate Ihnen dringend, sich sedieren zu lassen«) und stellte fest, dass
sich in meiner Speiseröhre ein dickes Geschwür gebildet hatte, woraufhin meine geschätzte Kollegin Bella mit dem Beipackzettel des
Doxycyclins vor meiner Nase herumwedelte und sagte: »Lucy, du
bist eine Idiotin.« Sie zeigte auf die Stelle mit der Warnung: »Neh-

men Sie die Kapseln nicht direkt vor dem Zubettgehen, um eine Geschwürbildung in der Speiseröhre zu vermeiden. Es ist sehr wichtig, dass Sie nach der Einnahme des Mittels mindestens 30 Minuten lang warten, bevor Sie sich hinlegen.« Das Ganze war mir ausgesprochen peinlich.

In einem Bericht von 2012 kam die Weltgesundheitsorganisation WHO zu der Einschätzung, dass weltweit »mehr als die Hälfte aller Arzneimittel unsachgemäß verschrieben, ausgegeben oder verkauft« würden, und konstatierte dann, »die übermäßige, unzureichende oder falsche Einnahme von Medikamenten« führe zu einer »Verschwendung wertvoller Ressourcen und weitreichenden gesundheitlichen Gefahren«. Im letzten Kapitel habe ich viel darüber geklagt, wie kompliziert das Verschreiben von Medikamenten für uns Ärzt*innen ist. Aber noch viel schlimmer ist das Ganze ja für die Patient*innen! Ich brauchte nur eine einzige Tablette einzunehmen, und selbst dabei habe ich einen Fehler gemacht. Meine Patient*innen, die Patient*innen der Geriatrie, sind mit weitaus größeren Schwierigkeiten konfrontiert. Mit Medikamenten, die man vor, nach oder zu einer Mahlzeit nehmen muss, im Stehen oder im Sitzen, nur dienstags, nicht vor dem Autofahren, nicht gleichzeitig mit einigen der anderen Arzneimittel, nicht zusammen mit Alkohol, Milch, Grapefruitsaft, Brokkoli oder Rosenkohl. Mit Medikamenten, die man kauen, zerdrücken oder auflösen muss, aber nur in Wasser oder Apfelmus, oder mit solchen, die man stattdessen unbedingt ganz hinunterschlucken muss, die aber so groß sind wie Pferdepillen, sodass man sich fragt, ob es nicht besser wäre, sie, statt sie zu schlucken, am anderen Ende einzuführen. Medikamente, die alle noch einen Zweitnamen haben, einen groß gedruckten Markennamen und eine klein gedruckte generische Bezeichnung, Medikamente, die nicht die gleichen sind wie die von letzter Woche – vielleicht sind es aber auch die gleichen, nur die Verpackung, die Form oder die Farbe hat sich verändert. Oder sie sehen noch genauso aus, sind aber, was man erst auf den zweiten Blick sieht, anders dosiert. Medikamente, die hübsch aussehen, aber nicht helfen, so wie Docusat-Natrium, das nutzloseste Abführmittel der Welt. Und dann müssen Sie Medikamente nehmen, die Ihre Apotheke normalerweise vorrätig hat, nur heute nicht, weshalb Sie morgen noch einmal hingehen müssen, um sie abzuholen. Dafür haben Sie aber noch mehr von denen bekommen, die sich sowieso schon zu Hause stapeln. Und Medikamente, von denen Sie einen metallischen Geschmack im Mund bekommen oder von denen Ihnen schwindelig oder einfach unwohl wird, aber es ist schwer auszumachen, welches der unterschiedlichen Mittel, die Sie genommen haben, so etwas auslöst. Und vielleicht handhaben Sie es so wie mein Patient Heinrich, der die Gebrauchsanweisungen derart verwirrend findet, dass er einfach alle Pillen aus den Verpackungen drückt, sie in eine leere Taschentuchbox legt und dann jeden Tag einfach sieben Stück aus dieser bunten Mischung auswählt und schluckt. Vielleicht horten Sie aber auch wie Iris heimlich einen Stapel Pillenboxen aus Kunststoff im Küchenschrank und haben einige der kleinen Fächer schon geleert, viele aber unberührt gelassen, sodass die Behälter wie traurige Adventskalender wirken, bei denen zufällig ein paar Türchen aufgerissen worden sind.

Auch auf internationaler Ebene wird zunehmend erkannt, dass *mehr* nicht unbedingt *besser* ist, dass alle Behandlungen und Eingriffe – Scans, Blutuntersuchungen, Krebstherapien, Operationen und regelmäßige Medikamentengaben – sowohl schaden als auch nützen können. In Schottland, dem Land der kühlen, rationalen Köpfe, hat die oberste Gesundheitsexpertin der Regierung, Catherine Calderwood, im Jahr 2016 eine Kampagne mit dem Titel »Realistische Medizin« gestartet, in der »eine vernünftige und praxisorientierte Vorstellung von dem, was erreicht oder erwartet werden kann«, gefordert wird sowie eine »zutreffende und wahrheitsgemäße Darstellung der Dinge«. Calderwood verlangt von allen im Gesundheits- und Pflegewesen »den Mut, ehrlich, offen und ausgewogen« zu handeln.

Eine weltweite Kampagne namens *Choosing Wisely* (»Eine kluge Wahl treffen«) wirbt für Gespräche, die auch die Sicht der Patient*innen miteinbeziehen. Slogans wie »Keine Entscheidungen über mich ohne mich« sind Teil einer umfassenden Bewegung für eine Stärkung der Stimme der Patient*innen. Das Team von *Choosing Wisely* schlägt ein Konzept namens »BRAN« vor – vier Fragen, die sich Menschen vor jeder Entscheidung für oder gegen eine medizinische Behandlung stellen sollten: Wo liegen die **B**enefits, also welche Vorteile sind erkennbar? Worin bestehen die **R**isiken? Was für **A**lternativen gibt es? Und was passiert, wenn ich **N**ichts tue?

Meinen Behandlungs-Schlamassel mit dem Speiseröhrengeschwür hatte ich mir selbst zuzuschreiben. Wieso habe ich nicht wenigstens den Beipackzettel gelesen? Zum einen, und das trifft normalerweise auf meine Patient*innen nicht zu, aus Arroganz. Ich dachte, ich kenne mich mit Doxycyclin aus. Zum anderen dachte ich vielleicht auch, der Arzt, der mir die Tabletten verschrieben hat, würde mich vor Nebenwirkungen warnen und es wäre nicht mein Job, die Anleitung zu lesen. Das Entscheidende aber war: Ich interessierte mich einfach nicht dafür. Ich wollte nur, dass mein Ausschlag wegging – das war alles.

Im Jahr 2017 veröffentlichte die WHO einen weiteren Bericht über Medikamentenmissbrauch und überflüssige andere Behandlungen und startete eine Initiative zum weltweiten Schutz von Patientinnen und Patienten namens *Global Patient Safety*. Die Autor*innen schrieben: »Patienten und Öffentlichkeit [...] werden zu oft zu passiven Empfängern von Medikamenten gemacht und nicht informiert, nicht ermächtigt, ihren Teil dazu beitragen zu können, dass medikamentöse Behandlungen sicherer werden.«

Ich wurde nicht zur passiven Empfängerin gemacht. Ich habe diese Rolle selbst gewählt. Aber vielen Menschen wird *tatsächlich* das Gefühl gegeben, nicht mitreden zu dürfen.

Manchmal verhalten wir uns passiv, wenn man uns mitteilt, der Arzt habe viel zu tun, und wir ihm nicht die Zeit stehlen wollen. Vielleicht mögen wir ihn und wollen ihn nicht verärgern, indem wir zugeben, dass wir unseren Tabletten nicht trauen oder sie nicht einnehmen. Möglicherweise haben wir auch ein bisschen Angst vor unserer Ärztin und fürchten, sie könnte wütend werden. Zuweilen haben wir das Gefühl, der Arzt sei gar nicht ›unser‹ Arzt, denn wir haben jedes Mal mit einem anderen zu tun, sodass wir immer wieder alles von vorne erzählen müssen. Dann wieder haben wir ein schlechtes Gewissen: Wir glauben, wir seien dazu verpflichtet, diese Tabletten zu nehmen oder jenen Test machen zu lassen, dass es unsere Pflicht sei, gesund zu bleiben, und dass dieses Medikament, jene Untersuchung das Einzige sei, was uns vor einem schlimmen Ereignis bewahren könne. Vielleicht sind wir auch vergesslich und sagen nichts, weil wir glauben, jemand habe uns die Wirkung der Tabletten erklärt und wir hätten die Erläuterung schlicht vergessen. Manchmal ist die Erklärung einfach zu kompliziert – es wirkt so, als hätte man Pharmazie studieren müssen, um alles zu verstehen. Und andere Male sind wir nicht davon überzeugt, dass die Person, die uns etwas erklärt – der Apotheker, die Hausärztin, die Krankenschwester oder der Facharzt in der Klinik –, unsere Lage wirklich erfasst und auch begreift, was wir eigentlich von der angebotenen Behandlung erwarten.

Wie also können wir unsere Position am besten stärken, die Passivität ablegen und aktiv mitarbeiten? Die Ehrlichkeit und Offenheit, die Dr. Calderwood in ihrer Kampagne für eine realistische Medizin fordert, sind keine Einbahnstraßen. Ich selbst hätte mehr Verantwortung für meine Behandlung übernehmen sollen. Tag für Tag erinnere ich Studierende und junge Ärzt*innen an die Gefahren und Risiken von Medikamenten, und dann beachte ich nicht einmal die allgemeinen Hinweise, die meiner eigenen Sicherheit dienen. Was sollten wir also als Patient*innen von uns selbst fordern?

Es ist vernünftig und zumutbar, dass wir uns darüber informieren, wogegen jedes unserer Medikamente wirkt. Wenn wir es nicht wissen, dann müssen wir nachfragen: Was hat es mit diesem hier auf sich? Und wenn es ein bestimmtes Symptom lindern soll, aber nicht zu wirken scheint, dann müssen wir das sagen.

Genauso ist es vernünftig und zumutbar, die Anleitung zur Einnahme und die Liste möglicher Nebenwirkungen zu lesen und zu überlegen, ob wir davon betroffen sind – und wenn ja, dann müssen wir das ebenfalls sagen. Jahrelang hörte ich Eileens typischen Husten bei unseren Dorfveranstaltungen, bis sie mir eines Tages ihre Tabletten zeigte, zu denen auch Ramipril gehörte, ein Blutdruckmittel, das wie alle Wirkstoffe aus dieser Familie (deren Namen immer auf »-pril« enden) bei einem Zehntel der Patient*innen einen trockenen Husten auslöst. Und es stellte sich heraus, dass Eileen das zwar wusste, es aber ihrem Arzt gegenüber nicht erwähnte, weil sie nicht so viel Aufhebens machen wollte. Nicht klar war ihr dagegen, dass es eine sehr gute Alternative gibt, die keinen Husten hervorruft, und so hatte sie acht Jahre lang unnötig schlecht geschlafen und dadurch vielleicht sogar einen Teil der positiven blutdrucksenkenden Wirkung zunichtegemacht.

Wir dürfen uns nicht wegen seltener Nebenwirkungen verrückt machen, aber es ist durchaus vernünftig, sich wenigstens über die häufigeren zu informieren: etwa darüber, dass alle Schmerzmittel, die stärker sind als Paracetamol, also jene Präparate aus der Gruppe der Opioide, zu denen auch Kodein und Tramadol gehören, sowie beispielsweise Fentanyl-Pflaster (die nach nichts aussehen, nach harmlosen Pflastern, aber ausgesprochen stark wirken) – dass diese Mittel bei fast allen Patient*innen Verstopfung hervorrufen und dass Verstopfung schlimm sein kann, weshalb von Anfang an zusätzlich ein wirksames Abführmittel genommen werden sollte. Ein paar Dörrpflaumen zu essen und dann mal abzuwarten, ob es besser wird, reicht nicht aus. Bei vielen führen diese Mittel auch zu Benommenheit und Verwirrtheit, vor allem bei gebrechlichen Menschen, die ohnehin schon unter solchen Beschwerden leiden. Und seltene Nebenwirkungen kommen tatsächlich vor. Das heißt, wenn wir ein neues Symptom bei uns bemerken, dann ist es sinnvoll, das Kleingedruckte zu lesen und einen Zusammenhang zwischen dem, was wir einnehmen, und unserem Befinden herzustellen.

Wenn wir langfristig ein Medikament einnehmen, ist es vernünftig und zumutbar, etwa einmal im Jahr dessen Vor- und Nachteile zu überprüfen. Und es ist angebracht, die BRAN-Fragen zu stellen, wenn man uns etwas Neues verschreiben will. Wir müssen die Vorteile, die Risiken und die Alternativen kennen und auch wissen, was passiert, wenn wir nichts tun.

• • •

Die Medizinstudentinnen und -studenten spielen ein Spiel: Sie haben fünf Schachteln mit Medikamenten erhalten, und ich bitte sie, die Mittel in die Reihenfolge zu bringen, in der sie verschrieben wurden. Die Schachteln enthalten Oxybutynin und Amlodipin, Ibuprofen, Furosemid und Augentropfen. Ich stelle noch eine Dose Senna, ein pflanzliches Abführmittel, dazu. Die Studierenden wirken irritiert und weisen darauf hin, dass auf den Packungen keine Daten stehen.

»Das spielt keine Rolle. Ich möchte, dass Sie überlegen, *wofür* jedes Medikament verschrieben wurde. Mrs. Brooks war siebenundachtzig, und sie ging zum Arzt, weil sie Schmerzen im Knie hatte. Ein Jahr später nahm sie alle diese Mittel.«

Nun haben die Studierenden verstanden. Sie greifen nach dem Ibuprofen, einem entzündungshemmenden Mittel, das gut gegen die Arthritis-Schmerzen in Mrs. Brooks' Knie helfen kann. Wir sprechen über seine möglichen Nebenwirkungen und rufen uns ins Gedächtnis, dass es zwar ein nützliches Schmerzmittel ist und genau das Richtige für Mrs. Brooks sein könnte, aber unter Umständen auch zu einer Erhöhung des Blutdrucks führt. Eine Studentin legt die Schachtel mit dem Amlodipin daneben: Es ist ein Mittel, das Mrs. Brooks' Blutdruck wieder senken sollte. Ihre Kollegin lächelt, als ihr klar wird, was als Nächstes hinzugekommen sein muss.

»Amlodipin kann Knöchelschwellungen hervorrufen!«, sagt sie und legt die Schachtel mit den Wassertabletten, das Furosemid, neben das Amlodipin.

»Genau! Jetzt haben Sie's raus«, sage ich. »Etwa einer von zehn Patienten, die ein Mittel aus der Amlodipin-Gruppe nehmen, bekommt geschwollene Knöchel. Was passiert, wenn bei einer Fünfzigjährigen, die Blutdruckmittel nimmt, die Knöchel anschwellen?«

»Sie geht noch einmal zum Hausarzt«, vermutet ein Student, »und setzt das Medikament ab.«

»Stimmt, und sie bekommt ein anderes Blutdruckmittel verschrieben. Aber wenn ein älterer Mensch das gleiche Problem hat, geschwollene Knöchel, gibt man ihm Wassertabletten, weil …?«

»Weil der Arzt annimmt, der Patient habe eine Herzschwäche!«

Nebenwirkungen treten bei älteren Leuten häufiger auf als bei jungen, aber die Symptome werden bei älteren auch anders beurteilt, denn diese haben oft noch weitere gesundheitliche Leiden. Der Fehler passiert leicht: Manchmal erkennen Ärzt*innen nicht, dass es sich bei einem Problem um eine Nebenwirkung handelt, sondern halten es für eine neue Erkrankung.

»Genau. Jetzt haben wir also das Ibuprofen, das Mrs. Brooks' Blutdruck in die Höhe getrieben hat, das Amlodipin, um ihn wieder zu senken, und das Furosemid, um die durch das Amlodipin verursachte Knöchelschwellung zu behandeln. Wie ging es weiter?«

Die Studierenden hatten noch nie mit Oxybutynin zu tun. Ich erläutere, dass es zu den Mitteln gehöre, die eine überaktive Blase beruhigen sollen. Die arme Mrs. Brooks: Bis sie mit dem Furosemid anfing, konnte sie den Urin gerade lange genug anhalten, um es aufs nächste Klo zu schaffen, aber jetzt starteten ihre Wasserwerke eine Initiative der Gehorsamsverweigerung. Also bekam sie Oxybutynin. Und weitere Nebenwirkungen. Welche könnten das sein? Die erste Studentin kneift die Augen zusammen und versucht, sich an ihre Pharmakologie-Vorlesungen zu erinnern.

»Oxybutynin müsste ein Anticholinergikum sein, stimmt's? Das heißt, mögliche Nebenwirkungen wären trockene Augen, trockener Mund, Verstopfung ...« Triumphierend platziert sie die künstlichen Tränen und die Dose Senna ans Ende der Reihe.

So sieht die Medikamentenkaskade aus: Jede hinzugekommene Arznei wurde verschrieben, um die Nebenwirkungen einer anderen zu bekämpfen. Manchmal ist es unausweichlich – die Opioid-Schmerzmittel etwa müssen von der Einnahme eines Abführmittels begleitet werden. In bestimmten Fällen enthalten Tabletten bereits das Gegengift für ihre eigenen Nebenwirkungen: Der essenzielle Wirkstoff für Patient*innen mit Parkinson, L-Dopa, würde zu heftigem Erbrechen führen, wenn er nicht klugerweise in einer Pille mit einem anderen Wirkstoff kombiniert würde, der das L-Dopa daran hindert, den Magen anzugreifen, und es stattdessen zum Gehirn umleitet, wo es gebraucht wird. Ein Mittel zur Bekämpfung der Nebenwirkung eines anderen kann also nötig sein, aber oft ist es unnötig; und statt einfach nach einem zweiten Medikament zu greifen, sollten Ärzt*innen und Patient*innen einen Schritt zurückgehen und überlegen, ob die Vorteile der ursprünglichen Tablette es wirklich wert sind, den Preis ihrer Nebenwirkungen zu zahlen.

Und es wird noch schwieriger, die Vorteile zu benennen, wenn wir über eine Medizin nachdenken, die nicht etwa bestehende Symptome behandeln soll, die also nicht hier und heute unser Wohlbefinden steigert, sondern die das Risiko einer künftigen Erkrankung verringern soll. Wie kann ein Patient oder eine Patientin da eine aktive, auf gründlicher Information beruhende Entscheidung treffen?

Im Rahmen der Kampagne für eine realitätsnahe Medizin beschäftigt man sich in Schottland auch mit den grundsätzlichen Fragen der Medikation. Der erste Schritt des schottischen Polypharmazie-Teams besteht darin, allen Patient*innen die Frage zu stellen: »Was ist für Sie am wichtigsten?« Zu wissen, was man mit seinen Medikamenten erreichen möchte, es offen und ehrlich zu sagen, hilft dabei, sinnvolle Entscheidungen zu treffen, und sobald die richtigen Informationen vorliegen und verständlich präsentiert werden, fällt es Patient*innen und Angehörigen oft gar nicht mehr so schwer, sich zu entscheiden.

Charles war in die Klinik gekommen mit der Frage, ob er ein Antikoagulans einnehmen sollte, ein blutverdünnendes Mittel. Er war 77, und einige Wochen zuvor war sein linker Arm plötzlich schwach geworden, als er gerade beim Einkaufen war. Die Kassiererin im Supermarkt hatte bemerkt, wie seine Gesichtszüge entgleist waren. Die Geschäftsleitung hatte einen Krankenwagen gerufen, aber schon wenige Minuten nach seinem Eintreffen in der Notfallstation hatte er sich wieder gefangen. Er hatte eine transitorische ischämische Attacke erlitten, einen »Mini-Schlaganfall«.

»Auf den Scans war nichts zu sehen«, erzählte mir Charles, »nur den unregelmäßigen Herzschlag haben sie festgestellt.«

Bei Charles lag wie bei Maarikes Patient Jacky ein Vorhofflimmern vor, abgekürzt VHF, eine häufige Herzrhythmusstörung, zu der das alternde Herz neigt. Statt regelmäßig zu schlagen, zitterten seine Herzvorhöfe, die Atrien, unkoordiniert, während die wichtigen unteren Kammern weiterhin das Blut zu den Lungen und durch den Körper pumpten. VHF wirkt sich oft nicht besonders stark auf die Pumpleistung des Herzens aus – das Blut fließt weiter überallhin –, aber der Blutfluss durch das Herz selbst wird gestaut: Die Vorhöfe entleeren sich nicht vollständig, und dadurch können kleine Blutgerinnsel entstehen, die keine Schäden verursachen, solange sie bleiben, wo sie sind, die aber manchmal aus dem Herzen hinausgetragen und durch die großen Blutgefäße bis ins Gehirn transportiert werden, wo sie sich in einer kleineren, aber lebenswichtigen Arterie ansiedeln und einen verheerenden Schlaganfall auslösen können.

Dies alles erklärte ich Charles und fuhr fort: »Da bei Ihnen ein Vorhofflimmern vorliegt und Sie bereits einen Schlaganfall hatten, wenn auch nur einen kleinen, besteht bei Ihnen ein erhöhtes Risiko, einen weiteren zu erleiden. Die Einnahme eines Blutverdünners, eines richtigen Antikoagulans, nicht nur Aspirin, senkt dieses Risiko um etwa sechzig Prozent.«

»Und die Kehrseite?«, wollte er wissen.

»Nun ja, durch ein Mittel, das die Blutgerinnung hemmt, wird die Gefahr größer, dass Sie bluten und dass es zu ernsthaften Blutungen kommt, nicht nur zu blauen Flecken: zu einer Hirnblutung oder einer Magen- oder Darmblutung.«

Charles verzog das Gesicht und starrte auf seine Socke, die wegen seiner übereinandergeschlagenen Beine zu sehen war. Eine grüne Socke mit Rentieren darauf.

»Wie stellt sich das in Zahlen dar?«, fragte er.

»Das kann ich Ihnen zeigen.« Ich rief mit dem Computer ein System auf, das uns statistische Daten in Bezug auf Charles' Schlaganfallrisiko liefern konnte, und warnte ihn, während sich das Bild aufbaute: »Offiziell wird in Ihrem Fall das Risiko hoch sein, obwohl bei Ihnen keine weiteren Faktoren vorliegen.«

»Das hat mein Hausarzt auch schon gesagt«, meinte Charles missmutig.

Seine medizinische Vorgeschichte war makellos. Wir klickten bei den Fragen nach Diabetes, hohem Blutdruck und Herzinfarkten überall »Nein« an. Der Computer wertete die Antworten aus, und schließlich verkündete die Webseite, dass bei Charles tatsächlich ein hohes Schlaganfallrisiko vorlag.

Charles beugte sich vor, um an mir vorbei auf den Bildschirm zu schauen, und rümpfte die Nase, während er vorlas: »Okay, mein Wert liegt also bei vier, das bedeutet anscheinend ein jährliches Risiko eines Schlaganfalls von vier Prozent. Ich würde das nicht ›hoch‹ nennen. Das heißt, ich habe eine Chance von sechsundneunzig Prozent, innerhalb des kommenden Jahres *keinen* Schlaganfall zu bekommen. Dann war ich also völlig umsonst ständig darauf gefasst, dass alles über mir zusammenbricht.«

Charles hatte recht mit seiner Einschätzung, dass »hoch« relativ ist. Man hatte ihm den Eindruck vermittelt, dass ein weiterer Schlaganfall bei ihm unmittelbar bevorstehe, während er selbst ein Risiko von vier Prozent im Jahr beruhigend niedrig fand. Jemand anders hätte vier Prozent – einer von 25 – tatsächlich als erschreckend hoch empfunden …

Ich sprach mit Emily, die denselben Risikofaktor wie Charles hatte, und schrieb die Zahlen für sie auf ein Blatt Papier: eine vierprozentige Schlaganfallwahrscheinlichkeit pro Jahr, die sich mit einem Blutverdünner auf etwas unter zwei Prozent senken ließ – allerdings bei erhöhtem Blutungsrisiko. Die Wahrscheinlichkeit, dass jemand, der ein Antikoagulans nimmt, einmal im Jahr eine ernsthafte Blutung bekommt, liegt bei drei bis fünf Prozent.

Emily schaute ganz kurz auf die Zahlen, dann richtete sie sich entschlossen auf: »Meine Mutter hatte einen Schlaganfall. Es war furchtbar, und es wäre besser gewesen, wenn sie gestorben wäre, aber das ist sie erst mal nicht, und es war wirklich sehr schwer für sie.«

»Hoch« bedeutet für die eine Person nicht unbedingt dasselbe wie für die andere. Wenn wir also hören, dass ein hohes Risiko oder eine geringe Wahrscheinlichkeit bestehe, dann ist es nur vernünftig, nachzufragen, was das genau heißt. Ärzt*innen können oft nichts Genaues sagen, aber wir sollten den Patient*innen doch einen Eindruck von der Größenordnung eines Risikos vermitteln können.

Sobald wir als Patient*innen die Wahrscheinlichkeit von Nutzen oder Schaden durch eine bestimmte Behandlung erfassen, können wir mit unserer eigenen Sicht auf die Dinge die Entscheidung mit beeinflussen. Manche Leute, die das Akronym BRAN (Benefits, Risiken, Alternativen und [die Frage nach dem] Nichtstun) verwenden, ergänzen noch ein I für »Instinkt«, sodass das Wort BRAIN (»Gehirn«) entsteht.

Genau dieser Zusatz, das I, hilft bei solchen Entscheidungsfindungen und erklärt, warum nicht alle Menschen die gleiche Entscheidung treffen. Es ist nicht der Instinkt im Sinne einer Zukunftsahnung gemeint oder im Sinne einer seltsamen Intuition, die uns sagt, dass wir mit dem einen oder anderen besser fahren werden, sondern vielmehr unser Wissen von dem, was vorher war, und dem, was wir uns als Nächstes erhoffen, unsere eigene Erfahrung, die uns den Weg zeigt. Und das ist auch der Grund, warum ich als Ärztin diese Entscheidungen nicht für Sie treffen kann. Ich kann die BRAN-Fragen beantworten: In Charles' Fall wiesen die Daten und Richtlinien auf ein niedrigeres Schlaganfall- und sogar Todesrisiko hin, wenn er ein blutverdünnendes Mittel einnähme, aber Charles selbst wusste, dass er Pillen hasste und schon sein Leben lang kein Blut sehen konnte, deshalb lehnte er ein Antikoagulans ab. Emily hingegen wusste, dass sie alles tun und fast jedes Risiko eingehen würde, um ihr Schlaganfallrisiko zu verringern. Vielleicht sollten wir das I nicht im Sinne von »Instinkt«, sondern von »Individualität« einsetzen. Charles' Frau unterstützte seine Entscheidung. Sie sagte zu mir: »Er ist kein Tablettentyp. Er setzt mehr auf Wünschelruten, Buddhismus und Homöopathie.«

Was kann die Behandlungsentscheidung sonst noch erleichtern? Es könnte hilfreich sein, sich daran zu erinnern, dass Nutzen und Schaden zahlreicher Behandlungen für viele ältere Leute, besonders wenn sie gebrechlich sind, nicht genau bestimmbar und oft gleich groß sein können. Uns wird vielfach der Eindruck vermittelt, alle Medikamente seien essenziell (das gilt vor allem für Angehörige, die jemanden mit Demenz pflegen), aber häufig stimmt das gar nicht.

Eines muss jedoch glasklar sein: Sie sollten niemals ein Arzneimittel (für Sie selbst oder für andere) einfach absetzen, ohne das mit einem Arzt oder einer Ärztin zu besprechen, der oder die Sie und Ihre medizinische Vorgeschichte kennt. Aber Sie haben ein Recht darauf, dieses Gespräch zu führen.

Es gibt einige Medikamente, die schreckliche Katastrophen verhindern, wie zum Beispiel Mittel gegen Epilepsie bei echten Epileptikern oder Insulin für die wirklich insulinabhängigen Diabetiker. (Insulin-Gaben im fortgeschrittenen Alter, um einen Typ-2-Diabetes besser in Schach zu halten, der in der Regel mit Tabletten behandelt wird, sind etwas anderes.) Viele Medikamente kann man absetzen, ohne dass etwas Dramatisches passiert, andere müssen langsam ausgeschlichen werden, aber wenige sind tatsächlich lebenswichtig, und dieses Wissen kann uns einen Teil der Angst nehmen, die solche Gespräche begleitet.

Gegen Ende eines Lebens, bei Menschen, die sich vielleicht in ihrem letzten Lebensjahr befinden, oder für Menschen mit schwerer Demenz, muss die medikamentöse Behandlung noch sorgfältiger abgewogen werden. Die Wahrscheinlichkeit, dass Arzneimittel helfen, wird in diesem Stadium geringer, die erzeugte Belastung höher, nicht nur durch potenzielle Nebenwirkungen, sondern allein schon durch die Mühe, die es macht, sie einzunehmen. Das Behandlungsziel hat sich vielleicht verändert. Es kann schwerfallen, offen und ehrlich darüber zu reden. Wir fragen uns vielleicht, ob es in Ordnung ist, zu sagen: »Mein Mann ist sehr dement. Er würde nicht so leben wollen. Können wir darüber reden, die Medikamente, die nur dazu dienen, ihn am Leben zu erhalten, seinen Zustand aber nicht verbessern, abzusetzen?« *Natürlich* ist das in Ordnung. Es ist nicht verwerflich, so etwas auszusprechen. Es kann sogar das Beste sein, was man überhaupt sagen kann.

An einem anderen Fortbildungstag hob einer der erfahrensten Hausärzte die Hand. Ich mag und bewundere ihn und war bestürzt, als ich merkte, dass er sich gekränkt fühlte.

»Also, Lucy, gibt es irgendein Medikament, gegen das Sie nichts haben?«

Kaum etwas ist schöner, als zuzuschauen, wie jemand mit kürzlich diagnostizierter Parkinson-Krankheit durch die Gabe von Dopamin wieder entspannter wird. Oder wie jemand seinen Führerschein zurückbekommt, weil seine Epilepsie jetzt unter Kontrolle ist. Oder mit anzusehen, wie die zermürbenden Schmerzen eines gichtgeplagten Gelenks nach einer Dosis Colchicin verschwinden. Zu erleben, wie der Patient, der am Vorabend nach akutem Herzversagen verängstigt und mit eisiger Nase eingeliefert wurde, nach einer Notfalldosis Diuretika am Morgen Tee und Toast genießt. Die Klarheit und Erleichterung zu beobachten, wenn ein durch einen Infekt ausgelöstes Delirium durch die umsichtige Gabe von Antibiotika behoben wurde. Und kein Geriater, keine Geriaterin, der oder die etwas auf sich hält, würde sich ohne ein gutes Abführmittel auf eine einsame Insel begeben.

Viele Medikamente, Operationen und andere Behandlungen verbessern das Leben der Patient*innen ganz entscheidend. Therapien können aber auch Schaden anrichten. Ärzt*innen tendieren von jeher dazu, den Nutzen zu überschätzen und den Schaden zu unterschätzen – das ist in vielen Studien nachgewiesen worden –, und wir wissen weniger, als wir wissen sollten, über die Frage, ob eine Behandlung auch bei sehr alten Menschen anschlägt, vor allem dann, wenn sie gebrechlich sind. Wir müssen vorhandenes Wissen unbedingt einsetzen, aber wir müssen auch ehrlich bleiben.

Es gibt noch einen weiteren Aspekt, der im Hinblick auf Gespräche mit sehr alten Menschen und ihren Angehörigen über Behandlungsentscheidungen wichtig ist. Ich traf Lisa, deren Kinder vor Jahren zusammen mit meinen in einer Krabbelgruppe waren. Mittlerweile lebt auch ihr Vater bei der Familie; und vor Kurzem war er nach einem Krankenhausaufenthalt wieder nach Hause gekommen. Lisa war alles andere als begeistert.

»Sie haben einfach die Hälfte seiner Medikamente abgesetzt. Ich weiß nicht, warum, und Dad hat auch keinen blassen Schimmer.« Sie runzelte die Stirn. »Ich weiß, er hat ziemlich viel genommen, aber das muss doch auch einen Grund gehabt haben.«

Ich kann unschwer erraten, dass Lisa befürchtete, man habe bei ihrem Vater die Medikamente reduziert, weil er alt und das Gesundheitssystem pleite sei und Aufwand sich bei ihm nicht mehr lohne. Und es stimmt – unsere Behandlungsmöglichkeiten werden eingeschränkt, das auf Wirtschaftlichkeit bedachte Gesundheitswesen zögert, wenn es um teure Medikamente und Behandlungen geht, und verweigert die Zustimmung, wenn die Kosten zu hoch sind. Grundsätzlich gefällt mir die schottische Polypharmazie-Kampagne, die Patient*innen und Ärzt*innen klare Ratschläge erteilt, aber sie enthält eine winzige unaufrichtige Komponente. Die Hinweise für Patient*innen sehen einen mehrere Schritte umfassenden Prozess vor, um die Medikation sinnvoll zu gestalten: herausfinden, worauf es ankommt, über die Nebenwirkungen nachdenken, darüber reden, ob ein Mittel wirkt oder nicht, und andere positive Dinge. Aber die Angaben für Ärzt*innen und Pflegepersonal enthalten noch einen weiteren Schritt, der in der Patienteninformation ausgespart wird, und zwar die Berücksichtigung der Kosten. Und die Tatsache, dass dies nur in einem Teil der Richtlinien auftaucht, in dem für Patient*innen aber nicht, verursacht mir Unbehagen, denn es legt nahe, dass es hier etwas zu verbergen gibt, obwohl das nicht der Fall ist.

Ältere und sogar sehr alte Menschen haben ein Recht auf kühne Behandlungen und erhalten sie auch, wenn eine vernünftige Aussicht auf Erfolg besteht und wenn die Patient*innen das möchten. Die Aussage des Teams von *Polypharmacy Scotland* ist eindeutig: »Ein Medikamentenwechsel aus Kostengründen sollte nur erwogen werden, wenn Wirksamkeit, Sicherheit oder Therapietreue nicht darunter leiden.«

Alle sind übereinstimmend der Meinung, dass es falsch ist – sogar unethisch –, jemandem eine Behandlung anzubieten, die nicht hilft, nicht erwünscht ist oder unnötige Kosten verursacht; und weil die meisten Medikamente zu unterschiedlichen Preisen von verschiedenen Herstellern erhältlich sind, ist es nur klug, wenn die verschreibenden Ärzt*innen die Preise vergleichen. Wir sollten mit diesem Prozess so offen und ehrlich umgehen wie mit allem anderen. Die richtigen Medikamente und Behandlungen zu suchen, hat nichts mit Pfennigfuchserei im Gesundheitssystem zu tun, und »rationale« Verordnung bedeutet nicht »rationierte« Verordnung – aber ohne ein offenes, klärendes Gespräch könnte es so erscheinen. Die Medikamente, die Lisas Vater ursprünglich nahm, haben ihm womöglich nicht gutgetan oder ihm sogar geschadet, aber wenn man die Medikation ändern möchte, dann muss man das mit ihm oder in seinem Namen mit Lisa besprechen, denn sonst bekommen beide das Gefühl, seine Gesundheit, ja sein Leben sei minderwertig, und das darf nicht sein.

Ich trinke mit Ron und Stella in deren Küche eine Tasse Tee. Der Wandkalender zeigt Fotos von stolzen, zufrieden wirkenden Kühen. Ron hat mal wieder schwungvoll und pointiert seine Meinung über die Umweltagentur und den Zustand der Entwässerungsgräben zum Ausdruck gebracht, die dieses tief liegende Land durchziehen. Jetzt redet Stella, und Ron ist aufgestanden und stützt sich unsicher auf dem Tisch ab, bewegt sich stöhnend hin und her. Stella hält inne und schaut ihren Mann besorgt an, und ich frage: »Was hat man denn über Ihren Fuß gesagt?« Denn ich weiß, dass Rons Fußknochen eingebrochen sind und sein Gewicht jetzt auf dem lastet, was früher die Wölbung war, und dass sich seine Ferse so verdreht hat, dass der innere Knöchel den Boden berührt und die Haut spannt und rot glänzt. Und ich weiß, dass er es schon mit

Schmerzmitteln, Krücken und einem speziellen Stiefel, der ihm nicht richtig passt, versucht hat und dass Ron seinen Fuß nun immer in seinen alten Stiefel zwängt und ihn fest zubindet, sodass er durch den Garten gehen und sich den Stall anschauen kann, wo früher seine Rinder dampfend in der frostigen Luft standen, und sich um den Blumenkohl kümmern kann, dessen Köpfe so groß sind, dass man beide Arme braucht, um einen zu tragen. Ich weiß, dass Ron einen Termin bei einem Orthopäden und Unfallchirurgen hatte, einem Fuß- und Knöchelspezialisten, um über eine mögliche Operation zu sprechen, und jetzt schüttelt Ron den Kopf und legt verbittert eine Hand auf den Tisch. Mit weit gespreizten Fingern.

»Nein. Zu kaputt. Zu alt. Lohnt sich nicht.«

Ich nicke, und wir wechseln das Thema, sprechen über Rons Holzpfeife, mit der er jedes Jahr zu Frühlingsbeginn verstohlen den ersten Kuckucksruf nachahmt, aber später denke ich über Rons Worte nach und hoffe, dass er weiß, was »Lohnt sich nicht« hier bedeutet. Denn diese Operation, eine dreifache Gelenkversteifung, um die Fußknochen wieder in Form zu bringen, ist eine aufwendige Sache und würde einen Krankenhausaufenthalt, Schrauben, Nägel sowie starke Schmerzmittel umfassen. Danach dürfte Ron den Fuß mehrere Wochen lang überhaupt nicht belasten, das heißt, er müsste auf dem anderen Bein herumhüpfen, wobei auf der Seite schon seine Hüfte geschädigt ist, und müsste noch für weitere Wochen eine Schiene tragen. Das Infektionsrisiko wäre sehr hoch, die Wunde könnte aufgehen, oder die Knochen könnten nicht richtig zusammenwachsen. Es gäbe also keine Garantie dafür, dass die ganze Prozedur seine Schmerzen beenden würde, und Rons Lage könnte sich insgesamt sogar verschlechtern statt verbessern. Sein Orthopäde hat an Rons kränkelndes Herz und seine anderen gesundheitlichen Probleme gedacht und offen und ehrlich über die Erfolgsaussichten einer Operation gesprochen, so wie Dr. Calderwood es fordert. Also, Ron, lieber Freund, dass sich die OP hier nicht lohnt, liegt an der OP selbst, nicht am Patienten. Ich schaue oft eine Tablette an und denke: Diese Medizin ist *nicht gut genug* für meinen Patienten. Sie hilft nicht gut genug, sie macht das Leben nicht ausreichend besser. Die Behandlung ist nicht gut genug für die Patient*innen, nicht umgekehrt. Die Operation ist es nicht wert. Sie, Ron, sind hingegen alles nur Erdenkliche wert.

Kapitel 8 »Wir wollten es nicht aussprechen«

Margaret Whitmore sieht besorgt aus. Sie wurde gestern Abend ins Krankenhaus eingeliefert und sitzt jetzt auf dem Stuhl neben ihrem Bett; ihren Toast hat sie nicht angerührt, und ihr Blick schweift durch die Station, als versuchte sie, ihre Umgebung zu erfassen. In der linken Hand hält sie ein zerknülltes weißes Taschentuch mit einer gestickten Blume darauf, und die Finger ihrer rechten Hand spielen mit dem obersten Knopf ihres Nachthemds.

Margarets Akte und Untersuchungsergebnisse haben wir uns schon angeschaut: Auf der Einweisung steht »zunehmende Verwirrtheit«, und die Kolleg*innen unten haben eine Harnwegsinfektion diagnostiziert. Das ist häufig eine Falschdiagnose, und daher ist es wichtig, zu überprüfen, ob nicht etwas anderes übersehen wurde, aber Harnwegsinfektionen, kurz »HWI« genannt, sind sehr verbreitet und führen bei alten Leuten oft zu Verwirrtheit. In diesem Fall scheint das Aufnahmeteam richtigzuliegen, denn Margarets Blutwerte, der empfindliche Bauch und die hohe Körpertemperatur sprechen dafür.

Heute übernimmt meine Assistenzärztin Sarah meine Rolle bei der Visite, und ich begutachte ihre Arbeit. Sarah stellt zuerst sich selbst vor, dann mich und abschließend unsere jüngste Ärztin Cerys. Margaret wirft mir einen argwöhnischen Blick zu, ehe sie wieder zu Sarah schaut, die neben ihrem Stuhl in die Hocke geht.

»Tut mir leid, dass Sie im Krankenhaus gelandet sind«, sagt Sarah. »Bestimmt sind Sie ein bisschen durcheinander.« Margaret legt den Kopf zur Seite, sagt aber nichts.

Sarah fährt fort: »Mrs. Whitmore, die Frage klingt vielleicht dumm …«, Margaret lächelt zaghaft, »… aber wissen Sie, wo Sie sind? Können Sie mir sagen, wie dieser Ort heißt?«

»Ja«, sagt Margaret, plötzlich ganz selbstsicher, »das hier ist … Es ist …«

Sie schaut sich wieder um und blickt dann resigniert auf ihre Hand. Sarah erlöst sie schnell.

»Keine Sorge, es ist schwer, hier den Überblick zu behalten. Es geht Ihnen nicht so gut, und deshalb sind Sie im Krankenhaus.« Sie nennt den Namen. »Und wir glauben, dass Sie einen Infekt haben und es Ihnen bald besser gehen wird.«

Margaret senkt den Kopf, legt eine Hand über ihre Augen und reibt sich die Stirn, während sie versucht, diese Information zu verarbeiten. Sarah geht sanft und beruhigend mit ihr um. Sie vergewissert sich, dass Margaret keine Schmerzen hat, untersucht sie auf Anzeichen weiterer Entzündungen, schaut sich Margarets Medikamentenliste gründlich an, um sicherzugehen, dass nichts dabei ist, was ihren Zustand verschlimmern könnte, und überprüft, ob sie ein geeignetes Antibiotikum erhalten hat. Sie spricht mit Raul, dem zuständigen Krankenpfleger, der bereits über Margarets hohes Sturzrisiko Bescheid weiß. Heute Morgen hat sie versucht, ohne Hilfe aufzustehen, und war sehr wacklig auf den Beinen. Raul hat dafür gesorgt, dass sie eines der gut sichtbaren Betten auf der Station bekommen hat. Er und Jackie, die Pflegeassistentin, fragen oft nach, ob Margaret etwas brauche oder auf die Toilette müsse.

Wir machen eine Liste mit Margarets Erkrankungen. Nummer eins ist einfach: HWI. Und schon wissen wir nicht weiter. Margaret ist verwirrt, aber ist sie das vielleicht immer? Sarah, Cerys und ich sprechen darüber, dass wir weitere Informationen brauchen. Wir müssen mit jemandem reden, der Margaret kennt und uns etwas über ihren Normalzustand sagen kann.

Später am Vormittag, als wir gerade mit einem anderen Patienten beschäftigt sind, bemerkt Cerys, dass Margarets Angehörige zu Besuch gekommen sind.

»Könnten Sie bitte mit ihnen reden«, sage ich zu der jungen Ärztin, »und sie fragen, wie Margaret sonst so ist?«

Cerys kommt schon nach wenigen Minuten zurück und berichtet: »Sie ist normalerweise nicht verwirrt. Ihr Mann und ihre Tochter sind da, und sie sagen, zu Hause ist sie klar im Kopf.«

Viele Dinge können Menschen plötzlich verwirren, ein sogenanntes Delirium hervorrufen. Es kann jedem passieren; das Gehirn wird abrupt aus seinen üblichen Denkprozessen herausgerissen. Manchmal führt so ein Delirium zu großer Unruhe, öfter jedoch werden die Betroffenen still und schläfrig und ziehen sich in sich selbst zurück, und dann kann es leicht unbemerkt bleiben. Der Mann, der mit Malaria in einem Tropenkrankenhaus liegt und in aller Stille immer wieder das Bewusstsein verliert, ist ebenso deliriös wie der Sturzbetrunkene, der auf dem Bürgersteig vor dem Nachtclub herumtorkelt – nur eben in anderer Form.

Bei älteren Menschen reichen schon weniger dramatische Einflüsse, um solche Zustände herbeizuführen. Das alternde Gehirn hat, wie die restlichen Körperteile, weniger Reserven und ist deshalb anfällig. Solch ein anfälliges Gehirn kann mit Herausforderungen wie Infekten oder starken Arzneimitteln nicht sehr gut umgehen, auch nicht mit Schwankungen in der Konzentration verschiedener chemischer Stoffe im Blut, wie etwa Zucker, Natrium oder Schilddrüsenhormone. Wenn ich die Studierenden unterrichte, reden wir auch über subtilere Ursachen, die mit hineinspielen können. Ich bitte sie, zu überlegen, was bei ihnen selbst eine Rolle spielen würde, was zum Beispiel ihre Konzentrationsfähigkeit während einer schriftlichen Prüfung stören könnte. Sie machen ein paar Vorschläge: schlecht geschlafen, die Nachwirkungen einer Schlaftablette am Abend zuvor, eine laute Umgebung, ein unbequemer Stuhl oder das Bedürfnis zu pinkeln. Ich stimme zu. All das kann auch ältere

Leute verwirrter machen, genau wie Sorgen, Depressionen, Trauer oder Schmerzen. So beschrieb mir einmal eine tapfere Frau ihre Verwirrtheit nach einem Armbruch: »Ich war von den Schmerzen so *abgelenkt*, dass ich gar nicht mehr klar denken konnte. Nicht mal die einfachsten Fragen konnte ich beantworten.«

Ein Delirium entwickelt sich manchmal sehr schnell, selbst bei Menschen, deren Gehirn bis dahin noch gut funktioniert hat, und bei jenen, die schon eine Vorerkrankung des Gehirns aufweisen, etwa Demenz, kommt es wesentlich öfter dazu. Bei anfälligen Personen reicht manchmal schon eine einfache Verstopfung als Auslöser, und häufig entsteht ein Delirium auch durch die Kombination verschiedener vermeintlich unbedeutender Umstände. Die Einweisung in ein Krankenhaus mit grellem Licht, ungewohnten Gerüchen und einem Gewirr aus unbekannten Gesichtern kann die Fähigkeit zum klaren Denken noch weiter einschränken.

Wir führen Margarets Erkrankungsliste fort: »1. HWI, 2. Delirium«.

Sarah fragt Cerys: »Glauben Sie, dass Margaret auch an Demenz leidet?«

»Oh, ich weiß nicht recht. Ihre Verwandten sagen, zu Hause ist sie nicht so. Sie meinen, dass es ihr normalerweise gut geht.«

Wir bitten Margarets Angehörige in den kleinen Besucherraum hinter dem Schwesternzimmer. Ihr Mann Brian erzählt Sarah, wie schlecht es Margaret in den letzten Tagen ging. Wie sie mitten in der Nacht aufgestanden ist und sich angezogen hat, um einkaufen zu gehen. Wie er sie im Badezimmer fand und sie nicht wusste, wie sie zurück ins Bett kommen sollte. Wie sie die Schränke durchwühlt hat, nach Futter für die Katze, die letztes Jahr gestorben ist, und eine Zeitschriftenseite in kleine Stücke gerissen hat.

»So kenne ich sie nicht«, sagt Brian, und seine Hand am Gehstock zittert leicht. Die Hemdmanschette sitzt locker über seinem Handgelenk. »Es ging ihr die ganze Zeit gut.«

Sarah erklärt, dass wir glauben, Margaret habe eine Harnwegsinfektion, und hoffen, dass die Antibiotika bald anschlagen werden.

»Mr. Whitmore, ich frage mich: Ehe Margaret diesen Infekt bekam, war da ihr Gedächtnis noch so gut wie früher?«

Brian runzelt leicht die Stirn und bewegt den Kopf hin und her, eine Ja-und-nein-Bewegung.

Sarah spricht weiter: »Wer erledigt bei Ihnen zu Hause den Einkauf und das Kochen?«

»Das machen wir gemeinsam. Sie schält das Gemüse. Mit dem Ofen kommt sie in letzter Zeit manchmal ein bisschen durcheinander.«

»Und die Einkaufsliste?«

»Oh, um die kümmere ich mich. Sie fügt hier und da etwas hinzu, aber ich hab da schon Routine.«

»Und fahren Sie das Auto?«

»Ja, das tue ich. Ich bin der Chauffeur. Sie hat vor zwei Jahren mit dem Fahren aufgehört.«

»Warum denn?«

Brian wirkt verlegen, und seine Tochter Christine springt ein: »Es gab da einen kleinen Zwischenfall in Sidmouth. Im Ort war es sehr voll, und Mum hat uns aus den Augen verloren und dann das Auto nicht wiedergefunden …«

»Gut, dass sie Sie als Chauffeur hat, Mr. Whitmore«, sagt Sarah. »Wie sieht es denn mit den Rechnungen und Reparaturen im Haus aus?«

»Oh, das kann sie nicht mehr«, sagt Brian und schüttelt entschieden den Kopf. »Früher schon, aber mittlerweile macht sie sich zu viele Sorgen. Ich habe das die letzten paar Jahre gemacht. Und sie benutzt auch nicht gern das neue Telefon.«

Sarah forscht weiter. Es gibt viel Positives. Margaret freut sich immer, wenn die Enkelkinder sie besuchen. Sie kümmert sich um ihr Äußeres und zieht sich jeden Tag hübsch an. Sie ernährt sich gut. Sie geht nicht alleine aus dem Haus, weil sie Angst hat, sich zu verlaufen, aber sie und Brian gehen jede Woche in die Kirche, das macht sie gern, und dienstags gehen sie mit Freunden zum Kegeln. Margaret kegelt nicht, aber sie unterhält sich gern mit den anderen. Sie kann von ihrer Kindheit in Essex erzählen, aber den Geburtstag ihrer Tochter weiß sie nicht mehr, und manchmal verwechselt sie auch die Enkelkinder miteinander. Christine erzählt: »Mums Gedächtnis ist nicht das beste. Aber es ist noch okay. Sie ist sonst nicht verwirrt, nicht so wie jetzt.«

»Es geht ihr gut«, sagt Sarah und legt ihre Hand auf Brians Hand. »Und Sie machen das super. Aber ich glaube, ihre Gedächtnisprobleme sind etwas anderes als eine schlichte Alterserscheinung.«

Wir sind wieder einmal in der gewohnten Situation, in der wir, ähnlich wie bei Stürzen, herausfinden müssen, was verbreitet, aber nicht normal ist. Bei Margarets Gedächtnisverlust handelt es sich um mehr als nur um Vergesslichkeit im Alter. Und ihre Probleme zu Hause, vor ihrer aktuellen Erkrankung, gehen über die Erinnerungsschwierigkeiten hinaus: die Probleme beim Planen von Mahlzeiten zum Beispiel und wenn sie nicht mehr weiß, wo sie ist. Ihr Alltagsleben ist davon betroffen, aber indem Brian einige ihrer Aufgaben übernommen hat und stillschweigend Verantwortung übernimmt, wird Margarets kognitiver Verfall verschleiert.

Sarah geht behutsam vor, sie macht eine Pause, ehe sie sagt: »Ich fürchte, Margaret leidet an Demenz. Was meinen Sie, kann das sein?«

Brian und seine Tochter schauen sich an. Christine sagt: »Wir dachten uns schon so etwas, nicht, Dad? Aber wir wollten es nicht aussprechen.«

Ach ja, das große D. Demenz. Wir alle sprechen es nur ungern aus. Es ist ein stark emotional besetztes Wort, das in der Vorstellung vieler mit Bildern von Verlust, Angst und Demütigung verbunden ist. Zudem ist es politisch aufgeladen, wegen des Chaos bei den Finanzmitteln (vielmehr des Mangels an Mitteln) für Pflege und Sozialleistungen. Gleichzeitig ist die Demenz zu etwas geworden, womit sich Geld machen lässt. Wenn man im Internet nach Statistiken sucht, findet man Treffer zu Kategorien wie »die Demenz-Industrie« und »globale Marktberichte zur Demenz«. Das Thema Demenz ist auch zu einer Arena für philosophische Gefechte geworden. Da gibt es die Gruppe derer, die sich unbeirrt auf das Positive konzentrieren und nicht zulassen, dass man sagt: »Gerry leidet an Demenz«, sondern auf der Formulierung »Gerry lebt mit Demenz« bestehen, und es gibt die Gegenseite, jene, die auf dem Negativen herumreiten, die Mängel bestimmter Pflegeheime hervorheben, den Persönlichkeitsverlust betonen. Und zwischen diesen beiden Lagern, irgendwo zwischen Musik und Eiscreme, Einsamkeit und Inkontinenz-Einlagen, leben Hunderttausende von Betroffenen und ihre Angehörigen einfach weiter, schlagen sich durch und geben ihr Bestes.

· · ·

Bevor meine eigenen Kinder geboren wurden, hatten mehrere unserer befreundeten Paare kleine Kinder, die wählerische Esser waren, und ich dachte im Stillen: Schade, dass die Eltern das Problem nicht angehen, dass sie nicht die Empfehlungen der unzähligen Erziehungsratgeber oder der Supernannys im Fernsehen, ja noch nicht mal den Rat ihrer eigenen Mütter befolgen. Als kompetente Erwachsene haben sie es doch wohl nicht nötig, sich von einer nervigen Dreijährigen auf der Nase herumtanzen zu lassen, die unerbittlich jede einzelne Rosine aus ihrem Garibaldi-Keks herauspickt, oder? Dann wurde unser Sohn geboren. Mit 18 Monaten presste er urplötzlich angesichts von Müsli, Kartoffeln, Erbsen, Marmelade, Huhn und fast allen anderen Speisen die Lippen fest zusammen und aß in den folgenden zwei Jahren praktisch nichts anderes als Butterbrote. Von allen Seiten erhielten wir gute Ratschläge, die rein gar nichts nützten.

Daher halte ich mich mit Vorschlägen zurück, die bevormundend oder unangemessen wirken könnten oder für den betroffenen Vater, die Ehefrau oder den Partner einfach nicht passen. Man sagt: »Wenn man jemanden mit Demenz kennengelernt hat, dann hat man jemanden mit Demenz kennengelernt«, und es ist wichtig, dass die Einsicht, dass jeder Mensch einzigartig ist und sehr individuelle Beziehungen unterhält, nicht nur ein Lippenbekenntnis bleibt. Außerdem habe ich, obwohl ich schon mit vielen – vermutlich Tausenden – dementen Patient*innen zu tun hatte und auch eigene Verwandte mit Demenz unterstützt und versorgt habe, die Erfahrung noch nicht persönlich gemacht: Ich habe weder eine Demenz-Diagnose bekommen noch mit einer dementen Person jahrelang, tagein, tagaus im selben Haus oder Zimmer gewohnt. Den Rest dieses Kapitels, das folgende Kapitel und alle weiteren Passagen über die Pflege von Demenzkranken habe ich folglich mit Vorsicht und großem Respekt vor den Betroffenen geschrieben.

Dieses Buch ist kein umfassender Ratgeber für das Leben mit Demenz. Es gibt aber generell viele Möglichkeiten, Hilfe zu bekommen. Man braucht das Wort eigentlich nur in eine Suchmaschine einzugeben, um guten Rat zu erhalten, beispielsweise auf der Website des NHS oder der Alzheimer's Society.* Auch in Kliniken und Arztpraxen bekommt man Informationen, und dort gibt es zudem Hinweise auf Hilfsangebote vor Ort. Und es gibt einfühlsame Bücher zum Thema, geschrieben von umsichtigen, erfahrenen Menschen.

Dennoch kann es hilfreich sein, wenn ich hier ein paar der typischen Gespräche über Demenz wiedergebe, die Patient*innen

---

* In Deutschland sind etwa die Website des Bundesgesundheitsministeriums und ebenfalls die der Deutschen Alzheimer Gesellschaft ratsam (Anm. d. Verlags).

und ihre Angehörigen mit Geriater*innen führen (und mit Psycho-geriater*innen beziehungsweise Gerontopsychiater*innen, also Ärz-t*innen mit einer zusätzlichen Ausbildung in Psychiatrie: Unsere Arbeit überschneidet sich in manchen Bereichen; sehr viele Patien-t*innen mit Demenz werden in den psychogeriatrischen Abteilun-gen behandelt, vor allem jene, die keine zusätzlichen körperlichen Erkrankungen haben). Trotz der großen Bedeutung der indivi-duellen Erfahrung treten in solchen Gesprächen doch bestimmte Muster zutage, Probleme, falsche Wahrnehmungen und Fragen, die vielen gemein sind. Die Bereiche, in denen ich das größte Leid sehe und in denen sich die Lage durch gute Information zum Bes-seren wenden lässt, kann man unter zwei Hauptthemen subsumie-ren: Das eine ist der Weg bis zur Demenz-Diagnose und das an-dere die Art und Weise, wie wir mit dieser Diagnose umgehen.

Beide Themen werfen eine Reihe von Fragen auf. Manche las-sen sich leicht aussprechen, andere stellen wir uns nur im Stillen: heimliche Fragen. Woran erkennt man, ob jemand Demenz hat? Kann man einen Scan machen lassen? Was nützt es, die Diagno-se zu kennen, wenn man sowieso kaum etwas dagegen tun kann? Und dann: Wie soll ich mich verhalten, jetzt, da Sie mir mitgeteilt haben, dass ich demenzkrank bin? Was haben wir zu erwarten? Die unausgesprochenen Fragen: Soll mein Mann weiterhin all die-se Medikamente zur Vorbeugung gegen Herzinfarkt nehmen, ob-wohl er immer sagt, er möchte ganz plötzlich, schnell sterben, also am besten an einem Herzinfarkt? Warum behandeln die Ärzte wei-terhin Mutters Infektionen, obwohl sie in einem so furchtbaren Zustand ist? Wie kann ich jemanden, dessen Verhalten ich nicht mehr verstehen und auch nicht mehr verzeihen kann, noch lieben?

Offiziell ist Demenz eigentlich keine Krankheit: Der Begriff meint eine Reihe von Symptomen, die durch verschiedene Krankheiten ausgelöst werden. Die Alzheimer-Krankheit ist die häufigste von ihnen. An zweiter Stelle steht die gefäßbedingte, die »vaskuläre«

Demenz, ausgelöst durch einen heftigen oder eine Reihe kleinerer Schlaganfälle, die nicht nur Hirnzellen zerstören, die die Muskeln und Bewegungen steuern, sondern auch die für das Denken, das Sprachvermögen und das Gedächtnis zuständigen Hirnregionen schädigen. Viele Menschen leiden sowohl an Alzheimer als auch an vaskulärer Demenz. Dann gibt es noch die Lewy-Körperchen-Demenz, über die es sich lohnt, Bescheid zu wissen, denn sie folgt einem bestimmten Muster. Weitere Formen sind etwa die Frontotemporale Demenz, die oft von besonders verstörenden Verhaltensauffälligkeiten begleitet wird, und die Art von Demenz, die Menschen mit einer langjährigen Parkinson-Erkrankung entwickeln, sowie einige noch seltenere Arten.

Was also sind die typischen Symptome einer Demenz? Viele wissen, dass Demenz nicht nur das Gedächtnis beeinträchtigt, sondern auch andere kognitive Bereiche wie das Organisationstalent, die Planungsfähigkeit, den Orientierungssinn und das Sprachvermögen. Weniger bekannt ist vielleicht, dass eine Demenz auch andere, eher unklare und schlecht messbare Aspekte des Denkens beeinflussen kann. Manchmal ist ein bedauerlicher Rückgang der Neugier zu bemerken oder des Humors, des Schönheitsempfindens oder der Empathie, überhaupt des Interesses an anderen Menschen – kurzum: ein Einbüßen der Charaktereigenschaften, die uns freundlich, interessant, angenehm und sogar liebenswert machen.

Woran erkennt man eine Demenz? Woran kann ich erkennen, ob *ich selbst* an Demenz leide? Wenn ich die Studierenden bitte, mir zu sagen, welche Fragen sie Angehörigen wie denen von Margaret stellen würden, höre ich oft als Erstes: »Hat sie den Namen ihres Ehemannes vergessen? Denkt sie daran, regelmäßig zu essen? Kann sie sich ordentlich anziehen, und geht sie rechtzeitig auf die Toilette?« Doch diese Fragen sind nicht sehr aufschlussreich: Margaret hat mit alldem keine Probleme. Wie steht es mit früheren, subtileren Anzeichen? Ich bitte die Studierenden, an Kinder zu denken. Wenn Kinder in die Schule kommen, haben die meisten von ihnen bereits gelernt, mit Messer und Gabel zu essen, sich anzuziehen und auf die Toilette zu gehen. Die meisten Menschen behalten diese Fähigkeiten sehr lange: Die »Grundschulkompetenzen« verlieren wir erst spät. Ich bitte die Studierenden, mir stattdessen zu sagen, was wir im Teenageralter lernen. Was eignen sich meine eigenen lieben Kinder, die zwischen 15 und 21 Jahre alt sind, zurzeit gerade an? Das Anrufen ihrer Freunde und die Koordination ihres sozialen Lebens. Das Autofahren und die Benutzung öffentlicher Verkehrsmittel in fremden Städten. Den Ausbau und die Verfeinerung ihres Vokabulars. Das Planen und Kochen von Mahlzeiten. Das Aufräumen und Putzen ihrer Zimmer (jedenfalls bis zu einem gewissen Grad – das ist ein Problem der Vorbilder). Das Finden einer Wohnung, eines Jobs, das Verwalten ihres Geldes. Das Reisen und das Erzählen von ihren Erlebnissen nach der Rückkehr, ohne sich zu wiederholen.

Die Studierenden erkennen jetzt, welche Fähigkeiten bei Patient*innen mit einer beginnenden Demenz oft als Erstes verloren gehen. Menschen, die mehrere Sprachen gelernt haben, verlieren ihre Kenntnisse oft in umgekehrter Reihenfolge wieder. So habe ich etwa erlebt, wie meine unerschütterliche Patientin Ilse das englische Vokabular, das sie jahrzehntelang mit großer Sicherheit verwendet hatte, verlor und wie sie wieder in das Deutsch ihrer Kindheit verfiel. Freundschaften werden weniger gepflegt, und Verwandte richten Daueraufträge und automatische Abbuchungen ein oder gehen ab und zu auf der Suche nach unbezahlten Rechnungen die Post des Betreffenden durch, ohne sich viel dabei zu denken. Mutter braucht ewig, um mit der neuen Mikrowelle zurechtzukommen; Vater erzählt uns immer wieder von seinen Schwierigkeiten mit der Autoreparaturwerkstatt. Das Langzeitgedächtnis bleibt oft erhalten, aber was heute Vormittag passiert ist, wird vergessen. Die Persönlichkeit kann sich verändern, anfangs nur leicht – gelassene Menschen werden ängstlich, reizbare entwickeln plötzlich ein sonniges Gemüt. Meine Freundin Sian erzählt: »Dad wurde früher aus gutem Grund ›Opa Griesgram‹ genannt, aber jetzt lächelt er die ganze Zeit. Ich glaube, er hat einfach alles, was ihm Sorgen bereitet hat, vergessen.«

Wie können wir sonst noch feststellen, ob jemand an Demenz leidet? Gedächtnistests sind nicht unfehlbar. Es ist nicht fair, jemandes Erinnerungsvermögen zu testen, wenn die Person sich gerade von einem Delirium erholt, eine Infektion überstanden oder Opiate wie Kodein gegen Schmerzen eingenommen hat. Die Leistung beim Gedächtnistest kann auch durchaus variieren; manchmal schneiden Kandidaten mit einem grenzwertigen Ergebnis an einem anderen Tag besser ab. Ohnehin wird eine Demenz nicht allein durch die Erinnerungsleistung bestimmt. Und Menschen mit hohem Bildungsniveau erreichen bei Gedächtnistests oft gute Ergebnisse, obwohl ihre Angehörigen wissen, dass sie im Alltag große Schwierigkeiten haben.

Ich schaute voller Bewunderung zu, wie Gilbert, ein pensionierter Beamter, seine Gedächtnisprüfung absolvierte. Sein immer schlimmer werdendes häusliches Chaos und seine Unzuverlässigkeit bei Verabredungen bereiteten seinen Freunden Sorge, aber er bestand den ersten Teil des Tests in Rekordzeit. Gilbert wurde gebeten, möglichst viele Tierarten innerhalb einer Minute zu nennen. Selbst Leuten ohne Gedächtnisprobleme fällt das oft schwer. Unter Druck gesetzt fangen sie ganz selbstsicher an: »Hund, Katze, Kuh …« Dann folgt eine Pause, sie schweifen ab und fahren in leichter Panik fort: »… Pferd, Pony. Zählt das denn beides?« Anschließend brauchen sie ein bisschen Zeit, um wieder in die Spur zu kommen: »… Pony, Affe, Hai … ähm … Sind Fische auch erlaubt?«

Nicht so Gilbert. »Irgendwelche Tiere? In einer Minute?« Nachdem das bestätigt wurde, legte er los. »Okay, Ameisenbär, Biber, Chihuahua, Delfin, Elefant, Ferkel.« Gilbert kam jetzt in Fahrt, während er sich systematisch durch das Alphabet arbeitete. »Giraffe, Hund, Igel, Jaguar, Känguru, Lama, Molch.«

Kurzes Zögern. Ich nahm an, er kostete kurz den »Molch« aus, statt nach dem nächsten Wort zu suchen. Dann ging es weiter: »Nilpferd, Otter, Panda.« Triumphierend erreichte er das »Zebra«. Detailliertere neurokognitive Tests hätten vielleicht genug gezeigt, um eine fundierte Diagnose zu stellen. Naheliegend wäre angesichts von Gilberts Neigung, abfällige Bemerkungen über das Aussehen, die Kleidung oder den Körpergeruch seiner leidgeprüften Helfer zu machen, eine Frontotemporale Demenz. Aber solche Tests sind außerhalb von Forschungsprojekten nur selten verfügbar, und Gilbert war daran nicht sehr interessiert. Also bekam er keine Demenz-Diagnose.

Der Weg zur Diagnose kann auch aus anderen Gründen versperrt sein. Manchmal wird die Demenz von Symptomen überdeckt, die nicht ins übliche Schema passen, die den Blick trüben und uns alle überlisten.

Dilly häkelte gerade ein Quadrat – ein verzwicktes Muster in Hellblau und Grün –, als wir während der Visite zu ihr kamen.

»Ich mache die für die Babys, die ganz kleinen, wie heißen sie noch mal?«

»Neugeborene?«, bot ich an. »Oder Frühchen?«

»Frühchen, genau, die meine ich«, sagte Dilly und strich das Quadrat glatt. Mit den Fingerspitzen fuhr sie über eine löchrige Stelle, die aus dem ansonsten sehr gleichmäßigen Maschenbild herausfiel. Ich bewunderte das Muster und fragte Dilly, ob sie schon immer gut in Handarbeit gewesen sei. »Gehörte zu meinem Job«, sagte sie strahlend. »Ich habe neue Polster für alte Wohnwagen genäht, auch Kissen und Vorhänge. Hat mir Spaß gemacht.«

Dilly war am Tag zuvor eingeliefert worden, verwirrt und benommen. Man hatte sie vor ihrem Haus gefunden, auf einer Mauer sitzend, ganz durchnässt vom Regen. Aber heute schien sie wieder auf der Höhe zu sein. Wie bei Margaret hatte man bei ihr eine Harnwegsinfektion diagnostiziert, doch ihre Blutwerte waren alle normal, und sie schien keine weiteren Symptome zu haben, außer dass sie etwas durcheinander war. Auf den Scans und Röntgenaufnahmen war nichts Auffälliges zu sehen, und sogar ihre Urinprobe war kristallklar, das Ergebnis hatten wir gerade erhalten. Wir strichen die Antibiotika von ihrer Medikamentenliste und warteten darauf, dass ihr Sohn eintraf.

Dave kam am Nachmittag, als Dilly schlief. Ich hatte zuvor gesehen, wie sie leicht schwankend mit kleinen Schritten zur Toilette gegangen war und sich unterwegs kurz an einem Nachttisch festgehalten hatte.

»Wach auf, Mum, wir sprechen über dich«, sagte Dave, ein großer Mann in einem weinroten Poloshirt, das über seinem gemütlichen Bäuchlein leicht spannte. Dilly schüttelte sich und blinzelte ein paarmal theatralisch, ehe sie sich aufsetzte, um an der Unterhaltung teilzunehmen.

»Das ist jetzt deine dritte oder vierte Infektion in diesem Jahr, Mum«, sagte Dave, und Dilly stimmte ihm zu: »Immer wieder Antibiotika, dann wieder nicht, ein Hin und Her.«

Dave fuhr fort: »Und jedes Mal bist du ganz durcheinander, total konfus, und du bist schon wer weiß wie oft hingefallen …«

»Diesmal nicht«, sagte Dilly trotzig.

»Nein, aber du läufst rum wie Wackelpudding«, sagte Dave, und Dilly rollte die Augen.

»Wie ist Ihr Gedächtnis, Dilly?«, fragte ich, und sie lachte.

»Verdammt schlecht. Die Hälfte der Zeit weiß ich gar nicht mehr, was was ist.«

Ich fragte, ob sie gute und schlechte Tage habe, und jetzt rollte Dave die Augen und sagte: »Auf jeden Fall, und an guten Tagen, Mum, da ist dein Verstand so scharf wie eine Rasierklinge, wie neulich, als Rita da war, und am nächsten Tag warst du total verpeilt und hast mich mit Michael verwechselt.«

Dilly zog die Augenbrauen hoch und schnitt eine kleine Grimasse, als wollte sie sagen: »Das glaube ich zwar nicht, aber ich will mich nicht streiten.«

Ich hakte weiter nach: »Dilly, ich weiß, die Frage klingt komisch, aber gibt es Momente, in denen Ihnen Ihre Fantasie einen Streich spielt? Sehen Sie manchmal ein Hündchen oder ein anderes Tier, und wenn Sie genau hinschauen, ist es nicht mehr da?«

Dilly lächelte, zog die Nase kraus und sagte: »Der kleine Hund kommt immer wieder mal vorbei«, woraufhin Dave sie überrascht ansah und sagte: »Davon hast du mir gar nichts erzählt, Mum!«

Sie antwortete: »Na ja, ich habe es Michael erzählt, aber der meinte, den Hund gibt's gar nicht, deshalb habe ich nicht weiter davon gesprochen. Wie auch immer, es ist ein kleiner schwarzer Hund, so wie der, den wir in Kent hatten.«

Jetzt schnitt Dave die »Na schön, wenn du es sagst«-Grimasse, und ich fragte Dilly: »Sehen Sie manchmal auch Leute, die nicht da sind? Ich meine, echte Menschen, die andere aber nicht sehen können?«

Mit einem Lächeln sagte sie: »Nicht sehr oft, aber manchmal stehen Leute in der Ecke, vermutlich nur Nachbarn. Sie machen keinen Ärger.«

Dilly zeigte die klassischen Symptome einer Lewy-Körperchen-Demenz. Im Jahr 1910 entdeckte Friedrich Lewy, ein junger Wissenschaftler, der in Berlin arbeitete, winzige Klümpchen seltsamer Proteine in einigen Hirnpräparaten. Lewy und andere erkannten, dass diese mikroskopisch kleinen Kugeln häufig im unteren Teil des Gehirns – dem Hirnstamm – von Menschen mit Parkinson zu finden waren. Der Hirnstamm ist für die Bewegung und für viele der ›automatischen‹ Funktionen des Nervensystems zuständig, zum Beispiel für die Kontrolle des Blutdrucks, die Schweißdrüsen und die Pupillen, die im Dunkeln größer werden – nicht für das bewusste Denken und auch nicht für das Speichern von Erinnerungen. Doch viele Jahre später fanden andere Pathologen heraus, dass bei

Menschen mit einem bestimmten Verhaltensmuster diese seltsamen Proteinklümpchen, inzwischen »Lewy-Körperchen« genannt, überall im Gehirn auftreten und nicht nur die Bewegungsschwierigkeiten auslösen, die so typisch für die Parkinson-Krankheit sind, sondern auch Aspekte des bewussten Denkens beeinträchtigen. Menschen mit einer Lewy-Körperchen-Demenz verblüffen oft ihre Angehörigen, weil ihre Aufmerksamkeit und ihre Gedächtnisleistung von Tag zu Tag extrem stark schwanken (im späteren Stadium der Krankheit sogar von Stunde zu Stunde). Ihre Kinder rufen sich gegenseitig an und berichten: »Ich hatte gerade ein echt komisches Gespräch mit Dad«, aber am nächsten Tag ist alles wieder wie immer. Patient*innen mit einer Lewy-Körperchen-Demenz werden oft gegen Infektionen behandelt, die sie sich gar nicht zugezogen haben, weil die Ärzt*innen befürchten, sie könnten aufgrund einer Harn- oder Atemwegsinfektion deliriös sein. Menschen mit einer solchen Demenz-Form erwecken auch manchmal den Eindruck, sie hätten Parkinson – sie wirken steif und unsicher auf den Beinen oder entwickeln ein Zittern, und sie neigen zu Stürzen, aber die L-Dopa-Tabletten, die bei Parkinson so gut helfen, haben nur eine minimale oder sehr flüchtige Wirkung. Auch Halluzinationen sind ein bekanntes Symptom der Lewy-Körperchen-Demenz, sie kommen hierbei wesentlich häufiger vor als bei anderen Demenz-Formen. Diese Halluzinationen entsprechen oft denen von Dilly: Sie sind in der Regel visueller Natur und werden als »lebendig und lebensecht« beschrieben – nicht bloß schemenhafte Gestalten, sondern real erscheinende Wesen, Katzen, Ratten oder auch der Mann vom Zeitungskiosk, und obwohl sie manchen Patient*innen Angst einjagen, scheinen sich viele andere nicht an diesen unerwarteten Besuchern zu stören und beschließen, sie ihren Angehörigen und Bekannten gegenüber gar nicht zu erwähnen.

Gibt es einen Scan, mit dem man eine Demenz feststellen kann? Nein, lautet die einfache Antwort. Wir machen zwar oft einen Scan, aber hauptsächlich, um nach anderen Ursachen für einen Gedächtnisverlust zu suchen. Scans können Hinweise darauf geben, an welcher *Form* von Demenz jemand leidet, aber sie sind nicht genau genug, um zu klären, ob jemand die Krankheit hat oder nicht. Manchmal sehen wir auf dem CT-Scan ein Gehirn, das – unverblümt gesagt – wie eine Walnuss aussieht, geschrumpft, voller dunkler Bereiche, die verkalkte Arterien und eingeschränkten Blutfluss anzeigen, und stellen dann fest, dass der Patient oder die Patientin sämtliche alltäglichen Verrichtungen ohne Schwierigkeiten erledigen kann. Starke Veränderungen auf dem Scan können kommende Probleme vorhersagen, aber nicht bei jedem. Genauso ergeben sich bei vielen Menschen mit Gedächtnisproblemen Scans, die eigentlich gut erscheinen: Margarets und Dillys Scans sahen normal aus – vielleicht nicht ganz so wie bei 20-Jährigen, aber Anlass zur Sorge gaben sie nicht. Die Aussage »Ihr Scan ist unauffällig« bedeutet also nicht, dass Sie nicht an Demenz leiden. Wir können die Krankheit nur auf einem Scan nicht erkennen.

Lohnt sich eine Diagnose? Wäre es womöglich besser, es nicht zu wissen?

Zunächst einmal: Viele Menschen, die fürchten, dement zu sein, sind es gar nicht, und oft können wir ihnen versichern, dass die wahrgenommenen Probleme sich noch im Rahmen dessen befinden, was ›normal‹ ist.

Mein Kollege Adam führt die Aufregung einer pedantischen Ehefrau ins Feld, die sich Sorgen um das Gehirn ihres Mannes machte. Nach Details gefragt, erklärte sie: »Er kommt oft erst nach mir ins Bett, und morgens entdecke ich dann …«, sie senkte die Stimme zu einem Flüstern, »… dass er *vergessen hat, die Spülmaschine anzumachen.*«

Adam musste ein Lächeln unterdrücken, denn die Sorge der Frau war echt und für sie erschreckend, und sie erforderte näheres Hinsehen. Für sich allein ist das Vergessen der Spülmaschine nicht besorgniserregend, aber Adam überzeugte sich dennoch davon, dass es keine anderen, bedeutenderen Versäumnisse gegeben hatte.

Wer wegen einer möglichen Demenz beunruhigt ist, sei es im Hinblick auf sich selbst oder jemand anders, der sollte als Erstes unbedingt tief durchatmen und die Furcht vor dem »laut Aussprechen« überwinden. Hausärzt*innen und Geriater*innen nehmen solche Sorgen durchaus ernst. Es ergeben sich daraus medizinische Aufgaben. Manchmal stellt sich heraus, dass es sich um etwas ganz anderes handelt, das zwar demenzähnliche Symptome hervorruft, aber besser behandelbar ist. In Margarets Fall werden wir ihre Schilddrüsenhormone überprüfen und uns ihre Vitamin-B12- und Kalziumwerte anschauen. Wir werden uns vergewissern, dass sie nicht depressiv ist. Auch das kann die Denkfähigkeit beeinträchtigen. Und selbst wenn eine Demenz vorliegt, wird sie manchmal durch andere Dinge verschlimmert. Wir müssen Margarets Infektion behandeln und sichergehen, dass keins der Medikamente, die sie einnimmt, ihr Denken verlangsamt. Nebenwirkungen können sehr subtil sein, und nicht immer sind es die naheliegenden Arzneien wie etwa starke Schmerzmittel, die schuld sind. Wir stellen immer öfter fest, dass Tabletten, die gegen ganz andere Beschwerden helfen sollen, dem Gehirn wichtige Stoffe entziehen, die für seine Funktion unerlässlich sind. Dabei schauen wir besonders auf Tabletten gegen Reizblase, Schlafmittel und Medikamente gegen Unruhe und Ängste. Eine Depression kann die Demenz verschlimmern – ebenso wie manches Antidepressivum. Es geht immer um das richtige Gleichgewicht.

Eine Diagnose fungiert auch als Türöffner für eine Behandlung. Tabletten gegen Alzheimer, die den Acetylcholinmangel ausgleichen, können den Krankheitsfortschritt verlangsamen. Bei einigen Patient*innen erzielen wir damit eine erstaunliche Wirkung, bei anderen ist der Effekt deutlich geringer, aber immer noch spürbar; und obwohl wir keine harten Beweise dafür haben, scheint es so zu sein, dass eine Medikation im frühen Stadium der Krankheit wirksamer ist als eine später begonnene. Die gleichen Medikamente helfen manchmal auch gegen die Benommenheit von Patient*innen mit Lewy-Körperchen-Demenz und können Halluzinationen vorbeugen sowie die Stand- und Gangsicherheit erhöhen. Demenz-Medikamente wirken nicht bei allen, und sie wirken auch nicht ewig, aber meistens lohnt sich ein Versuch.

Doch es gibt noch einen weiteren, vielleicht triftigeren Grund, das Problem in Worte zu fassen, zu uns selbst zu sagen: »Ich mache mir Sorgen um mein Gedächtnis, und ich habe das Gefühl, es könnte mehr dahinterstecken als nur das Älterwerden«, oder diese Worte anderen gegenüber auszusprechen: »Ich mache mir Sorgen um dein Gedächtnis, denn es scheint nicht mehr so gut zu sein, wie es mal war«, und dann den Mut aufzubringen, diese Sätze auch gegenüber der Hausärztin oder dem Hausarzt zu äußern. Wir müssen unbedingt geeignete Worte finden, damit wir um Hilfe bitten und unsere Bitten gehört werden können.

Andrew beschrieb, was seine Eltern erlebt hatten: »Mum brachte Dad ins Krankenhaus, und ich fragte sie hinterher, was sie dort gesagt hätten, aber sie war noch ein bisschen durcheinander und meinte nur: ›Sie waren sehr nett und so weiter, aber Dad hat es nicht gefallen.‹ Die Ärzte waren freundlich, haben auch ein paar Untersuchungen gemacht und gefragt, ob er mehr wissen möchte, aber er sagte Nein, und Mum dachte, er sei müde, also sind sie nach Hause gefahren. Als ich das nächste Mal zu Besuch kam, zeigte sie mir den Brief, den Dad bekommen hatte, in dem seine Testergebnisse standen. Es hieß dort, dass sein Gedächtnis beeinträchtigt sei, aber von Demenz stand dort nichts. Sie schrieben nur, dass Dad nicht über die Diagnose reden und auch nicht zum Gedächtnistraining oder was auch immer gehen wollte, deshalb haben sie ihn entlassen. Für Mum ist das ziemlich hart, denn sie ist diejenige, die sich Sorgen macht und alles erledigt, und jetzt steht sie da und fragt sich … ob er es nun hat oder nicht.«

Andrews Geschichte ist nicht ungewöhnlich. Das Klinikpersonal respektiert die Wünsche der Patient*innen, aber wie Andrew zu Recht bemerkte: »Dad ist nicht klar, dass es Mum helfen würde, wenn sie Bescheid wüsste.« Ohne eine Diagnose bleiben für Andrews Mutter alle Türen verschlossen: Viele Unterstützungsangebote gelten aus Angst vor zu vielen Anfragen nur für die, die Menschen mit einer offiziellen Demenz-Diagnose pflegen. Doch für Andrews Mutter bedeutete die fehlende Diagnose noch weit mehr als den Verzicht auf praktische Ratschläge zur Beantragung von Pflegegeld oder den Zugang zu Betreuungsdienstleistungen.

Die Formulierung einer Demenz-Diagnose ist oft vage und vorläufig. Ohne spezifische Tests hängt alles von der Darstellung der Geschehnisse ab, und oft erfahren wir nicht genug, um genau erfassen zu können, worum es geht. Zuweilen müssen wir eine Verschlechterung des Gedächtnisses oder Verhaltens noch sechs Monate oder ein Jahr lang beobachten, um den eigentlichen Kern des Falles wirklich zu erkennen. Bis dahin verstecken wir uns hinter schwammigen Phrasen: »kognitive Einschränkungen«, »Gedächtnisschwäche«, »Verlust des Kurzzeitgedächtnisses«. Manchmal bedeuten diese Phrasen im Grunde nur, dass wir ein Problem vermuten, es aber noch nicht genau bestimmen können. Oft liegt die Diagnose aber auch auf der Hand, die nötigen Testergebnisse liegen vor, und die Euphemismen bedeuten im Klartext: »Wir wissen, dass die Person an Demenz leidet, aber wir sprechen es nicht aus.«

Ich kenne Andrews Eltern, sie sind ein stilles, bescheidenes Paar. Ich sehe, dass seine Mutter ohne Diagnose ihren Freundinnen und Freunden nicht erklären kann, warum das Verhalten ihres Mannes manchmal seltsam, sogar unhöflich ist, warum bisweilen niemand ans Telefon geht oder warum sie nicht mehr mit zu den Seniorenausflügen kommt. An dieser Stelle machen die Ärzt*innen oft einen großen Fehler, und das ist nicht fair: Wenn schon wir Profis nicht darüber sprechen können, keinen Weg finden, die Diagnose einfühlsam und ehrlich zu übermitteln, dann erzeugen wir den Eindruck, dass Demenz nicht nur eine schwierige Sache, ja Pech ist, sondern auch ein Grund, sich zu schämen.

Scham ist das Allerletzte, was Menschen mit Demenz und deren Angehörige empfinden sollten. Scham hat in diesem Kontext absolut keinen Platz.

Vor einigen Jahren saß ich während einer Konferenz mit einer Gruppe von angehenden Geriater*innen zusammen. Zwei von ihnen waren vor Kurzem aus Tansania zurückgekehrt, wo sie ein Projekt ins Leben gerufen hatten, bei dem Daten über die Häufigkeit von Behinderungen und Demenz in ländlichen Gebieten erhoben werden sollten.

»Wie haben Sie festgestellt, wer dement war?«, wollte ich wissen.

Sie sprühten vor Energie, diese jungen Ärztinnen. »Also das war eine echte Herausforderung«, erzählten sie mir. »Wir konnten ja keine Standardtests wie den *AMT* anwenden.« Der *Abbreviated Mental Test* (»Kurzer mentaler Test«), den Henry Hodkinson 1972 entwickelt hat und den Generationen von Geriater*innen kennen, enthält Fragen etwa zum Geburtsdatum, zu den Jahreszahlen des Ersten (oder Zweiten) Weltkriegs, zum gegenwärtigen Oberhaupt des Königshauses. »Schließlich haben wir uns ein paar formale Fragen einfallen lassen, aber als wir mit der Untersuchung anfingen, erkannten wir, dass die beste Frage eigentlich lautete: ›Gibt es Menschen in Ihrem Dorf, die Sie oft um Rat gefragt haben, die Sie jetzt aber nicht mehr um Rat fragen würden?‹«

Ich denke seitdem oft an diese Ärztinnen und ihre tansanischen Kolleginnen und Kollegen: an ihren Forschungseifer und Elan. Dann stelle ich mir immer den alten Mann oder die alte Frau vor, die in einem weit entfernten afrikanischen Dorf vor ihrer Hütte sitzen, wo der umgebende Sand zur Schlangenabwehr glatt gefegt wurde, und ich frage mich, ob man es auch in jener Gesellschaft zulässt, dass Scham die Demenz-Diagnose überschattet, und das

Ganze macht mich sehr traurig. Es scheint eine solche Vergeudung zu sein, eine solche Zumutung, ein Leben voller Erfahrung und Bildung auf diese Weise zu beenden – einmal ein kluger Mensch gewesen zu sein, der jetzt nicht mehr klug ist. Diesen langsamen Verlust der Weisheit und der Persönlichkeit zu verschlimmern, indem wir zulassen, dass Demenz als beschämend empfunden wird – das ist ein großes Unrecht.

Demenz ist eine stigmatisierte Krankheit, und dagegen müssen wir etwas unternehmen. Anstelle der Scham müssen wir uns die positiven Triebkräfte der Veränderung zunutze machen: Mitgefühl, Wut über solche Ungerechtigkeit oder auch pragmatische Entschlossenheit. Das sind die starken Gefühle, die zu Kampagnen für bessere Pflege führen oder zum Eintreiben von Geldern für Forschungsvorhaben und die es uns ermöglichen, am Ende eines langen Tages noch einen weiteren Tropfen Geduld aus uns herauszupressen – Gefühle, die uns bei unserer Reaktion auf die Diagnose Demenz helfen können.

Kapitel 9   Mit Demenz umgehen

Es ist Weihnachten, und wir haben bei den Peters zu Mittag gegessen. Cousins und Cousinen aus dem Norden sind zu Besuch,
und auch die Großmutter, Granny P, ist für einen Tag gekommen.
Sie hat ihren Hund mitgebracht, einen schon recht betagten Spa-
niel mit breitem Rücken und trüben Augen. Er liegt auf einem ab-
gewetzten Sofa und lässt geduldig den neuen Welpen an seinem
Ohr knabbern. Wir sind 22 Personen am Esstisch. Stühle aus den
Schlafzimmern wurden nach unten geschleppt, ein Klavierhocker
wurde zusätzlich an den Tisch geschoben, und die drei kleinsten
Kinder haben sich nebeneinander auf die Fensterbank gezwängt.
Es herrscht großer Trubel: Im Haus ist es warm und laut, die älteren Teenager haben den Cider entdeckt, die Kleinen sind aufge-
dreht von zu viel 7 Up, und allen anderen liegt der Rotwein schwer
auf der Zunge. Reste des Schinkens und der Lauchpastete, ein paar
Erbsen, übrig gebliebene Cranberrysoße und der Brombeer- und
Apfel-Crumble werden noch vertilgt, als Tom aufsteht und ankün-
digt: »Wir spielen jetzt *Empires*.«

Sofort wird es geschäftig am Tisch. Jemand verteilt Zettel, und
das Glas mit den Stiften geht herum.

»So«, ruft Tom laut, um das Gemurmel und die Klagen über
leere Kulis und gelbe Buntstifte zu übertönen. »Jeder wählt für sich
ein Land aus und schreibt es auf seinen Zettel. Zeigt den Zettel
niemandem, und legt ihn in die Schüssel. Und schreib bitte so,
dass ich es lesen kann, Alice.«

Dann wird in die Luft geschaut, geschrieben, durchgestrichen
und nach neuem Papier verlangt, und schließlich liegen alle Län-

der-Zettel in der Schüssel, und Tom ruft noch einmal laut in die Runde: »Fertig? Ich lese jetzt alle vor. Nur ein Mal, hört also gut zu. Max, bist du bei der Sache?«

Dann werden 22 Länder vorgelesen, und das Spiel beginnt. Max darf anfangen.

»Granny P, bist du die Präsidentin von Mexiko?«, fragt er, und Granny P sagt: Nein, sie sei nicht die Präsidentin von Mexiko. Nun ist sie dran und fragt einen der Cousins, ob er der Präsident von Aserbaidschan sei, was nicht der Fall ist. Daraufhin ist der Cousin an der Reihe, und das Spiel geht weiter.

»Mum, bist du die Präsidentin von Papua-Neuguinea?«, fragt eines der Kinder seine Mutter, und als sich herausstellt, dass sie es tatsächlich ist, werden Stühle gerückt und Plätze gewechselt: Alice setzt sich neben ihre Tochter, die richtig getippt hatte, um durch den Zusammenschluss ihrer beiden Länder ein kleines *Empire* zu bilden. Immer wieder sind Aufschreie zu hören, wenn jemand richtig rät und sich weitere Staaten vereinigen.

»Granny P, bist du vielleicht die Königin von Belgien?«, fragt einer ihrer Schwiegersöhne, und nach einem fast unmerklichen Zögern sagt Granny P: Nein, sie sei nicht die Königin von Belgien, und schon ist sie wieder an der Reihe. Ein Staatsoberhaupt nach dem anderen wird geraten, wodurch ihre Länder von anderen vereinnahmt werden, bis schließlich nur noch zwei große Reiche übrig sind – und die noch nicht enttarnten Spieler Max und Granny P, die, wie sich herausgestellt hat, auch nicht die Oberhäupter von Portugal, Ecuador und den Turks- und Caicosinseln sind. Einer der Cousins berät sich mit den anderen Mitgliedern seines Empires, und Max wird gefragt: »Max, bist *du* der Präsident von Mexiko?«, woraufhin Max enttäuscht aufstöhnt, weil er entdeckt wurde, und die anderen jubeln. Damit ist das Spiel vorbei, und Alice erklärt Granny P zur Siegerin. Eine der Cousinen fragt die alte Dame, welches denn eigentlich ihr Land gewesen sei. Granny P strahlt und sagt: »Was für ein schönes Spiel, das hat mir richtig

Spaß gemacht!« Dann steht sie auf, um beim Abräumen des Tisches zu helfen, und die Kinder rufen: »Danke fürs Essen«, und rennen nach draußen. Später hole ich die Zettel aus der Schüssel und falte sie auseinander, und auf einem steht in säuberlicher, altmodischer Schrift »Belgien«. Ich höre das Klappern der Teller beim Spülen und die Kinder, die im letzten Tageslicht Fußball spielen.

Granny P habe sich neulich untersuchen lassen, erzählte mir Tom, und sie habe die Diagnose Alzheimer-Demenz erhalten. »Sie hat es sehr gut aufgenommen«, sagte er. »Sie hat nur gesagt: ›Ach herrje, aber nun ja, das Leben geht weiter‹, und vermutlich hat sie damit recht, denn eigentlich hat sich ja nichts verändert, sie kommt zu Hause noch gut zurecht. Ich weiß, dass wir uns irgendwann Gedanken darüber machen müssen, ob sie noch Auto fahren kann, und dass sie bald mehr Hilfe brauchen wird, aber im Augenblick wirkt sie nicht besonders besorgt. Wir machen uns mehr Sorgen als sie.«

Geriater*innen behandeln viele Menschen mit Demenz. Etliche unserer Patientinnen und Patienten wiesen schon seit geraumer Zeit Symptome auf. Sie und ihre Familien hatten sich nur bislang keinen Rat geholt, vielleicht weil sie glauben, ein nachlassendes Gedächtnis sei normal, oder weil es so scheint, als könnte man ohnehin nichts dagegen tun, oder weil sie jemanden, den sie lieben, nicht belasten wollten oder weil es ihnen peinlich ist oder sie Angst haben – davor, ihre Wohnung aufgeben zu müssen oder plötzlich die Person zu sein, die »nicht mehr alle Tassen im Schrank« hat. Bei vielen wird ihr Zustand erst offenkundig, wenn sie wegen anderer Beschwerden ins Krankenhaus kommen. Dann befragen wir die Angehörigen eingehend und stellen häufig fest, dass eine Demenz-Diagnose schon Jahre zuvor hätte gestellt werden können. In diesem fortgeschrittenen Stadium kann es sein, dass die Betroffenen die Diagnose nur noch flüchtig wahrnehmen: Oft haben sie unser Gespräch schon am nächsten Tag wieder vergessen und leben in den Tag hinein, erfreuen sich an einem Lächeln oder einer freundlichen Ansprache, an einem Gespräch über Tee oder das Wetter. Ein großer Teil der diagnostischen Arbeit im Fall einer Demenz wird jedoch nicht von Geriater*innen geleistet, sondern von Psychogeriater*innen, die zusätzlich eine Facharztausbildung in Psychiatrie haben. Die meisten Demenz-Kliniken werden von solchen Psychogeriater*innen geleitet. Diese sehen die Patientinnen und Patienten meist in einem früheren Stadium der Krankheit, und ihre Perspektive kann eine ganz andere sein.

Ich habe mit meinen psychogeriatrischen Kollegen gesprochen und sie gefragt, was sie einer Patientin oder einem Patienten raten, die oder der gerade mit der Diagnose Demenz die Klinik verlassen habe. Was soll man als Nächstes tun? Was fängt man mit dem Wissen um die Krankheit an?

John und Martin sind liebenswürdige Ärzte und sehr erfahren. Beide gaben mir im Wesentlichen dieselbe Antwort.

John erklärte: »Vielen Menschen erscheint Demenz als grauenvolle Krankheit, denn im Fernsehen sieht man meist Leute in einem weit fortgeschrittenen Stadium, Menschen, die in Heimen leben und eindeutig verwirrt und oft sehr verzweifelt sind, denn das eignet sich gut für Filmgeschichten. Aber für die meisten Patienten ist das Leben nicht so.«

Martin nickte und fügte hinzu: »Außerdem wurde die Diagnose früher oft erst spät gestellt, wenn die Betroffenen tatsächlich schon in einem ziemlich schlechten Zustand waren, aber heute erkennen wir die Krankheit wesentlich früher. Die Leute sollten unbedingt erfahren, dass Demenz häufig vorkommt und dass man damit noch lange Zeit ein ziemlich normales Leben führen kann. Es wäre natürlich auch nicht fair, die Krankheit schönzureden, denn es ist und bleibt eine Diagnose, die niemand gerne hört, aber wir müssen für ein ausgewogenes Bild in der Öffentlichkeit sorgen.«

Die Erfahrungen, die Granny P und ihre Familie machten, schienen mit dem, was Martin und John sagten, im Einklang zu stehen. Tom beschrieb ihre Gemütsverfassung so: »In den ersten paar Tagen nach Mums Diagnose hat es sich so angefühlt, als würden wir … ich weiß nicht, bei einem Cresta-Rennen mitmachen, auf einem Schlitten mit dem Kopf voran bergab, ohne Bremsen, total in Panik. Dann wurde uns klar, dass sich eigentlich nichts verändert hatte und wir uns nur wieder beruhigen und ein paar Vorbereitungen treffen mussten.«

Was passiert als Nächstes? Mein Kollege John schilderte mir, wie er seinen Patient*innen und deren Angehörigen das ihnen Bevorstehende erläutert: »Ich gebe der Diagnose gern eine Art Rahmen, um das Ganze möglichst nüchtern zu betrachten. Ich sage den Leuten, dass tatsächlich nur einer von sieben Demenz-Patienten an der Krankheit stirbt. Das heißt, die meisten Menschen mit Demenz erleben dieses Stadium gar nicht; Sie wissen schon, das gefürchtete Endstadium.«

Doch Martin fügte hinzu: »Ja, so kann man es auf nette Art erklären, aber ich finde, man sollte doch nicht verschweigen, dass die Demenz eine Krankheit ist, die fortschreitet und schlimmer wird. Natürlich muss man sehr vorsichtig prüfen, wie viel Information die Betroffenen vertragen können, aber der Grund, warum man nicht an Demenz stirbt, ist doch der, dass man vermutlich vorher an etwas anderem stirbt, vor allem wenn man die Diagnose erst in einem Alter von über achtzig oder neunzig erhält.«

Sowohl Martin als auch John betonten, dass das Verarbeiten der Diagnose Zeit brauche. Martin sagte: »Ich möchte nicht, dass die Menschen meine Praxis mit dem Gefühl verlassen, dass ihr Leben vorbei ist. Denn man muss beispielsweise weiterhin einkaufen gehen, und höchstwahrscheinlich wird man in der Woche nach der Diagnose den Einkauf auf dieselbe Art und Weise erledigen wie in der Woche davor. Auf längere Sicht wird man ein paar Veränderungen vornehmen müssen und mehr Hilfe brauchen, aber im Regelfall verändert sich das Leben nur sehr langsam.«

Beide warben dafür, sich für die Planung Zeit zu nehmen. John meinte sehr entschieden: »Ich empfehle immer: Machen Sie ein Testament, regeln Sie Ihre Finanzangelegenheiten, sprechen Sie mit Ihren Angehörigen über Handlungsvollmachten, sowohl in Bezug auf die Finanzen als auch bezüglich der Gesundheitsfragen, der Lebensqualität.«

Martin stimmte zu und sagte: »Ja, treffen Sie vernünftige Vorkehrungen, sprechen Sie auf jeden Fall mit der Familie, verheimlichen Sie Ihren Angehörigen die Diagnose nicht. Und leben Sie weiter. Machen Sie, was Ihnen Spaß macht! Wenn Sie schon vor langer Zeit versprochen haben, Ihre Schwester in Australien zu besuchen, dann ist jetzt der Moment, das Vorhaben umzusetzen. Schieben Sie nichts auf, genießen Sie die Gegenwart, schaffen Sie sich einen Speicher voller schöner Erinnerungen.«

Meine Demenz-Patientinnen und -Patienten fragen meist nicht nach einer Prognose im Sinne von: »Wie lange habe ich noch?«, aber ihre Angehörigen, die sich verständlicherweise auf das Kommende vorbereiten möchten, stellen diese Frage durchaus. Leider ist sie schwer zu beantworten, denn es gibt große Unterschiede. Selbst bei einer Diagnose in jüngeren Jahren kann es sein, dass die Patient*innen sich schon in einer Abwärtsspirale befinden, obwohl es auch nicht selten vorkommt, dass jemand, der mit Mitte 60 die Diagnose erhält und ansonsten bei guter Gesundheit ist, noch viele Jahre – 15 oder mehr – lebt. Bei älteren Menschen ist das nicht gesagt, vor allem wenn sie zum Zeitpunkt der Demenz-Diagnose schon gebrechlich sind. Eine Studie aus den Niederlanden, die 2016 veröffentlicht wurde, kam zu dem überraschenden Ergebnis, dass Menschen über 65, bei denen kürzlich eine Demenz festgestellt worden war, ein drei- bis viermal höheres Risiko aufwiesen, im Laufe des folgenden Jahres zu versterben, als die allgemeine Bevölkerung. Die Forscher*innen hatten sowohl die im Krankenhaus als auch die in der Hausarztpraxis diagnostizierten Fälle untersucht und festgestellt, dass jede*r dritte Patient*in innerhalb eines Jahres gestorben war. (Die Daten waren ungefähr zur Zeit der Legalisierung der Euthanasie in den Niederlanden erhoben worden, aber bevor mehr als eine Handvoll Menschen diesen Weg gegangen waren.) Laut einer Studie eines Forscherteams aus Chicago dagegen lebten Menschen nach einer Alzheimer-Diagnose im Durchschnitt noch knapp vier Jahre lang. Aber das ist nur ein Mittelwert, die individuellen Abweichungen waren sehr groß.

Auch wenn manche Menschen mit Demenz erstaunlich gut durchhalten (»Mum ist praktisch unsterblich«, sagte einmal eine Tochter zu mir), kommt es durchaus häufig vor, dass sich die Lage plötzlich und unumkehrbar verschlechtert.

Renata hatte erst kürzlich die Diagnose bekommen. Vor gut einem Jahr hatte sie an einer Gallenblasenentzündung gelitten und war ins Delirium gefallen, und obwohl die Infektion mit starken Antibiotika geheilt werden konnte, war sie weiterhin verwirrt. Bei einer von drei Personen erfolgt eine schnelle und vollständige Erholung von einem Delirium. Ein weiteres Drittel der Patient*innen braucht deutlich länger, erreicht aber ebenfalls wieder ungefähr den ursprünglichen Gesundheitszustand. Und wiederum eine von drei Personen erholt sich nicht mehr: Für sie ist das Delirieren der erste Schritt bergab. Ein Delirium ist keine harmlose Angelegenheit.

Renata war nach ihrem Klinikaufenthalt heimgekehrt. Sie wohnte in einem Anbau des Hauses, in dem ihr Sohn und ihre Schwiegertochter lebten, und die beiden halfen ihr beim Kochen und Putzen, doch Renatas Verwirrtheit wurde schlimmer. Während einer schwierigen Episode war sie geradezu besessen vom Thema Geld: Sie stopfte sich Kontoauszüge unter die Bluse und umklammerte nachts im Bett ihre Handtasche. Ein Jahr später stellte das Team der Gedächtnisambulanz bei ihr Alzheimer fest und versuchte, die

Krankheit mit Donepezil zu behandeln, aber das schien ihren Zustand nur zu verschlimmern und sie kam mit einer weiteren Infektion erneut ins Krankenhaus, diesmal mit einer linksseitigen Lungenentzündung. Wieder fiel sie ins Delirium, und ihr Verhalten schwankte: Es gab Stunden schläfriger Benommenheit, in denen sie nur mit dem Kopf in den Händen dasaß, aber sie machte auch Phasen großer Unruhe durch. Ihr Natriumwert war niedrig – das ist eine häufige Begleiterscheinung bei Lungenentzündung, aber in ihrem Fall lag der Wert schon seit einem Jahr leicht unterhalb der Norm, ohne dass es dafür einen plausiblen Grund gab. Wir wissen nicht genau, wie es dazu kommt, aber oft ist dieser Befund ein Hinweis auf ein Problem im Gehirn. Bei Renata verschwanden auch dieses Mal durch die Zufuhr von Antibiotika recht schnell alle Anzeichen der Entzündung: Sie hatte kaum Fieber, selbst zu Anfang nicht, und die Entzündungsmarker im Blut waren rasch nicht mehr nachweisbar. Ihr Blut wurde umfassend untersucht, um womöglich eine seltenere Ursache für die Verwirrung ausfindig zu machen. Daneben erstellten wir eine Aufzeichnung ihrer Gehirnwellen, also ein EEG, sowie mehrere Scans ihres Gehirns und anderer Körperteile (manchmal kann ein Tumor, auch wenn er nicht im Gehirn sitzt, unerklärlicherweise eine schnell fortschreitende Verwirrung auslösen, man nennt das ein »paraneoplastisches Syndrom«), konnten aber nichts finden. Renata kehrte erneut nach Hause zurück und war sechs Wochen später wieder da, diesmal noch verwirrter, außerdem abgemagert und unsicher auf den Beinen. Sie wurde nochmals gegen Lungenentzündung behandelt, obwohl sich das Röntgenbild ihrer Brust verbessert hatte. In der Zwischenzeit war sie mehrmals gestürzt, aber auch die daraufhin durchgeführten neuen Hirnscans waren unauffällig. Sie kam zur Reha in ein städtisches Krankenhaus, machte dort jedoch keine Fortschritte, sondern zog sich mehr und mehr in sich zurück. Auch auf Antidepressiva sprach sie nicht an. Ihre Angehörigen holten sie wieder nach Hause, versuchten, Betreuung, Arbeit, Kinder und

Enkelkinder unter einen Hut zu bringen, aber eines Nachts fiel Renata aus dem Bett und landete erneut im Krankenhaus, wo sie noch einmal Antibiotika bekam und schließlich verstarb. Die ganze Situation war schlimm für Renata und ihre Söhne und sehr traurig für alle, die sich um sie kümmerten und ihren steten Verfall mit ansehen mussten, ohne ihn irgendwie beeinflussen oder aufhalten zu können.

Über das Zusammenspiel von Delirium und Demenz müssen wir noch viel lernen. Wir wissen, dass Menschen, die im fortgeschrittenen Alter eine Delirium-Episode durchmachen, ein höheres Demenz-Risiko aufweisen, und wir wissen, dass ein Delirium eine Demenz verschlimmert, aber wir wissen nicht, warum das so ist. Liegt es daran, dass Leute, deren Hirn bereits durch eine unentdeckte Demenz vorgeschädigt ist, anfälliger für Verwirrungszustände sind? Oder verursacht das Delirium selbst den Schaden, und wenn ja, wie? Sind es die Zytokine, also Proteine, die von den Immunzellen zur Bekämpfung von Infektionen freigesetzt werden, die das Gehirn unbeabsichtigt schädigen? Hat ein Delirium, das durch etwas anderes als eine Infektion ausgelöst wurde – durch ein chemisches Ungleichgewicht, Medikamente oder Drogen –, die gleichen schädlichen Auswirkungen? Liegt eine Art Stressreaktion vor, ein erhöhter Cortisolwert, der die Fähigkeit des Gehirns, die essenziellen Neurotransmitter freizusetzen, beeinträchtigt? Selbst ohne deliriöse Episoden schreitet die Demenz bei manchen schneller voran als bei anderen – warum?

Gerade bei jemandem wie Renata, einer warmherzigen, willensstarken Frau, die immer gerne portugiesische Familienfeste organisiert hatte und mit 83 zum ersten Mal über Beschwerden klagte, stellt sich zudem die Frage, wie viel wir einer solchen Person bei unserer Suche nach einer vielleicht seltenen, aber eventuell behandelbaren Ursache zumuten dürfen. Wie soll ihre Familie mit dieser Sinnlosigkeit umgehen, wie auf die Abwärtsspirale reagieren, nachdem es zunächst gute Tage und Hoffnung gab? Schon bald blieb fast nichts mehr übrig: keine Plaudereien mehr, kein »Kannst du mir mal bitte das Rezept für deine *pastéis* geben?« und auch kein »Was meinst du, Oma, würde das dem Baby gut stehen?«. Und in dieser Situation, die keineswegs selten ist, müssen einige der schwierigsten Gespräche überhaupt geführt werden, Gespräche, in denen Angehörige mit einem Verlust fertigwerden müssen, und zwar schneller, als sie es sich zutrauen. Die Ärzte und Ärztinnen müssen ehrlich sein, denn die bei Weitem wahrscheinlichste Erklärung für Renatas körperlichen und geistigen Verfall ist leider schlicht und einfach: Demenz.

Manche Menschen sind in der Lage, sich mit ihrer Zukunft auseinanderzusetzen, auch wenn sie sich dadurch ihrer Endlichkeit stellen müssen. Sie nutzen die Gelegenheit, ihre Hoffnungen und Ängste zu artikulieren, zum Beispiel in einem Gespräch oder in einer schriftlich niedergelegten Verfügung, auf die ich in einem der folgenden Kapitel noch zurückkommen werde. Solche Angaben sind für die Angehörigen eine große Hilfe, wenn es um die Frage geht, wie die Behandlung aussehen soll. Ohne dieses Wissen müssen sich Angehörige und Ärzt*innen gemeinsam auf eine ungewisse Reise begeben und teils intuitiv vorgehen, um einer Person möglichst genau die Pflege und Behandlung zuteilwerden zu lassen, die sie sich gewünscht hätte. Dieses Bemühen, in der Hoffnung, sich letztlich um einen geliebten Menschen oder einen Patienten, eine Patientin so gut es ging gekümmert zu haben, auf die von ihm oder ihr gewollte Art und Weise, ist eine der größten Herausforderungen, vor denen wir gemeinsam stehen.

• • •

Anna erzählte mir von ihrem Vater; sie beschrieb, was zu Hause in Sheffield los war. Das Gedächtnis ihres Vaters war furchtbar schlecht: Er brauchte Hilfe beim Bezahlen der Rechnungen, beim Erstellen eines Zeitplans für seine Gemüsepflanzungen, und er musste stets an seine Termine erinnert werden.

»Mum macht mittlerweile alles allein.« Annas Ton war sachlich. »Ich schätze, Dad hat wahrscheinlich Demenz, aber – also *Alzheimer* ist es nicht.«

Nach kurzem Überlegen wurde mir klar, was sie damit meinte: Er ist zwar dement, und ich weiß, dass die Ursache dafür vermutlich Alzheimer ist, aber er ist keine Last für die Familie, und er belästigt auch keine Fremden und schaut die Leute nicht mit wildem Blick an oder bricht urplötzlich grundlos in Tränen aus. Er wirkt nicht so wie die Alzheimer-Patient*innen im Fernsehen, die meistens verstört sind oder apathisch, die ziellos umherwandern oder sich in anderer Form anstrengend benehmen. Annas Vater zeigte also noch nicht die »verhaltensbezogenen und psychischen Symptome der Demenz«, auch »*BPSD*« (*bevarioural and psychological symptoms of dementia*) genannt. Das ist das nächste schwierige Thema, über das wir reden müssen, und es ist wirklich kein schönes.

Beim Verfassen dieses Buches komme ich immer wieder an einen Punkt, an dem ich am liebsten nicht weiterschreiben würde, weil ich nicht weiß, wie Sie sich beim Lesen fühlen. Wenn wir im selben Raum wären, könnte ich Sie ständig im Auge behalten, sehen und hören, wie Sie reagieren. Ich würde versuchen, Ihren Gesichtsausdruck zu deuten, um abzuschätzen, ob ich Ihnen die für Sie geeigneten Informationen gebe oder ob es sich zwar um hilfreiche Informationen handelt, aber nicht um den richtigen Zeitpunkt. Ich würde versuchen, adäquate Worte für Sie zu finden, und vielleicht meine Hand auf Ihre legen – oder es gerade nicht tun, sondern einfach für einen Augenblick still bei Ihnen sitzen.

Mir ist bewusst, dass Sie dies vielleicht lesen, weil die Demenz Ihnen auf irgendeine Weise ihre hässliche Fratze gezeigt hat, und ich möchte nicht, dass Sie sich mit dem Thema alleingelassen fühlen. Vielleicht können wir gemeinsam über die schwerwiegenden Probleme nachdenken, mit denen diese Krankheit uns konfrontiert, und darüber, wie wir ihnen am besten begegnen können.

Die Facetten von *BPSD* sind zahlreich, es gibt viele Verhaltensauffälligkeiten und psychische Symptome. Kein Demenzkranker wird sie alle aufweisen, aber in der Regel entwickeln sämtliche Betroffenen ein paar davon. Neben dem Gedächtnisverlust gibt es diverse Anzeichen, die traurig machen, die all jenen, die dementen Personen nahestehen, das Herz schwer machen. Diese Symptome können besser oder schlimmer werden, je nachdem, wie wir mit ihnen umgehen. Manche lassen sich durch kleine Veränderungen lindern, indem wir unser eigenes Verhalten oder die Umgebung leicht anpassen, oder auch durch kreative Maßnahmen. Andere erfordern klare Entscheidungen über den Einsatz risikobehafteter Medikamente. Manche verschlimmern sich durch unsere eigene Reaktion: Ein repetitives oder aggressives Verhalten zum Beispiel kann eskalieren, wenn wir es direkt ansprechen. Einige Symptome sind schwer zu überwinden, und wir müssen einen anderen Umgang damit finden. In jedem Fall sollte niemand mit den schlimmsten Demenz-Symptomen alleine fertigwerden müssen.

Die Krankenhausinspektoren der Qualitätssicherung, der *Care Quality Commission* (*CQC*), waren im Haus und verbrachten zwei Tage auf unserer Station. Sie gingen schriftliche Aufzeichnungen durch, befragten die Mitarbeiter*innen zur Handhygiene, sprachen mit Angehörigen von Patient*innen und begutachteten die Unterseiten der Toilettensitze. Während ihres gesamten Besuchs saß Marie, die darauf wartete, in ein Pflegeheim umzuziehen, auf dem Gang der Station und rief immer wieder: »Hilfe! Hilfe!« Eine von uns ging dann zu ihr und fragte: »Ist alles in Ordnung, Marie?« Und sie schaute lächelnd hoch und sagte: »Ja, mir geht's gut.« Also wandten wir uns wieder anderen Aufgaben zu, bis sie erneut anfing, um Hilfe zu rufen. Solches Rufen ist ein bekanntes Verhalten, und sobald ein tatsächliches Bedürfnis (manchmal steckt etwas ganz Einfaches dahinter, etwa dass jemand auf die Toilette muss) ausgeschlossen werden kann, ist die erfahrungsgemäß sinnvollste Maßnahme in der Regel, das Verhalten zu ignorieren und stattdessen ruhige Momente zu belohnen, indem wir dann für ein kurzes Gespräch hingehen, wenn die Person gerade friedlich ist. Unsere prompte, verlässliche Reaktion auf ihre Rufe, die Marie (und das CQC-Team) beruhigen sollte, hat ihr Benehmen an diesem Tag womöglich verschlimmert. Es ist sehr schwierig, in solchen Fällen alles richtig zu machen, herauszufinden, warum Marie gerade unsere Aufmerksamkeit braucht, und unser Verhalten dann so anzupassen, damit sie ihres ebenfalls ändert, denn es gibt kein Rezept, das bei allen funktioniert. Es kann durchaus sein, dass eine Person, die sich ähnlich wie Marie verhält, aber von ihrer Persönlichkeit her ganz anders ist, in einer solchen Situation jemanden braucht, der ihr zuhört und auf ihre Kümmernisse eingeht.

Viele Symptome, die auf der $BPSD$-Liste stehen, lassen sich durch die richtige Reaktion lindern. Die Herausforderung besteht darin, festzustellen, welches Vorgehen hilft. Menschen, die sich um jemanden mit schlimmer Demenz sorgen, sollten wissen:

- dass Erregung und Ruhelosigkeit eine körperliche Ursache haben können;
- dass ältere Männer manchmal schmerzhafte Prostata-Probleme haben, aufgrund derer sie nicht pinkeln können, und dass die Unfähigkeit zu pinkeln zuweilen auch bei Frauen vorkommt;
- dass Verstopfung ein stark unterschätzter Grund für unruhiges Verhalten bei Demenz-Patient*innen ist und dass Durchfall bei gebrechlichen oder verwirrten Menschen paradoxerweise sehr oft durch eine Verstopfung ausgelöst wird – ein Phänomen, das man »Überlauf-Durchfall« nennt;
- dass Demenz-Patient*innen uns manchmal nicht mitteilen kön-

nen, dass sie Schmerzen haben – außer durch auffälliges Verhalten. Wir müssen dann beispielsweise auch entzündete Gelenke oder Zahnschmerzen in Betracht ziehen. Demenz-Spezialist*innen haben herausgefunden, dass so manches problematische Auftreten schlicht durch regelmäßige Gaben von Paracetamol beruhigt werden kann.

Hat man all diese möglichen Ursachen ausgeschlossen, muss man in andere Richtungen überlegen: Könnte der Auslöser vielleicht eine neue Umgebung, eine Reizüberflutung, Lärm, Licht, Traurigkeit oder Langeweile sein?

An einem Tag im Februar kümmerte sich Mandy, die Beschäftigungstherapeutin unserer Station, um Alf, der immer wieder auf wackligen Beinen, aber wild entschlossen auf den Ausgang zustürmte und jedem, der sich ihm in den Weg stellte, drohend einen Zeigefinger in die Rippen stieß. Mandy ist toll: Sie las sich die Informationen, die wir von seinem Pflegeheim erhalten hatten, durch, verschwand dann für eine Weile und kam mit einem Eimer Kartoffeln und einem Sparschäler zurück. »Er war bei der Armee im Küchencorps«, erklärte sie mir. Alf saß den ganzen restlichen Nachmittag über friedlich am Tisch und schälte Kartoffeln. Er drehte und wendete jede einzelne in seinen sehnigen Händen, bis sie perfekt geschält war.

Viele Menschen, die mit Demenzkranken zusammenleben, und auch gute Pflegekräfte in den Heimen reagieren auf schwierige Verhaltensweisen beinahe instinktiv. Die ruhelosen Patient*innen werden in die Alltagsarbeit einbezogen: gärtnern, Betten machen oder Wäsche zusammenlegen. Und nach einem geschäftigen Tag schlafen sie dann auch besser. Die Apathischen lassen sich manchmal durch Musik aufheitern oder durch eine künstlerische Tätigkeit, die Depressiven durch einen Ausflug in die Natur. Unruhe und wiederholtes Rufen gehören zu den Symptomen, die durch fantasievolle Aktivitäten wie die von Mandy am besten bekämpft werden können. Aber es gibt auch Verhaltensweisen, die so hartnäckig und dominierend sind, dass sie die Pflegenden auslaugen und zur Verzweiflung bringen. Manchmal bessern sich Symptome durch clevere kleine Veränderungen der Umgebung oder der Pflege oder durch Medikamente, manchmal aber auch nicht. Sinnestäuschungen, Wahnvorstellungen, Schlafstörungen, Schreien, Depressionen: Die Liste klingt düster, und sie ist sehr lang. Repetitives Verhalten, Enthemmung, auch sexueller Art, Angstzustände, Erregung – das sind Symptome, die das Fass schnell zum Überlaufen bringen, sodass alles aus dem Gleichgewicht gerät: Haushalte brechen zusammen, und es kommt zu überstürzten Umzügen in Pflegeheime. Schuldgefühle und Frustration sind die Folge und oft auch Gedanken, die wir – so glauben wir – mit niemandem teilen können. Wir fühlen uns vielleicht schrecklich allein, aber das sind wir nicht, denn auch andere haben solche Gedanken schon gehabt oder haben sie jetzt, in diesem Moment, und deshalb müssen wir im Umgang mit Demenz alle zusammenarbeiten.

Eine große Frau stand vor der Schwesternstation. Sie trug einen blassrosa Leinenpulli und einen wallenden braunen Rock mit rosa Blumenmuster; ein breiter Gürtel saß locker auf ihren schlanken Hüften. Mehrere Goldketten zierten ihr Dekolleté, und ihr feines silbernes Haar lockte sich hübsch um Ohren und Nacken. Sie schloss die Augen, und ihre Hand griff nach dem Tresen. Ich ging auf sie zu, weil ich dachte, sie würde gleich stürzen, aber sie schüttelte den Kopf, atmete tief durch die Nase ein und schaute mich an.

»Kann ich bitte mit Ihnen über meinen Mann sprechen?«

Ich hatte Clem noch nicht untersucht, wusste aber, dass er zurzeit nicht ansprechbar war. Man hatte ihm in der Notaufnahme ein starkes Beruhigungsmittel verabreicht. Auf dem Einweisungsformular stand »zunehmende Verwirrtheit – Fremdgefährdung«, und ich hatte mir gerade die elektronischen Aufzeichnungen des Demenz-Teams angesehen.

Nancy und ich setzten uns auf ein beiges Kunstledersofa, und sie erzählte mir von Clem: von den Kriegsjahren, seiner Zeit im Kriegsgefangenenlager, über die er nur selten sprach. Von seinem Militärdienst nach dem Krieg in Ländern, die darum kämpften, demokratisch zu werden. Von Clems Orden, seiner Arbeit für die Vereinten Nationen, seiner Zuneigung zu ihren gemeinsamen Kindern, seinem feinen Humor und seiner Liebe zu ihr. Nancys Hand griff nach einem dicken blassrosa Stein, einem Rosenquarz vielleicht, der in einer Goldfassung an einer ihrer Ketten hing. Clem litt seit vier Jahren an Demenz. Er war voller Selbstverachtung, er schimpfte wegen seines Gedächtnisverlusts mit sich selbst. Zudem war er depressiv geworden, sprach von Selbstmord und hatte im Laufe der letzten zwei Jahre »Visionen« entwickelt. »Halluzinationen, Träume, Erinnerungen? Ich weiß es nicht«, sagte Nancy. Es waren furchtbare Bilder, die ihn aufschrecken und laut schreien ließen. Sie hatten alle möglichen Demenz-Medikamente ausprobiert, aber nichts hatte geholfen. Clem lief nachts durchs Haus, zog Sachen aus den Schränken und fummelte am Haustürschloss herum. Nancy erzählte immer weiter, die Sätze sprudelten nur so aus ihr heraus. Sie rieb ihre Handflächen in ihrem Schoß aneinander. Clem hatte sie beschuldigt, eine Affäre zu haben, viele Affären, Männer im Haus versteckt zu halten. Er war auch für eine Weile in einer psychiatrischen Klinik gewesen. Dort hatte er seinen 90. Geburtstag verbracht, und seine Medikation war erneut geändert worden. In der Woche zuvor war er heimgekommen, und sie hatte gedacht, nun würde es besser werden. Aber an jenem Morgen hatte er ein Messer aus der Küchenschublade genommen, ein kleines Messer mit braunem Griff, und hatte es ihr an die Kehle gehalten.

Nancy drehte sich zu mir, griff nach meinem Handgelenk, brachte ihr Gesicht ganz dicht an meines und flüsterte: »Ich *wünsche* mir, dass er stirbt.« Dann ließ sie los und verbarg ihr Gesicht in ihren Händen. Sie gab keinen Ton von sich, aber ich sah die Tränen zwischen den Ringen an ihren Fingern hinunterlaufen, und ich konnte nichts weiter tun, als diese anmutige, selbstbeherrschte Frau zu umarmen, ihre dünnen Schulterblätter zu spüren und ihr immer wieder zu versichern: »Es ist alles gut. Alles gut. Es ist okay, so etwas zu fühlen.«

Viele Menschen mit Demenz sind zufrieden und werden gemocht. Sie sind unterhaltsam, und sie lassen sich von anderen unterhalten. Ihr Leben ist gut, voller Heiterkeit, sie werden von ihrer Umgebung geschätzt und mögen sich selbst. Aber das trifft nicht auf alle zu, und selbst bei bester Pflege ist für einige das Leben mit Demenz ein unerbittlich leidvolles Leben. Ich finde es unter solchen Umständen nachvollziehbar, jemanden zu lieben und gleichzeitig seinen Tod herbeizuwünschen.

Wie sterben Demenz-Patienten eigentlich? John, mein Kollege aus der Psychogeriatrie, betont: Die meisten Menschen mit Demenz sterben an etwas anderem. Bei denen, die an der Demenz selbst sterben, führt die Krankheit zu einem Rückzug von der Welt, zu einem Verlust des Interesses an anderen Menschen und Aktivitäten; zuletzt geht es für die Dementen nur noch um absolute Grundbedürfnisse wie essen und trinken. Und mit der Zeit verlieren sie selbst daran jedes Interesse. Ein Happen Essen wird geschluckt, der nächste bleibt auf dem Löffel oder einfach auf der Zunge, und die Tochter sagt vielleicht: »Na komm, Mum, schluck es runter«, aber nichts passiert. Und das kann für die Angehörigen sehr schwer sein, denn sie wissen, dass es ohne das Essen und Trinken kein Leben geben kann, und sie fragen sich möglicherweise, ob die Mutter oder der Vater künstlich ernährt werden sollten, aber das hat sich bei Patient*innen mit Demenz im Endstadium als nicht wirksam erwiesen – ihr Leben wird dadurch in der Regel nicht verlängert. Es fühlt sich vielleicht so an, als würde sich die demente Person von uns zurückziehen. Ihr Körper vergisst, dass das Leben von uns Menschen verlangt, dass wir essen und trinken, und ganz am Ende vergisst die Lunge zu atmen, und das Herz vergisst zu schlagen.

Bei den meisten allerdings kommt eine andere tödliche Erkrankung diesem Stadium zuvor, und manche empfinden das für sich selbst eher als Glücksfall denn als Bedrohung. Clem war vor Kurzem wegen einer Blutvergiftung behandelt worden. Man hatte ihn eines Abends aus der psychiatrischen Klinik in ein Krankenhaus gebracht und ihm intravenös Antibiotika verabreicht in der Annahme, dass diese Behandlung richtig und notwendig sei. Gespräche darüber, dass jemandem bestimmte Behandlungen nicht verwehrt werden dürfen, nur weil er oder sie an Demenz leidet, sind ebenso berechtigt wie Gespräche über Behandlungen, die gerade deshalb gänzlich ungewollt sind. Hier muss im Einzelfall immer individuell abgewogen werden. Zusätzlich zur tröstenden Umarmung setzte ich mich also später mit Nancy hin und stellte einen Plan für Clems künftige Behandlung auf, der sowohl die persönliche Lage als auch die Wünsche des Mannes, mit dem sie seit 67 Jahren verheiratet war, berücksichtigte.

Wie sollte unser Umgang mit Demenz also aussehen? Wir verstehen die Krankheit noch nicht in allen Einzelheiten: Wir brauchen viel mehr Forschungsprojekte zu den Themen Delirium und Demenz. Ebenso müssen wir mehr über die Krankheit aufklären, damit sich Betroffene und deren Angehörige nicht mehr mit Schamgefühlen quälen müssen, was leider sehr oft geschieht. Wir müssen Informationen austauschen, um dazuzulernen, um die Stigmatisierung zu bekämpfen. Wir brauchen genügend Spezialist*innen, die sich ausreichend Zeit nehmen können, um zuzuhören und zu beraten, damit die Furcht vor der Krankheit gebändigt werden kann. Demenz führt oft zu einem schlechten Gewissen: Wir müssen die Pflegenden unterstützen und auch ihre Nöte sehen. Manchmal hilft schon eine Umarmung, das Gefühl, nicht allein zu sein. Demenz versucht, die Liebe zu zerstören. Wir müssen denen, deren Liebesfähigkeit erschöpft zu sein scheint, die Liebe zurückgeben.

Eines Montags schaute ich nach Feierabend noch auf einer der Stationen vorbei, um Noel zu besuchen. Er war ein Freund meiner Mutter, ein Akademiker im Ruhestand, und Mum hatte erfahren, dass er im Krankenhaus lag. Noel war Historiker und in seiner Jugend als Amateursportler sehr erfolgreich gewesen. Die Stationsschwester sagte mir, es gehe ihm recht gut und er könne am nächsten Tag entlassen werden. Noels Sohn Mark war gerade zu Besuch und begrüßte mich. Ich hockte mich auf die Bettkante, während Mark erklärte: »Wir haben gerade über das Rugby-Spiel gestern gesprochen, nicht, Dad?«

Noel nickte und grinste – so breit wie Wallace von *Wallace &* *Gromit*, wenn er »*Cheese*« sagt – und meinte: »Das war ein Bus, Baum.«

Daraufhin sagte Mark: »Sie haben echt gut gespielt, nicht?«, und Noel lächelte und erwiderte: »Alle Rom, die Hauptsache, das Handtuch …«, ehe sein Satz im Sande verlief und er Mark wieder lächelnd ansah und die Augenbrauen hochzog.

Mark hob die Hände mit einem imaginären Ball dazwischen und sagte: »Wahnsinn, mit welchem Affenzahn sie den Ball gepasst haben, nicht?«

Er warf den imaginären Ball mit einer lockeren Bewegung der Handgelenke. Noel hob ebenfalls seine Hände, große, schöne Hände, bereit, den Ball zu fangen, und seine Augen leuchteten.

Als Mark und ich zum Parkplatz gingen, fragte ich ihn nach der Unterhaltung mit seinem Vater. Mark erklärte: »Früher hat mich das total frustriert. Ich habe über Cricket oder Rugby gesprochen, aber es war offensichtlich, dass er sich an nichts erinnern konnte, schon einen Tag später wusste er nichts mehr, und deshalb habe ich eine Zeit lang gar nicht mehr über solche Themen gesprochen, weil ich es so deprimierend fand. Dann habe ich bei einem Arztbesuch mit Dad mitbekommen, wie er mit der Arzthelferin einfach über Unsinn geplaudert hat und dabei richtig glücklich aussah. Kein Wort ergab irgendeinen Sinn, aber ihr schien das nichts auszumachen. Da wurde mir klar, dass ich oft in meinen Gesprächen mit Dad sein Gedächtnis in gewisser Weise *auf die Probe stellte* und dass ihm das nicht guttat. Und mir selbst auch nicht. Jetzt habe ich den Bogen raus. Es klappt nicht immer, und ich weiß nicht, ob er sich dabei an irgendetwas erinnert … keine Ahnung, an ein Spiel von 1980 vielleicht, oder ob er überhaupt weiß, wovon wir reden, aber das ist egal.«

Ich habe schon viele Gespräche mit Demenzkranken geführt, und mir ist bewusst, dass es dabei oft nicht um eine reale Vergangenheit geht, denn die Erinnerungen sind verschwommen, und ganz sicher geht es nicht um die Zukunft. Das ist für diejenigen, die tagein, tagaus mit diesen Menschen umgehen, meist sehr schwer zu ertragen, denn sie können nicht nur in der Gegenwart leben. Es ist beispielsweise schwer für die Tochter, die ich einmal im Zug kennengelernt habe und die auf dem Weg zu ihrer Mutter war: »Zwei Stunden Zugfahrt für einen halbstündigen Besuch, an den sie sich schon in der Sekunde, in der ich das Zimmer verlasse, nicht mehr erinnert.«

Mark und ich standen am Eingang des mehrstöckigen Parkhauses, und er sprach weiter: »Mum ist toll. Keine Ahnung, wie sie das macht, aber sie schafft es, einfach mit ihm im Hier und Jetzt zu sein.«

Ich glaube, ich weiß, was Mark meint. Seine Mutter Sally muss sich ganz genau an die Vergangenheit erinnern, sie muss wissen, dass das Auto zuletzt im November beim TÜV gewesen ist. Ebenso muss sie an die Zukunft denken und Noels Termin beim Audiologen in der kommenden Woche einplanen sowie eine Geburtstagskarte an eins der Enkelkinder schicken. Und zugleich muss sie versuchen, glücklich und zufrieden mit Noel im Hier und Jetzt zu sein.

Mark schaute an mir vorbei, hinauf zum zweiten Stock des roten Backsteinkrankenhauses, wo sein Vater vermutlich gerade ein Sandwich und einen Teller Suppe aß, und fuhr mit leicht unsicherer Stimme fort: »Es ... also ... es ist ein bisschen wie eine Achtsamkeitsübung. Man muss die Vergangenheit und die Zukunft ausblenden und nur die Gegenwart wahrnehmen. In der Gegenwart ist er glücklich. Und ich bin es eigentlich auch. Wir sind beide glücklich.«

Kapitel 10   Auto fahren

Ich sprach am Telefon mit meiner Freundin Laura. Wir haben zusammen studiert, aber sie ist Lehrerin geworden und wohnt ziemlich weit weg, sodass wir uns nur selten sehen. Nachdem wir uns ausführlich hinsichtlich der Abenteuer unserer Kinder auf den neuesten Stand gebracht hatten, erkundigte ich mich nach ihrer Mutter. Laura schwieg kurz und seufzte.

»Ich mache mir schreckliche Sorgen um sie.«

»Was ist denn los?«

»Es … Nein, ich will nicht, dass du nach Feierabend noch arbeiten musst.«

»Ist schon okay. Was macht dir Sorgen?«

»Es geht um ihr Autofahren.«

Lauras Mutter Connie, eine lebhafte, entschlossene Person, lebte seit Paddys Tod allein. Sie war Tierärztin geworden – zu einer Zeit, als Frauen in der Regel noch nicht diesen Beruf ergriffen hatten, und mit ihrem Eintritt in den Ruhestand hatte sie neue Passionen gefunden: die Teilnahme an Wettbewerben im Freiwasserschwimmen, bis sich ihre Farmerlunge meldete, und das Malen von farbenfrohen Ölgemälden. Mit ihr hatte man viel Spaß.

»Erzähl mal.«

»Ach, es ist einfach schrecklich.«

Ich hörte, wie Laura den Wasserkessel füllte, sah sie förmlich vor mir, wie sie in der Küche herumfuhrwerkte und Abendessen machte, das Telefon zwischen Schulter und Ohr geklemmt.

»Sie sieht noch gut, und die Kardiologen sagen, sie darf noch Auto fahren, aber ich glaube, es ist weniger ein medizinisches Problem. Es geht eher um ihr Urteilsvermögen. Du weißt ja, wie sie fährt.«

Für einen Moment saß ich wieder in Connies Auto, bei unserer ersten Begegnung vor mehr als 30 Jahren. Sie hatte Laura und mich – beide verkatert, denn wir hatten gerade die Abschlussprüfungen des zweiten Studienjahres hinter uns gebracht – vom Bahnhof abgeholt. Wir rasten über die Landstraße auf ihre Kleinstadt zu, zwischen früher mal goldgelben, mittlerweile aber vom Ruß der industriellen Revolution verdunkelten Steinmauern entlang. Die Fenster waren heruntergekurbelt, und am blauen Himmel über dem Moor flogen die Wolken dahin. Die Straße führte hinunter in ein Tal, und Connies blonde Haare wehten um ihren Kopf, als sie rief: »Gleich kommt die Brücke, haltet euch gut fest«, und ich sah, wie Lauras Hand oben nach ihrem Sicherheitsgurt griff. Das Auto beschleunigte, flog förmlich über die Brücke, und ich spürte den Wodka vom Vorabend hinten im Rachen.

Laura redete immer weiter. Besteck klapperte, während sie den Tisch deckte.

»Sie kann Entfernungen nicht mehr richtig einschätzen, das Auto ist schon mit Dellen und Kratzern übersät. Sie sagt dann nur: ›Ach, da hat mich einer gerammt, als ich gerade im Supermarkt war.‹ Aber das ist nur eine Notlüge, ich weiß, dass es ihr selbst beim Zurücksetzen passiert ist. Und sie hat immer eine Dose Farbe im Handschuhfach, um die neuen Schrammen zu überdecken. Sie glaubt, ich bemerke sie dann nicht.«

Ich lächelte. »Und?«

»Und sie ist beim Parken ziemlich dreist geworden. Sie stellt den Wagen einfach ab, wo sie will. Sie hat einen Behindertenparkausweis wegen ihrer Kurzatmigkeit, ja, aber neulich haben die Kinder ihr Auto fotografiert, als es vor dem Postamt auf dem Bürgersteig stand – mit allen vier Rädern mitten auf dem Bürgersteig. Es ist einfach peinlich.«

Ich prustete.

»Ich weiß, es klingt lustig, Lucy, aber das ist es nicht, denn am schlimmsten ist ihr Tempo. Sie ist schon zweimal wegen Geschwindigkeitsübertretung zu einem Fahrkurs verdonnert worden, aber sie fährt einfach nicht langsamer, und ich weiß, dass ihre Reflexe nicht mehr so gut sind. Ich habe solche Angst, dass sie jemanden überfährt, und andere Leute haben diese Angst auch: Neulich riefen mich Mitglieder ihrer Kirchengemeinde an und sagten, sie machten sich Sorgen um die Sonntagsschulkinder, weil Mum immer verspätet angerast kommt. Sie haben mich gebeten, sie vom Autofahren abzuhalten, und ich habe es versucht, aber sie sagt nur, dann geht sie eben in eine andere Kirche.«

Connie, Connie, so geht's aber wirklich nicht.

»Meinst du, sie wird langsam dement?«, fragte ich.

»Ich weiß nicht recht. Kann schon sein. Sie ist clever, und sie ist noch sehr aktiv, aber … Du kennst sie ja, sie war noch nie besonders zuverlässig, was Verabredungen und so angeht, aber es ist definitiv schlimmer geworden. Wenn ich genauer darüber nachdenke, dann kommt es mir so vor, als würde sie langsam wieder zum Teenager. Sie ist nie da, wo ich sie vermute; sie geht oft nicht ans Telefon und gibt Nachrichten nicht weiter. Und beim Abwaschen ist sie auch sehr nachlässig geworden, ihre Wohnung ist ein bisschen verwahrlost.«

Nach unserem Telefonat dachte ich über Lauras Äußerungen nach. Sie waren durchaus liebevoll, aber durchdrungen von Sorge und nun auch von Verzweiflung. Connies häusliche Situation gab vielleicht Anlass zum Stirnrunzeln, aber das war ihre Sache, und einer der Vorteile des Älterwerdens besteht darin, dass wir uns leichter von sozialen Normen freimachen können, an die die Jüngeren sich in der Regel gebunden fühlen. Jenny Josephs Gedicht »*Warning*« (»Warnung«), in dem sie erklärt, sie würde von nun an Lila tragen und ihren Stock an öffentlichen Geländern entlangrattern lassen, war nicht umsonst ein großer Erfolg. Connies Freunde vergaben ihr die Unzuverlässigkeit bei Verabredungen, sie lachten nur, wenn Connie unerwartet zum Mittagessen erschien. Es waren ihre nächsten Angehörigen, ihre Kinder, denen Connies Verhalten am meisten zu schaffen machte. Wie mein Kollege Sam gern sagt: »Das ist ein bisschen wie bei Helikopter-Eltern, nur eben in die andere Richtung. Die Leute müssen lernen, ihre Eltern in Ruhe zu lassen.«

Aber wenn es ums Autofahren geht, ist das etwas anderes. Laura sorgte sich nicht nur um das Wohlergehen ihrer Mutter, sondern auch um das von anderen. Sie hatte das Gefühl, eingreifen zu müssen, empfand sich, wenigstens zum Teil, als verantwortlich für die gefährliche Fahrweise ihrer Mutter, und dieses Gefühl wurde dadurch verstärkt, dass Leute bei ihr anriefen, um sich zu beschweren.

Ist es fair, das Autofahren als potenzielles Problem einzustufen? Warum wird in den Nachrichten-Schlagzeilen bei Unfällen das Alter der Fahrer nur erwähnt, wenn es sich um sehr junge (unter 20) oder sehr alte Menschen handelt? »Älteres Ehepaar in Unfall verwickelt«, »80-jähriger Fahrer an Autobahn-Albtraum beteiligt«. Niemand titelt: »53-Jährige in Auffahrunfall involviert«, oder: »Mann im mittleren Alter verursacht Verkehrschaos«. Solche Berichte unterstellen, dass die Unfälle nicht wie bei anderen Leuten aufgrund von Glätte oder wegen eines geplatzten Reifens passiert sind, sondern weil die Fahrer und Fahrerinnen alt sind. Jeder Bericht über den Verkehrsunfall von Prinz Philip im Jahr 2019 erwähnte sein Alter (damals 97), und sogar die ehrerbietigsten Fans des britischen Königshauses meinten damals, es sei an der Zeit, dass Prinz Philip die Autoschlüssel abgebe. Dabei fahren ältere Fahrer*innen potenziell sicherer als jüngere, denn sie sind in der Regel risikoscheuer, fahren also nicht zu schnell und lassen sich auch weniger ablenken, das zeigt die Statistik. Sie sind seltener in Unfälle wegen überhöhter Geschwindigkeit verwickelt und werden auch nicht beim Tippen von Kurznachrichten am Steuer erwischt. Aber während die tatsächliche Anzahl älterer Unfallverursacher nicht größer ist als die jüngerer, ist die *Rate* der Unfallbeteiligungen von über 80-Jährigen höher, denn es gibt einfach weniger von ihnen. Zudem fahren ältere Fahrer*innen öfter kürzere Strecken, und das erklärt die Daten aus den USA, nach denen Fahrer*innen über 80 mehr Unfälle *pro gefahrenem Kilometer* haben. Sie sind auch häufiger in Unfälle verwickelt, bei denen es um die Einschätzung von Entfernungen und Geschwindigkeiten geht, zum Beispiel beim Einbiegen in eine viel befahrene Straße. Und wenn sie einen Unfall haben, dann ist bei den über 75-Jährigen die Sterberate deutlich höher als bei Jüngeren.

Ältere Menschen brauchen normalerweise keine Vorträge über Sicherheit am Steuer. Sie ziehen selbst ihre Schlüsse, wenn sie ihr Zögern an der Kreuzung bemerken, das unangenehme Blinzeln bei starker Sonneneinstrahlung oder das knappe Entgehen einer Kollision im Kreisverkehr. Die meisten älteren Fahrer*innen fahren gut und sicher und wissen instinktiv, wann es Zeit ist, damit aufzuhören. Aber eben nicht alle.

Für Angehörige und Freund*innen ist es ein Riesenproblem, zu erkennen, wann sie eingreifen sollten, wenn jemand am Steuer nicht mehr sicher zu sein scheint, und das Wie ist ein noch viel größeres Problem. Autofahren ist ein heikles, emotional aufgeladenes Thema, denn es hat sehr viel mit Selbstständigkeit zu tun.

Klare Bestimmungen erleichtern derartige Entscheidungen. In Großbritannien gibt es strenge Vorschriften hinsichtlich medizinischer Probleme, die von den Kraftfahrzeugzulassungsstellen durchgesetzt werden.*

---

* In Deutschland wird die Fahrtauglichkeit in der Regel individuell von einem Arzt oder einer Ärztin abgeklärt; eine Meldepflicht für Erkrankungen, die die Fahreignung beeinträchtigen, existiert derzeit nicht. Im Fall einer Fahruntauglichkeit etwa aufgrund einer schweren Altersdemenz ist jedoch das Autofahren laut Fahrerlaubnis-Verordnung verboten (Anm. d. Verlags).

Nach einer Herzklappenoperation beispielsweise darf vier Wochen lang nicht gefahren werden, nach einem leichten Schlaganfall (TIA) gilt das Fahrverbot ebenfalls für einen Monat. Die entsprechende Verordnung lautet: »In der Folge eines kurzen Bewusstseinsverlusts im Sitzen durch einen identifizierbaren Auslöser kann das Fahren nach vier Wochen wieder aufgenommen werden, vorausgesetzt, die Ursache ist behandelt worden.« Für viele Erkrankungen sind die Regelungen zu Recht unerbittlich; das Gleiche gilt für Probleme mit der Sehkraft. Und die Vorschriften bezüglich der Fahrtüchtigkeit von Bus- und Lkw-Fahrern sind selbstverständlich noch strikter.

Die Richtlinien hinsichtlich kognitiver Veränderungen, die sich auf das Urteils- und Einsichtsvermögen auswirken können, sind zwangsläufig vager, und es gibt keine Bestimmung, die ausschließlich das Älterwerden betrifft. Das bringt Menschen wie Laura in eine missliche Lage.

Wenn jemand die Diagnose Demenz erhalten hat, sind die Regeln eindeutig, auch wenn dies für ihre Umsetzung vielleicht nicht gilt. Ich sprach mit Martin. Als Psychogeriater berät er seit Jahren Patient*innen und ihre Angehörigen – auch in Bezug auf die komplexen Fahrvorschriften. Martin erklärte mir: »Die Verordnungen bei Demenz sind klar. Die Kraftfahrzeugzulassungsstelle muss benachrichtigt werden, und rein technisch gesehen liegt es in der Verantwortung der Fahrerin oder des Fahrers, das zu tun. Aber für Menschen mit Demenz können organisatorische Dinge, ja allein das Schreiben eines Briefes, ziemlich schwierig sein, deshalb frage ich oft, ob sie möchten, dass ich die Zulassungsstelle informiere, und nicht wenige nehmen das Angebot dankbar an. Viele beschließen dann auch ganz von selbst, das Autofahren aufzugeben. Die meisten gehen recht gut damit um. Sie sind natürlich traurig, aber sie tragen es mit Fassung. Und wenn offensichtlich ist, dass sie nicht mehr fahren sollten, dann sage ich ihnen das auch. Bei anderen betone ich ausdrücklich, dass sie wohl noch fahren können, wenn sie möchten, dass man sie aber vermutlich auffordern wird, sich testen zu lassen. Manche Menschen, etwa solche in einem frühen Stadium der Demenz, sind noch recht gute Fahrer, und die Behörde weiß das, deshalb kann ich in meinen Bericht schreiben: ›Dieser Patient hat Gedächtnisprobleme, aber seine Koordination und seine Reflexe machen einen guten Eindruck, und im Augenblick ist sein Urteilsvermögen ausreichend.‹ Um ein guter Autofahrer zu sein, braucht man kein großartiges Gedächtnis.«

Ich denke an den Vater meiner Freundin Dora, der gut und sicher in der Gegend herumfährt. Sein Urteilsvermögen ist bislang unbeeinträchtigt, obwohl seine spezifische Semantische Demenz, eine seltene Form, zur Folge hat, dass ihm Worte wie »Diesel«, »Ampel« oder »Auffahrt« nicht mehr einfallen.

Martin fuhr fort: »Die Zulassungsstelle wird dann höchstwahrscheinlich einen Test anberaumen, und wenn der Patient den besteht, darf er weiterhin fahren. Sie überprüfen dann einmal im Jahr, ob er noch fahrtauglich ist.«

Ich fragte Martin nach denen, die seinem Rat nicht folgen, die sein Angebot, die Behörde zu informieren, ablehnen und sich zudem weigern, es selbst zu tun. Auch mit meinen eigenen Patient*innen spreche ich über das Autofahren. Vor allem früher, als ich noch eine Sprechstunde für Patient*innen, die gestürzt waren, abhielt, habe ich es thematisiert. Etliche von ihnen hatten kurze Ohnmachtsepisoden erlebt und erhielten ein Fahrverbot für die Zeit, in der wir nach der Ursache dafür suchten. Viele nahmen es gelassen hin, aber manchmal fiel mir doch auf, wie ein Patient zur Seite schaute, vielleicht zur Tür, hinter der sich der Flur, die Eingangshalle, der Parkplatz und das Auto befanden, während seine Frau neben ihm saß und im Schoß die Hände rang.

»Tja, dann wird es schwierig«, sagte Martin seufzend, »wenn die Leute kein Einsehen haben. Es geht ja nicht nur darum, ob jemand erkennt, dass er im Moment wohl kein sicherer Autofahrer ist. Manche Menschen kommen einfach nicht klar damit, dass sie je Probleme haben könnten. Sie verstehen nicht, dass eine Krankheit wie Demenz sie womöglich zu unsicheren Fahrern macht. Solche Typen sagen: ›Ich fahre seit fünfzig Jahren, mir kann keiner was erzählen.‹ Das sind durchaus nicht alles Querköpfe. Manche mögen stur sein, aber oft ist es auch die Demenz selbst, die ihnen die Einsichtsfähigkeit raubt. Das ist dann besonders ungünstig.«

Martin und ich sprachen auch über die Schweigepflicht, eine der Säulen der ärztlichen Praxis in Großbritannien und in vielen anderen Ländern. Der General Medical Council (GMC), die britische Ärztekammer, sagt dazu: »Vertrauen ist ein entscheidender Bestandteil der Beziehung zwischen Arzt und Patient, und die Schweigepflicht spielt dabei eine zentrale Rolle. Patienten könnten auf einen Arztbesuch verzichten oder Symptome herunterspielen, wenn sie glauben, persönliche Informationen würden von den Ärzten ohne ihre Zustimmung weitergegeben.«

Der GMC erkennt aber auch an, dass die Schweigepflicht kein unabdingbares Prinzip ist: »Ärzte sind ihren Patienten gegenüber zum Schweigen verpflichtet, aber sie haben gleichzeitig die weitergehende Pflicht, die Gesundheit von Patienten und Öffentlichkeit zu schützen und zu fördern.«[*]

Dennoch wird die Schweigepflicht streng gewahrt, und selbst beim Thema Fahren mit Demenz stellt der GMC klar, dass ein Arzt oder eine Ärztin gründlich abwägen müsse, ehe er oder sie die Schweigepflicht verletze. Wir müssen prüfen, ob die Weigerung, das Autofahren einzustellen oder auch nur die Behörde zu informieren, »andere dem Risiko aussetzt, zu sterben oder ernsthaften Schaden zu erleiden«.

Martin sagte: »Ich finde das nicht so schwierig. Vor ein paar

[*] Die 2018 aktualisierte »(Muster-)Berufsordnung für die in Deutschland tätigen Ärztinnen und Ärzte« der Bundesärztekammer sieht eine Befreiung von der Schweigepflicht etwa dann vor, wenn »die Offenbarung zum Schutze eines höherwertigen Rechtsgutes erforderlich ist« (Anm. d. Verlags).

Jahren hatte ich einen Patienten mit furchtbaren Depressionen. Sein Sohn war bei einem Autounfall ums Leben gekommen, weil jemand am Steuer gesessen hatte, der eigentlich nicht mehr hätte fahren dürfen. Es sind die Menschen, die ihre Einschränkungen nicht einsehen, die am gefährlichsten sind. Also erkläre ich ihnen dann, dass es nicht meine Entscheidung ist. Ich informiere nur die Zulassungsstelle und bitte die Experten um Rat. Den Patienten erkläre ich, dass sie eine faire Einschätzung bekommen werden, aber wenn sie die Behörde nicht selbst über ihre Diagnose informieren wollen, dann muss ich das tun. Und ich betone noch einmal, dass die Entscheidung über die Fahrerlaubnis nicht von mir, sondern von der Zulassungsstelle getroffen wird.«

Martins Standpunkt findet sich in der Handlungsrichtlinie für Ärzte des GMC wieder. Dort heißt es, die britischen Kraftfahrzeugzulassungsstellen seien »per Gesetz dafür zuständig, zu entscheiden, ob jemand aus medizinischer Sicht in der Lage ist, Auto zu fahren. Das bedeutet, sie müssen darüber informiert werden, wenn der Inhaber oder die Inhaberin eines Führerscheins eine Erkrankung hat oder sich einer Behandlung unterzieht, die zum gegenwärtigen Zeitpunkt oder in der Zukunft ihre Fahrtüchtigkeit beeinträchtigen könnte.«

Die Bestimmungen der Zulassungsbehörde besagen, dass bei Menschen mit Demenz »mangelnde Einsicht und mangelndes Urteilsvermögen fast immer zu Fahruntauglichkeit führen«.

Im Richtlinientext wird die gleiche Formulierung bezüglich der mangelnden Einsicht verwendet, wenn es um Personen geht, die zwar nicht demenzkrank sind, aber eine leichte kognitive Beeinträchtigung (LKB) aufweisen, die sehr häufig vorkommt. Und hier wird die Lage verworrener, denn es existiert keine gesetzliche Pflicht, die Kfz-Zulassungsstelle von einer solchen Diagnose in Kenntnis zu setzen, obwohl manche Patient*innen mit LKB nicht mehr fahrtauglich sind. Für Menschen, die ganz einfach langsamer werden, gibt es keine Vorschriften.

»Woher soll ich wissen«, fragte meine besorgte Tante, »ob ich eine gute Fahrerin oder eine schlechte, uneinsichtige bin?«

Ich versicherte ihr, dass schon die Tatsache, dass sie sich darüber Gedanken mache, vermutlich ein Zeichen für ihre Fahrtüchtigkeit sei, und erzählte ihr von Bridget.

Bridget ist die Mutter meiner Freundin Juliet, und sie hat einen Plan aufgestellt. Ab und zu, wenn Bridget einkaufen fährt, setzt sich Juliet zu ihr ins Auto. Sie beobachtet sie, mischt sich aber nicht ein. Zu mir sagt sie: »Es nützt nichts, wenn ich meiner Mutter reinrede, das macht sie nur sauer, und die meiste Zeit bin ich ja ohnehin nicht dabei. Ab dem Moment, wo sie einen Co-Piloten braucht, der sie auf Gefahren oder Schilder oder so hinweist, sollte sie nicht mehr fahren.«

Bridget fährt nur auf Straßen, die sie kennt: zum Friseur, zum Supermarkt und zum Fleischer. Gemeinsam mit Juliet hat sie ihre Route geändert, denn vorher musste sie an einer schlecht einsehbaren Stelle nach rechts auf eine stark befahrene Straße einbiegen. Dort kommen die Autos schnell von links um eine Kurve; es ist eine Kreuzung, die eigentlich keiner mag. Also probierten sie einen anderen Weg in die Stadt aus, er ist ein bisschen länger, umgeht aber den heiklen Abbieger. Außerdem lässt Bridget regelmäßig ihre Augen testen und fährt grundsätzlich nicht mehr nachts und bei Regen. Sie haben auch schon darüber gesprochen, was Bridget machen wird, wenn sie eines Tages nicht mehr fahren kann, damit es sie dann nicht wie ein Schock trifft.

Bridget selbst erzählt mir: »Ich fahre eigentlich gar nicht so gern, aber es wird nervig sein, wenn ich es nicht mehr kann. Also zwinge ich mich dazu. Sobald sich Juliet allerdings nicht mehr sicher fühlt, wenn sie zu mir ins Auto steigt, wird es Zeit, damit aufzuhören, das weiß ich.«

Wie Bridget fragen sich auch viele andere, ob sie noch fahrtüchtig sind, und dabei stellen sie die Sicherheit der anderen über die eigene Unabhängigkeit. Sie haben vielleicht einen kleinen Unfall oder hören vom Missgeschick eines Freundes am Steuer und sind erschüttert. Plötzlich stellen sie die Kraft einer arthritischen Hand am Lenkrad infrage oder die Schnelligkeit eines Fußes auf der Bremse. Dann kann es hilfreich sein, eine objektive Prüfung abzulegen, um das Selbstvertrauen zurückzugewinnen.

Etliche Organisationen bieten Fahrprüfungen und guten Rat an: Driving Mobility lautet der Name des britischen Dachverbandes, in dem sich die meisten von ihnen zusammengeschlossen haben.[*]

Andere Fahrer brauchen vielleicht einen kleinen Anstoß, um sich über ihre Fahrtauglichkeit Gedanken zu machen. Matt erzählte mir, wie er das Thema seinem Vater gegenüber angesprochen hat, als dessen Gedächtnis und Urteilsvermögen langsam nachließen.

»Ich habe ihm oft gesagt, wie stolz ich immer darauf war, dass er so ausgezeichnet Auto fuhr, wie wohl und sicher ich mich als Junge bei ihm im Auto gefühlt habe. Er konnte richtig gut überholen! Und ich sagte, ich wolle nicht, dass mir diese Erinnerung genommen würde, wenn heute irgendetwas Dummes passierte, und eines Tages sagte er: ›Es sind zu viele Irre auf den Straßen unterwegs. Ich höre lieber auf, solange noch alles in Ordnung ist.‹«

Lauras Lage war jedoch verzwickter: Ihre Mutter Connie hatte keine offizielle Demenz-Diagnose erhalten, nicht mal eine leichte kognitive Beeinträchtigung war diagnostiziert worden, und sie sah nicht ein, dass sie riskant fuhr. Sie war auch früher schon so gefahren, als gehörte die Straße ihr allein, und sie hatte nicht vor, daran jetzt etwas zu ändern. Connie hatte Parkverbote und Tempolimits immer höchstens als unverbindliche Empfehlungen betrachtet, und

[*] In Deutschland kann man freiwillige Tests bei der Deutschen Verkehrswacht, beim ADAC oder beim TÜV machen; Informationen darüber gibt es etwa bei der Deutschen Alzheimer Gesellschaft. Bedenken hinsichtlich der Fahrtüchtigkeit von anderen kann man gegenüber der Führerscheinstelle beziehungsweise Fahrerlaubnisbehörde der Stadt oder Gemeinde äußern, die den Hinweisen dann nachgeht (Anm. d. Verlags).

wenn sie ein Brot brauchte, dann hielt sie an und kaufte ein Brot, ganz egal, ob sie dabei den Stadtverkehr zum Erliegen brachte. Sie war kein schlechter Mensch, sie wäre untröstlich gewesen, wenn jemand ihretwegen Schaden genommen hätte, aber sie glaubte einfach nicht, dass das passieren könnte.

Ein paar Monate später sprachen Laura und ich erneut über Connie. Es hatte weitere Warnzeichen gegeben.

»Ich stand hinter ihr an einer Kreuzung; sie zögerte ewig, obwohl überhaupt kein Fahrzeug zu sehen war«, sagte Laura. »Kann sein, dass sie gerade am Radio herumfummelte. Dann schoss sie plötzlich unvermittelt über die Straße, wo inzwischen ein anderes Auto kam, und der Fahrer musste ziemlich hart auf die Bremse steigen. Ich glaube, sie hat es nicht einmal bemerkt.«

Laura hatte mit Connies Hausarzt gesprochen, der versichert hatte, er werde mit Connie reden, aber nichts passierte, nur die Dellen und Kratzer an Connies Auto wurden zahlreicher. Laura hatte auch einen erneuten Gesprächsversuch unternommen und ihren Bruder hinzugezogen. Aber Connie sagte nur: »Ich werde vorsichtiger fahren«, und: »Ich werde beim Fahren nicht mehr Radio hören«, und: »Ich werde künftig schon vor dem Dreißig-Schild langsamer werden, nicht erst, wenn ich da bin.« Geändert hatte sich allerdings nichts. Wieder hatte Laura verzweifelte Anrufe von den Nachbarn entgegennehmen müssen, und Connies Außenspiegel waren mittlerweile mit Klebeband befestigt. Schließlich spitzte sich die Lage zu.

»Einer von Mums Freunden hat die Zulassungsstelle kontaktiert«, sagte Laura, »und er hat mich gebeten, das ebenfalls zu tun. Auch er hatte beobachtet, wie Connie auf der Hauptstraße nur knapp einem Zusammenstoß entgangen war. Er sagte, Mum würde niemals freiwillig das Fahren aufgeben, und er meinte, man kann einen vertraulichen Bericht an die Zulassungsstelle schicken. Ich musste online ein Formular ausfüllen und alle Details angeben. Jetzt warte ich darauf, wie es weitergeht.«

Autofahren ist ein Privileg, kein Recht. Für viele ist es auch so etwas wie eine Anbindung ans Leben, und ohne Auto geraten ältere Menschen leicht in eine isolierte Lage. Sie haben dann keinen Zugang mehr zu Aktivitäten, die ihnen Freude machen: zu Gottesdiensten, Vereinen, Treffen mit Freunden, Ausflügen. Öffentliche Verkehrsmittel sind vor allem in ländlichen Gebieten keine echte Alternative. Aus der Stadt fährt nach 17.30 Uhr kein Bus mehr in den Ort, wo Connie wohnt. Der nächste Bahnhof ist mehr als eine Stunde entfernt. Es gibt keinen Bus zum Kino, zum Supermarkt. Die Verbindung zum Krankenhaus ist unregelmäßig: Man muss am Busbahnhof umsteigen, hat aber keinen verlässlichen Anschluss. Sonntags fahren überhaupt keine Busse. Ohne ihr Auto wäre Connie von Taxis abhängig. Sie könnte das Geld, das sie durch den Verzicht aufs Auto spart, dafür verwenden, aber ihr Auto ist klein und günstig, und eine Taxifahrt in die Großstadt kostet pro Strecke mehr als 30 Euro, da wäre ihr Fahrbudget schnell erschöpft. Sie könnte auch den Fahrdienst der Gemeinde nutzen, aber der erfordert längerfristige Planung und bringt Connie nicht an die Orte, zu denen sie fahren möchte. Ansonsten wäre sie von Freunden abhängig. Oder von Laura.

Ich telefonierte mal wieder mit Laura.

»Mum hat den Test gemacht«, erzählte sie. »Sie war sauer, weil sie ihn nicht in ihrem eigenen Auto machen durfte, und ich musste sie hinfahren und hatte ein total schlechtes Gewissen, weil ich ja auch dazu beigetragen hatte, dass sie sich testen lassen musste. Aber der Test war wirklich fair! Die Leute waren sehr freundlich, und sie haben zuerst eine ganze Reihe von Untersuchungen gemacht, Sehkraft und Denkaufgaben, Muster erkennen und so was.«

Es gibt keinen Mentaltest, mit dem sich die Fahrtüchtigkeit eindeutig bestimmen lässt, deshalb müssen viele zusätzlich am Steuer geprüft werden. Laura fuhr fort: »Dann haben sie meine Mutter ein Stück fahren lassen, in einem Fahrschulwagen mit

Rechts- und Linkssteuerung, was mich nicht überrascht. Zuerst ist sie ein bisschen im Testzentrum herumgefahren, dann noch ein Stück auf der Straße. Es war eine gründliche Prüfung. Und sie waren äußerst taktvoll, aber gleichzeitig sehr bestimmt. Sie erklärten, Mum sei offensichtlich früher eine sehr gute Fahrerin gewesen, aber jetzt ließen ihre Reflexe nach. Sie sagten, sie würden noch einen vollständigen Bericht schreiben, aber es sei bereits jetzt klar, dass Mum nicht mehr hinters Steuer gehöre. Ich bin wirklich erleichtert. Mich haben sie gar nichts gefragt. Ich blieb völlig außen vor.«

Angehörige und Patient*innen denken oft, dass der Arzt ihnen sagen werde, wann sie das Autofahren aufgeben müssen, aber für Großbritannien trifft das nicht zu. Wir können die Menschen lediglich informieren, wenn sie eine Erkrankung haben, die ein Fahrverbot nach sich zieht oder gemeldet werden muss, und ihnen dazu raten, nicht mehr zu fahren, und viele befolgen solchen Rat auch. Ansonsten hat der Arzt oder die Ärztin aufgrund der Schweigepflicht keine Möglichkeit zu intervenieren, sofern kein medizinisches Problem vorliegt, es also eher um mangelnde Einsicht und fehlendes Urteilsvermögen geht. Angehörige und Freund*innen hingegen sind nicht an die Schweigepflicht gebunden und haben das Recht, den zuständigen Stellen ihre Sorge mitzuteilen, die dann einen unabhängigen Test anberaumen können. Ich finde, das ist fair.

Kapitel 11   Entscheidungen

»Für den Fall, dass ich in einen Zustand gerate, in dem ich nicht
mehr geschäftsfähig und folglich nicht in der Lage bin, selbst über
meine medizinische Behandlung zu entscheiden, und die Aussichten
auf Besserung minimal sind, wünsche ich keine lebenserhaltenden
Maßnahmen wie künstliche Ernährung und Flüssigkeitszufuhr,
zum Beispiel über eine Magensonde. Dies gilt etwa für vegetative
und minimal bewusste Zustände oder auch Leiden wie eine schwere Demenz, die es mir unmöglich machen, auf sinnvolle Weise mit
den mir nahestehenden Menschen zu kommunizieren. Ich möchte eine Behandlung zur Schmerzlinderung erhalten und wünsche,
dass mir Nahrung und Flüssigkeit zur oralen Einnahme angeboten werden, auch wenn sich dadurch das Risiko einer Infektion,
zum Beispiel einer Pneumonie, erhöhen sollte. Mir ist bewusst und
ich nehme in Kauf, dass meine hiermit verfügte Ablehnung der
genannten medizinischen Maßnahmen eine lebensverkürzende
Wirkung haben kann und wahrscheinlich haben wird.«

Dies schrieb ich am 30. Dezember 2014, ein paar Monate nach meinem 49. Geburtstag, auf ein liniertes Blatt Papier, das ich aus einem
Heft herausgerissen hatte. Ich unterzeichnete und datierte es, und
mein Ehemann bezeugte es mit seiner Unterschrift. In den Jahren
2016 und 2018 wurde es erneut unterschrieben, datiert und bezeugt.[*]

---

[*] In Deutschland muss die Patientenverfügung mit einer Unterschrift und dem
aktuellen Datum versehen werden; eine Bestätigung durch Zeugen oder eine nota-
rielle Beglaubigung der Unterschrift ist nicht erforderlich (Anm. d. Verlags).

Es lag jahrelang in meinem Schreibtisch, ehe ich es gegen ein detaillierteres Dokument austauschte. Mein Mann und eine Freundin wissen, wo das Dokument zu finden ist – meine gesetzlich verbindliche Patientenverfügung, in der ich lebensverlängernde Maßnahmen ablehne.

Warum sollte man so etwas aufschreiben? Damals war die Ethikkommission meines Krankenhauses mal wieder von einem Team aus Ärzt*innen und Pfleger*innen angerufen worden, das Hilfe bei der Entscheidung suchte, ob bei einer Patientin eine PEG-Sonde gelegt werden sollte (das ist ein künstlicher Zugang, der direkt von außen durch die Bauchdecke in den Magen führt und langfristig dazu dienen kann, eine Person, die nicht in der Lage ist, zu schlucken, mit Nahrung und Wasser zu versorgen). Das Diabetes-Team hatte sich an uns gewandt, obwohl die betroffene Patientin keine Diabetikerin war. Esther, eine Frau Anfang 40, litt aufgrund von Missbrauch und anschließender Drogen- und Alkoholabhängigkeit unter schweren gesundheitlichen Problemen. Seit Jahren hatte sie immer wieder ins Krankenhaus eingeliefert werden müssen. Durch übermäßigen Alkoholkonsum hatte Esther mehrere Hirnblutungen erlitten, war halbseitig gelähmt und konnte nur wenige Worte sagen, weshalb sie in einem auf Fälle wie den ihren spezialisierten Pflegeheim lebte. Sie hatte schon diverse Selbstmordversuche unternommen; vor Kurzem hatte sie versucht, sich zu erhängen. Dabei war ihr Gehirn noch stärker geschädigt worden, und jetzt war es ihr gar nicht mehr möglich, zu sprechen und zu schlucken. Sie war zweimal wegen einer schweren Lungenentzündung behandelt worden und hatte die Pfleger*innen, die sich um sie kümmerten, von sich weggestoßen. Die Schläuche, die durch ihre Nase in ihren Magen führten, hatte sie mehrfach herausgezogen, selbst dann, wenn sie mithilfe einer Schlinge, die durch das eine Nasenloch hinein- und durch das andere wieder hinausführte, befestigt worden waren. Alle Versuche, mit Esther ohne Worte zu kommunizieren, waren gescheitert: Ihre Gesten waren nur insofern konsistent, als sie alle eine große Wut auszudrücken schienen. Esthers unerschütterliche, gutmütige Freundin Sarah erzählte dem Ärzteteam von Esthers Liebe zur Musik von Nina Simone und davon, dass sie sich »schon seit Jahren jeden Tag wünschte, sie wäre tot«. Dennoch ging die Diskussion hin und her: Esther war erst 43. Wer konnte wissen, was die Zukunft ihr bringen würde? Ihre Lebensqualität könnte verbessert werden – ein anderes Pflegeheim, mehr Musik, ein zusätzliches Antidepressivum.

Esthers Fall war einer von vielen. Die Ethikkommission hatte kürzlich über den 97-jährigen Frank gesprochen, einen früheren Kunsthändler, der nun nach einem schweren Schlaganfall nicht mehr kommunizieren konnte. Er hatte die ersten zwei Wochen überlebt, erholte sich aber kaum, und seine Töchter waren untereinander vollkommen zerstritten über die Frage, ob er weiterhin künstlich ernährt werden sollte. Die eine erzählte von seiner Lust am Leben und sagte, wenn sie ihn besuche und ihm Kopfhörer aufsetze, um ihm Musik von Sibelius vorzuspielen, dann lächle er.

Die andere Tochter spottete darüber: »Das ist kein Lächeln, das ist eine Grimasse.«

Die erste Tochter gab bissig zurück: »Bis *du* hier aufgetaucht bist, war es ein Lächeln.«

Das Komitee beschäftigt sich auch mit Fällen aus anderen Krankenhäusern. Wir hatten uns die Geschichte von Helga angehört, die zwei Jahre zuvor nach einem Herzstillstand mit erfolgreicher Wiederbelebung, von dem sie sich aber nicht gut erholt hatte, in ein Pflegeheim gekommen war. Seitdem hatte sie weder gesprochen noch gegessen. Sie wurde künstlich ernährt und war anfangs noch ein bisschen im Heim herumgelaufen, nach einem weiteren Herzinfarkt aber immer schwächer geworden. Die Pflegekräfte bewegten sie mithilfe eines Bettlifters zwischen Bett und Sessel hin und her. Ihre Angehörigen hatten hinsichtlich der künstlichen Ernährung von Anfang an gemischte Gefühle gehabt, denn sie waren sich nicht sicher, ob sie das gewollt hätte, und nun war der Schlauch undicht geworden. Der Austausch gegen einen neuen würde bedeuten, dass Helga für einen Tag ins Krankenhaus kommen und für die Endoskopie ruhiggestellt werden müsste. Ihre Söhne sträubten sich dagegen. Sie erklärten, dass sie sich rückblickend schuldig fühlten, weil sie nicht gleich zu Anfang entschiedener gegen die künstliche Ernährung protestiert hätten. Jetzt, zwei Jahre später, hatten sie das Gefühl, dass ihre Mutter so ein Leben – doppelt inkontinent, schweigend und bewegungsunfähig – nicht gewollt hätte. Aber Helgas Pflegekräfte und der Hausarzt, der sie im Heim besuchte, waren davon überzeugt, dass es ihr gut ging. Helgas Haus war verkauft worden, um die Pflege zu bezahlen. Es stand der unausgesprochene Gedanke im Raum, dass ihre Angehörigen nicht weiterhin hohe Geldbeträge aus Helgas Vermögen an das Pflegeheim überweisen wollten. Die Pfleger*innen beschrieben, wie Helga jeden Tag, wenn sie zu ihr kamen, um den Beutel mit der Flüssignahrung anzuschließen, mit ihrer guten Hand ihre Bluse hochhob, um ihnen den Zugang zum Schlauch zu erleichtern. War das ein Zeichen für ihren Wunsch, die Nahrung zu erhalten, oder war es nur ein erlerntes Verhalten, die zuvorkommende Geste einer Frau, die ihr Leben lang hilfsbereit gewesen war? Der Hausarzt hatte in seinem Überweisungsbrief bezüglich des Austauschs der Sonde an das gastroenterologische Team geschrieben: »Sie scheint recht zufrieden zu sein.«

Entscheidungen über lebensverlängernde Maßnahmen werden täglich für die Menschen getroffen, die sich nicht selbst dazu äußern können. Oft sind diese Entscheidungen unkompliziert: Das Verhältnis von Lasten und Nutzen tendiert so klar zu einer Seite hin, dass der richtige Weg eindeutig erscheint. Doch in vielen anderen Fällen ist es für die Ärzt*innen und Angehörigen schwierig, zu einem Entschluss zu kommen. Manchmal wird dann die Ethikkommission um eine Einschätzung gebeten. Nach einem Verkehrsunfall oder Herzstillstand, nach einer schweren Notoperation oder einem einfachen Sturz auf vereistem Weg sammeln wir Informationen über Teddy, Pamela, Enrique oder Jonathan. Wir hören zu, wägen ab, bedenken die gesetzliche Lage und machen Vorschläge, die das medizinische Team dann befolgen kann oder auch nicht. Die Situation wird schließlich geklärt: Lebensverlängerung für die einen, Verzicht auf lebenserhaltende Maßnahmen bei den anderen.

Als ich meine erste Patientenverfügung aufschrieb, in der ich bestimmte Behandlungen ablehnte, dachte ich dabei an mein eigenes Wohlergehen. Im Jahr 2016 setzte ich hinter das Wort »sinnvoll« ein Sternchen und fügte hinzu: »Mit ›auf sinnvolle Weise‹ meine ich, dass ich in der Lage sein sollte, meinen Angehörigen und Freunden, die ich sehr liebe, meine Gedanken zu übermitteln. Ich möchte nicht, dass mein Leben künstlich verlängert wird, wenn ich nicht mehr mit ihnen kommunizieren kann und keine realistische Aussicht darauf besteht, dass ich mich so weit erhole, dass eine sinnvolle Kommunikation wieder möglich wird.«

Mein ursprünglicher Grund für das Verfassen einer Patientenverfügung war also ein egoistischer: Ich wollte meine Wünsche deutlich äußern, in rechtlich bindender Form, denn ich bin jemand, der gerne an allem teilnimmt. So spreche ich etwa in der Küche mit dem Radio, schreibe wenig sachkundige Kommentare auf Twitter, bin immer eine von denen, die aufzeigen, um eine Frage zu stellen. Ich bin ganz sicher, dass mir mein Leben nicht mehr lebenswert erscheinen würde, wenn ich nicht mehr in der Lage wäre, mich einzumischen. Dabei habe ich keine besonders große Angst, meine sprachliche Ausdrucksfähigkeit einzubüßen – Kommunikation findet auf viele subtile Arten statt –, aber ich möchte kein Leben führen müssen, in dem ich denen, die ich liebe, nichts Sinnvolles mehr übermitteln kann, ihnen vor allem nicht mitteilen kann, ob ich zufrieden bin. Dort liegt für mich persönlich die Grenze.

Im Laufe der Jahre ist mir jedoch klar geworden, dass es bei meiner Entscheidung keineswegs nur um mich geht. Großes Leid entsteht in diesen Situationen gar nicht mal für den Menschen, der im Mittelpunkt der Entscheidung steht, da er in vielen Fällen nichts davon mitbekommt, sondern vielmehr für die Angehörigen, die die ganze Last zu tragen haben: Sie müssen mit Angst, Wut und Schuldgefühlen zurechtkommen, und diese Bürde schleppen sie oft noch mit sich herum, wenn die Hauptfigur schon längst die Bühne verlassen hat.

Ich habe erkannt, dass es noch eine zweite, viel bessere Motivation für die Niederschrift meines Standpunkts gibt: Ich möchte nicht, dass meine Familienangehörigen je vor dieser belastenden Frage stehen. Ich möchte nicht, dass sie sich im Büro der Stationsschwester mit den Dankeschön-Briefen und den Dienstplänen an den Wänden versammeln oder während eines gemeinsamen Spaziergangs am Fluss versuchen, herauszufinden, ob ich mir ihrer Existenz bewusst bin und was ich mir wohl in meiner Lage wünschen würde. Für mich ist eine Patientenverfügung ganz einfach eine Geste der Liebe.

Warum haben meine Patient*innen so selten eine Patientenverfügung? Bei den Ältesten, den Gebrechlichen oder denen mit mehreren Erkrankungen besteht das größte Risiko eines lebensverschlechternden Ereignisses, aber meine Erfahrung und die meiner geriatrischen Kolleg*innen ist die, dass die wenigsten unserer Patient*innen selbstständig einen Plan für ihre zukünftige Behandlung gemacht haben. Wie in den zahlreichen anderen Bereichen, die im hohen Alter relevant werden und über die wir nicht sprechen, sind auch hier die Hindernisse sowohl praktischer als auch emotionaler Natur. Ein Teil der Schwierigkeit liegt darin, dass viele nicht einmal wissen, dass es möglich ist, über solche Dinge vorab eine Entscheidung zu treffen.

Ich fühle mich zurückversetzt in die Geburtsvorbereitungskurse, die ich vor mehr als 20 Jahren mit meinem Mann in London besucht habe. Dort sprachen wir über unsere Pläne bezüglich der Geburt unseres ersten Kindes. Natalie, wortgewandt und witzig, war Personalleiterin bei Marks & Spencer und hatte sich für eine Hausgeburt entschieden. Zuvor hatte sie sich in der von Hebammen geleiteten Geburtsstation der örtlichen Klinik umgesehen, war aber selbst über diese intimere, weniger medizinisch wirkende Umgebung entsetzt.

»Also dort werde ich den Wurm bestimmt nicht kriegen«, sagte sie. »Da riecht's ja wie im Krankenhaus.«

Ich schwieg. Ich mochte den Geruch von Krankenhäusern. Für mich roch es in Krankenhäusern nach Sicherheit, so als ob man sehr schnell jede Menge Ärzt*innen mobilisieren könnte, wenn man sie brauchte. Ich würde mein Kind definitiv in einem Krankenhaus zur Welt bringen. Doch Natalies Entscheidung war für sie genau die richtige. Man hatte sie über die Grenzen der medizinischen Notversorgung bei einer Hausgeburt aufgeklärt, ihr aber auch die positiven Auswirkungen auf Babys von gesunden Müttern mit unkomplizierten Schwangerschaften geschildert, die zu Hause geboren wurden. Das Wichtige an Natalies Entscheidung war nicht so sehr das Ergebnis dieser Entscheidung an sich, sondern die Tatsache, dass sie über genügend Informationen verfügte, um sie zu treffen.

Das nächste Problem besteht dann, wenn wir zwar von der Möglichkeit einer Vorabentscheidung wissen, uns das Ausfüllen einer Patientenverfügung aber zu umständlich und zu bürokratisch erscheint. Im Allgemeinen kommt uns die Situation wohl schwieriger vor, als sie in Wirklichkeit ist. Es handelt sich ja schlicht um eine Willenserklärung über etwas, was in der Zukunft eintreten könnte, wenn wir vielleicht nicht mehr selbst entscheiden können, und es ist in der Praxis nicht halb so kompliziert, wie es manchmal in Texten oder Broschüren im Internet klingt.

Erst vor Kurzem habe ich meine eigene Verfügung aktualisiert, ein paar Details hinzugefügt und alles im Computer abgespeichert. Dabei habe ich bemerkt, dass ich kaum Schwierigkeiten hatte, das vom NHS empfohlene Online-Dokument durchzugehen.* Natürlich sollte es mir auch leichtfallen, schließlich sind mir die dort vorgestellten Szenarien wohlbekannt; ich kenne mich mit Behandlungsmöglichkeiten und Begriffen wie »Wachkoma« und »minimaler Bewusstseinszustand«, »künstliche Ernährung« und »Flüssigkeitszufuhr« und ähnlichen aus. Ich weiß, dass eine Verweigerung von Antibiotika zur Therapie lebensbedrohlicher Infektionen bedeutet, dass sie trotzdem noch gegen Zahnschmerzen oder eine lästige Harnwegsinfektion eingesetzt würden. Aber das alles ist nicht besonders kompliziert. Vielen Menschen ist klar, dass »künstliche Ernährung und Flüssigkeitszufuhr« bedeutet, dass man Nahrung und Wasser entweder über einen Tropf oder über eine Sonde (eine meist kurzfristig eingesetzte transnasale Magensonde oder eine in der Regel permanente PEG-Sonde, die direkt durch die Bauchdecke geschoben wird) zugeführt bekommt. Die verschiedenen Stadien des Bewusstseins sprechen für sich selbst. Was muss jemand, der eine Patientenverfügung erstellt, also sonst noch wissen?

Vor allem sollte man wissen, dass sie rechtlich bindend ist, wenn sie die formalen Voraussetzungen erfüllt. Mit der Patientenverfügung können zukünftige ärztliche Maßnahmen im Vorhinein gewünscht oder abgelehnt werden. Weitere Wünsche etwa hinsichtlich der Art, Dauer und Umstände der Behandlung können ebenfalls schriftlich festgehalten, aber auch mündlich geäußert werden; sie sind nicht rechtlich bindend wie die Verfügung, geben jedoch wich-

---

* In Deutschland werden Musterformulare beispielsweise auf den Websites der Ärztekammern, Justizministerien und Krankenkassen angeboten. Die Formulare unterscheiden sich jedoch erheblich – sowohl hinsichtlich der Form (Ankreuzmöglichkeiten, Textbausteine u. Ä.) als auch bezüglich der Reichweite und der Behandlungswünsche. Daher empfiehlt sich ein Gespräch darüber etwa mit dem Hausarzt oder der Hausärztin (Anm. d. Verlags).

tige Hinweise auf den Patientenwillen und werden so weit wie möglich berücksichtigt.

Das Abfassen einer Patientenverfügung muss im Einklang mit den gesetzlichen Bestimmungen geschehen. Das heißt, dass die Person, die eine solche Verfügung ausstellt, für sich selbst handeln und in der Lage sein muss, jede ihrer Entscheidungen zu verstehen und abzuwägen sowie ihre Wünsche deutlich zu kommunizieren. Wenn das nicht gegeben ist, muss ein anderer Weg beschritten werden, auf den ich in einem anderen Kapitel zurückkomme.

Wichtig sind auch die legalen Details. Wenn Sie eine Patientenverfügung erstellen, mit der Sie lebenserhaltende Maßnahmen ablehnen, dann müssen Sie in das Dokument hineinschreiben, dass Ihnen bekannt ist, dass diese Ablehnung Ihr Leben verkürzen kann. Außerdem muss Ihre Verfügung datiert und unterschrieben werden.

Relevant ist schließlich noch der praktische Umgang mit dem Schriftstück. Es ist eine schöne Geste, wenn Sie Ihre Angehörigen über Ihre Patientenverfügung informieren; sinnvoll ist zudem, auch mit Ihrem Hausarzt, Ihrer Hausärztin oder einer anderen medizinischen Fachkraft, die Sie behandelt, darüber zu sprechen und ihr eine Kopie auszuhändigen. Ärzt*innen können nicht Ihren Wünschen entsprechen, wenn sie sie nicht kennen.

Damit habe ich die rechtlichen Voraussetzungen für eine gültige Patientenverfügung zur Verweigerung lebenserhaltender Behandlungen zusammengefasst. Dieselben Informationen finden Sie auch auf den offiziellen Websites des Gesundheits- und Justizwesens. Daneben liegen entsprechende Broschüren in den Wartezimmern von Hausarztpraxen und in Bibliotheken aus. Die Informationen sind eindeutig und verständlich formuliert. Für viele handelt es sich um einfache Entscheidungen, die sich ohne viel Aufhebens festhalten lassen. Man braucht dafür auch kein Internet, man braucht nur einen Stift und ein Blatt Papier.

Im umgekehrten Fall seinen Standpunkt vorab zu erklären, ist jedoch nicht auf vergleichbare Weise möglich. Viele Menschen, selbst die gebrechlichsten, haben überhaupt nicht vor, eine Behandlung zu verweigern – im Gegenteil: Sie wollen keine Art von Behandlung vorenthalten bekommen. Aber man kann keinerlei rechtsverbindliche Verfügung abfassen, in der eine bestimmte Therapie verlangt wird.

Ich steckte meinen Kopf durch die Tür von Davids Zimmer. Ich kannte ihn noch nicht, hatte aber seine dreibändige Patientenakte überflogen. David war Ende 70 und hatte vor etwa 14 Jahren die Diagnose Parkinson erhalten. Anfangs hatten die Medikamente gegen das Muskelzittern und die verlangsamte Bewegung gut angeschlagen. Nach etwa sieben Jahren jedoch war die Lage komplizierter geworden: Seine Medikation war um einen Cocktail aus Mitteln und Maßnahmen erweitert worden, die der abnehmenden Dopamin-Produktion im Gehirn entgegenwirken sollten. Dopamin ist der Neurotransmitter, der für die Bewegung zuständig ist. Es war ein neurochirurgischer Eingriff vorgesehen, bei dem ein winziger Stimulator tief im Gehirn installiert werden sollte, aber ein Aneurysma ausgerechnet an dieser Stelle hatte das Vorhaben zunichtegemacht. Die Fachärzt*innen hatten den Versuch unternommen, einen Dopamin-Ersatz direkt in den Darm einzuleiten, und waren damit eine Zeit lang erfolgreich gewesen, doch dann litt David plötzlich immer wieder unter starken Schwindelanfällen, und sein Blutdruck war extrem niedrig. Daraufhin mussten die Infusionen eingestellt werden, und der Schlauch wurde wieder entfernt. Aber David hielt unermüdlich durch. Die Parkinson-Pflegekräfte telefonierten alle paar Monate mit ihm, erhöhten seine Medikamentendosis, um die Bewegungsfähigkeit zu verbessern, und senkten sie wieder, sobald er Halluzinationen bekam. Im Laufe der Jahre hatte er zuerst das Bergauf-Gehen, dann das Autofahren aufgegeben und war in einen Bungalow umgezogen. Er verwendete eine Gehhilfe; seine Frau ging einkaufen und kochte, zahlte die Rechnungen, vereinbarte Termine und legte ihm fünfmal am Tag seine Tabletten zurecht. Jetzt war er gestürzt und hatte sich den Oberschenkelhals gebrochen. Der Bruch war behandelt worden, aber David hatte zudem eine Lungenentzündung bekommen und Schwierigkeiten beim Schlucken seiner Medikamente. Er war deliriös, die meiste Zeit benommen und schläfrig und hatte in wenigen Tagen sehr viel Gewicht verloren. Das Ärzteteam vor Ort hatte seine Verlegung von der Orthopädie in ein Krankenzimmer auf unserer Station veranlasst.

David schlief jetzt, sein Kopf lag seitlich auf dem Kissen, das schwarze Haar war säuberlich gekämmt, der vorstehende Wangenknochen wirkte so auffällig wie eine Kriegsbemalung. Seine Frau Sheila, die eine akkurate Kurzhaarfrisur, eine türkisfarbene Bluse, graue Hosen und geschnürte Sneakers aus Spitzenstoff trug, wartete schon auf mich, um mit mir zu sprechen. Sie legte ihr Buch, einen Krimi von P. D. James, beiseite, nicht ohne die zuletzt gelesene Seite mit einem Lesezeichen mit Quaste zu markieren, und gab mir die Hand. Dann schob sie mich still aus dem Zimmer. Draußen vor der Tür vertraute sie mir ihre Sorgen an: Sie sprach von Davids Unfähigkeit, zu essen, seiner Stimme, die unhörbar geworden war, weil die Sprechmuskeln nicht mehr beweglich waren, und der allmählich außer Kontrolle geratenden Parkinson-Erkrankung. Wir kamen überein, eine Magensonde zu legen, um ihm Nahrung zuzuführen und ihn zuverlässig mit seinen Medikamenten zu versorgen. Überweisungen zur Sprachtherapeutin und zum Ernährungsberater waren bereits ausgestellt worden. Die Physiotherapeut*innen sollten weiter mit ihm arbeiten, auch wenn er zurzeit nicht einmal genug Kraft hatte, um sich aufzusetzen. Aber ich wollte realistisch bleiben.

»Sheila«, fing ich an, »er ist so schwach …«

»Ah, Frau Dr. Pollock«, unterbrach mich Sheila. Ihre Stimme war weich, mit schottischem Akzent, und entschieden. »Was Sie nicht wissen können, ist, dass David ein echter Kämpfer ist. Er hat immer gesagt, er will alles tun, um am Leben zu bleiben. Selbst wenn es ihm sehr schlecht geht, möchte er jede verfügbare Behandlung bekommen.«

In dem Kompendium »*Treatment and care towards the end of life: good practice in decision making*« (dt. etwa: »Behandlung und Pflege in der Endphase des Lebens: Leitfaden zur Entscheidungsfindung«) für Ärzt*innen, die Patient*innen haben, deren Lebenserwartung nach ärztlichem Ermessen noch maximal zwölf Monate beträgt, kommentiert die britische Ärztekammer GMC eine Situation wie die von David wie folgt:

»Mit Blick auf die Zukunft befürchten einige Patienten, dass ihnen am Ende ihres Lebens bestimmte Behandlungen verwehrt werden, und würden daher gern vorab einen Antrag auf diese Therapieformen einreichen. Manche Patienten, die sich ihrem Lebensende nähern, möchten so viel Kontrolle wie möglich über die Behandlung behalten, die sie bekommen, und zögen Maßnahmen vor, die ihr Leben verlängern könnten, selbst wenn diese erhebliche Belastungen und Risiken mit sich brächten.«

Die Position des GMC zu der Frage, ob Patient*innen eine zukünftige Behandlung im Voraus rechtsverbindlich einfordern dürfen, wurde im Jahr 2005 von einem mutigen Mann namens Leslie Burke auf die Probe gestellt. Mr. Burke litt an einer schweren degenerativen Hirnerkrankung, an der sein Bruder gestorben war, und er wollte die Ärzt*innen unbedingt dazu verpflichten, in seinem Fall die künstliche Nahrungs- und Flüssigkeitszufuhr auch nach dem unwiederbringlichen Verlust seiner Fähigkeit, sich zu äußern, nicht abzubrechen. Er wollte sichergehen, dass er eines ›natürlichen Todes‹ – zum Beispiel an einer Infektion – sterben würde und nicht, weil ein Medizinerteam entscheiden würde, ihm Nahrung und Wasser zu entziehen, nachdem es seine Lebensqualität – falsch – eingeschätzt hätte. Mr. Burke gewann den Prozess in der ersten Instanz, aber der GMC focht das Urteil erfolgreich an, denn er fürchtete, es könne dazu führen, dass Ärzt*innen in anderen Fällen verpflichtet wären, eine Behandlung vorzunehmen, von der sie wüssten, dass sie nichts nützen würde und eventuell sogar schaden könnte. Niemand hat das Recht, auf einer aussichtslosen Behandlung zu bestehen. Aber Mr. Burkes Fall machte ein wichtiges Prinzip deutlich: Wenn Ärzt*innen eine Behandlungsentscheidung für Patient*innen treffen, die nicht mehr urteilsfähig sind – eine Entscheidung zum Wohl dieser Patient*innen –, dann müssen sie dabei die zuvor geäußerten Ansichten und Standpunkte der betroffenen Personen berücksichtigen, damit die Entscheidung *tatsächlich* in ihrem Sinne ausfällt. Das Berufungsgericht war der Auffassung, dass Mr. Burke genau durch diesen Umstand geschützt sei – dadurch dass niemand die künstliche Nahrungs- und Flüssigkeitszufuhr einstellen würde, um seinen Tod herbeizuführen, nachdem er zuvor klar geäußert hatte, dass dieses Vorgehen nicht in seinem Sinne wäre. Der GMC-Leitfaden führt weiter aus:

»Angesichts einer Bitte um die Zusicherung einer zukünftigen Behandlung sollten Sie herausfinden, warum der Patient diese Bitte an Sie richtet und wie wichtig ihm diese Behandlung ist. Sie sollten erklären, dass die Entscheidungen über den Gesamtnutzen der Behandlung auf jeden Fall von den derzeitigen Wünschen des Patienten beeinflusst würden, falls er seine Geschäftsfähigkeit verlöre. […] Machen Sie deutlich, dass eine bestimmte Behandlung in der Zukunft nicht vorab zugesichert werden kann, dass aber die im Vorhinein geäußerten Wünsche des Patienten bei der Entscheidung darüber stark gewichtet werden.«

Im Laufe der nächsten Wochen verschlechterte sich Davids Zustand. Der behandelnde Parkinson-Spezialist, mein Kollege Charlie, besuchte ihn auf der Station, um uns bei der Feineinstellung seiner Medikation zu helfen, und brachte Sheila mit ein paar Scherzen ein wenig zum Lachen. Aber dann konnte David nicht mehr pinkeln und brauchte einen Katheter; in der Folge bekam er eine Harnwegsinfektion, die allen Antibiotika trotzte – abgesehen von einem einzigen, das einen schlimmen Durchfall auslöste. Sheila saß an seinem Bett, las ihm aus dem *Economist* vor und sah zu, wie die Flüssignahrung aus dem Beutel langsam durch den Schlauch in seiner Nase lief. Gerade als er auf dem Weg der Besserung zu sein schien, brach ihm eines Nachmittags plötzlich kalter Schweiß aus, und seine Sauerstoffsättigung im Blut sank: Trotz täglicher Injektionen eines Gerinnungshemmers war es zu einer Lungenembolie gekommen. Wir gaben ein stärkeres Blutverdünnungsmittel, und bald waren seine dünnen Arme von Hämatomen übersät. Zusätzlich machte seine Nasensonde Probleme. Er hatte Nasenbluten, und der Schlauch machte ihm zu schaffen: Im Delirium schlug er danach, sodass die Sonde nicht mehr richtig saß und das Risiko bestand, dass Flüssignahrung in seine Lungen statt in den Magen gelangte. Die Schwestern korrigierten die Position der Sonde und klebten sie fest, aber sie verschob sich andauernd. In der vierten Woche, nachdem Davids Sonde erneut verrutscht war, erwartete Sheila mich mit einer der Weiterbildungsärztinnen an der Tür.

»Könnte er wieder eine PEG-Sonde bekommen, wie damals für das L-Dopa?«, fragte sie.

Wir sprachen darüber. Die Prozedur barg angesichts seines stark geschwächten Zustands große Risiken, sie konnte zum Beispiel eine weitere Infektion oder eine Blutung zur Folge haben. Es war sehr gut möglich, dass David die Operation nicht überleben würde. Wir konnten das Ernährungsteam um eine Einschätzung bitten, allerdings wusste ich, dass die Kolleg*innen angesichts der noch bestehenden Infektion und der niedrigen Proteinwerte zu Recht vorsichtig sein würden. Ich war besorgt. Sheila sprach für David. Ich hatte keinen Grund, an ihren Worten zu zweifeln, aber es war klar, dass sie ihre beträchtliche Energie und Entschlossenheit ganz dem Überleben ihres Mannes widmete, vielleicht um jeden Preis. Wurde unsere Behandlung zu einer untragbaren Belastung für ihn? Er hatte weiter an Gewicht verloren, seine Verwirrtheit schien sich nicht zu bessern, und es gab keinerlei Anzeichen dafür, dass seine Fähigkeit zu schlucken zurückkehren würde. An manchen Tagen schob ich mein Gesicht ganz nah an Davids heran, wenn ich das Gefühl hatte, er würde mit den Lippen Worte formen, aber ich konnte nichts verstehen. Was wollte er uns sagen? Seine Gesten – Daumen hoch oder runter – waren inkonsistent, mal vom Tremor verzerrt, dann gänzlich abwesend.

Ich fragte Charlie nach seiner Meinung, er kannte David seit Jahren. Charlie grinste und rollte die Augen.

»David will natürlich alles, was geht. So haben Sheila und er es immer gehalten.« Er klopfte mir auf den Rücken. »Frag mal das Ernährungsteam, was sie meinen.«

Monate später traf eine Karte von Sheila ein, mit der sie dem Stationspersonal dankte. Sie schloss mit den Worten: »Die Sondenernährung läuft gut, ich bin ein richtiger Profi im Anstöpseln geworden. David liegt in seinem Bett im Wintergarten. Er ist froh, wieder zu Hause zu sein.«

Die Karte war fein säuberlich unterschrieben: »Viele Grüße von Sheila und *Mr. Miracle*«.

Für David lag der Schlüssel zur richtigen Behandlung in Sheilas Händen. Sie wusste genau, was er wollte. Es war zudem hilfreich gewesen, dass David über Jahre hinweg seine Vorstellungen Charlie gegenüber unmissverständlich geäußert hatte. Sein entschiedener Wunsch, auf jeden Fall weiterbehandelt zu werden, lag zwar nicht schriftlich vor – und wäre selbst dann nicht bindend gewesen –, aber seinen Standpunkt zu kennen, hat es uns ermöglicht, weiterzumachen, auch als ein Abbruch die barmherzigere Entscheidung zu sein schien. Aber wäre Sheila nicht da und Charlie gerade im Urlaub gewesen, wäre Davids Behandlung womöglich anders verlaufen. Wäre es daher nicht doch besser gewesen, seine Wünsche schriftlich festzuhalten?

Die Fälle unserer Ethikkommission lösten sich ebenfalls auf die eine oder andere Art von selbst. Helgas Team und ihre Angehörigen einigten sich auf einen Kompromiss. Statt sie zur Endoskopie ins Krankenhaus einzuweisen, wählten die Gastroenterologen ein anderes Vorgehen: Sie schnitten den alten Schlauch ab und schoben ihn in Helgas Magen, ehe sie einen neuen legten. Die Technik wird kritisch gesehen, weil das Risiko besteht, dass das alte Schlauchstück zu einem Darmverschluss führt, aber bei Helga funktionierte die Maßnahme gut, und sie lebte noch eine Zeit lang im Pflegeheim, bis sie einem weiteren Herzinfarkt erlag.

Esther, kommunikationsunfähig und wütend, zog noch ein weiteres Mal ihre Magensonde heraus, bevor sie ohne Sonden und Schläuche entlassen und zurück ins Pflegeheim gebracht wurde – mit der Anweisung, man solle ihr weiche Speisen und schluckweise Flüssigkeit anbieten, falls sie danach zu verlangen scheine. Ich rief ein paar Wochen später im Heim an und sprach mit ihrer Pflegerin Martina, deren osteuropäische Stimme warm und mitfühlend klang.

»Oh, es war wunderbar«, sagte sie. »Sie kam am Donnerstag heim zu uns, am Samstag haben wir eine große Geburtstagsfeier für sie veranstaltet, Sarah war auch da, wir haben Musik gespielt, und alle Mitarbeiter haben getanzt. Esther hat sogar ein bisschen Limonade getrunken! Und am Sonntagmorgen ist sie gestorben. Alle haben geweint. Es war perfekt.«

Und Franks Fall: Trotz der Forderung seiner älteren Tochter verweigerte das Ernährungsteam den Austausch seiner temporären Nasensonde durch eine PEG-Sonde. Es verwies auf das hohe Risiko der Prozedur und die geringen Aussichten auf Besserung. Ein Team aus einem benachbarten Krankenhaus wurde um eine zweite Meinung gebeten und kam zu dem gleichen Ergebnis. Er wurde in eines der wenigen Pflegeheime verlegt, die auch Patient*innen mit transnasalen Sonden pflegen (diese Sonden sind schwer zu handhaben, deshalb verweigern die meisten Heime die Aufnahme solcher Patient*innen). Entgegen allen Erwartungen lebte er dort noch vier Jahre lang ohne irgendwelche Zwischenfälle, ehe er kurz nach seinem 101. Geburtstag starb. In diesen vier Jahren legten seine Töchter ihre Besuche so, dass sie einander nicht begegneten. Ich glaube, die jüngere wird immer überzeugt davon sein, dass Frank zu einem Leben verdammt worden war, das er nicht gewollt hatte, während die ältere ebenso sicher sein wird, dass sie ihrem Vater durch ihren Einsatz für die Fortsetzung der künstlichen Ernährung wertvolle Lebensjahre beschert hat. Ohne die Kenntnis von Franks eigener Meinung werden wir nie wissen, welche Tochter recht gehabt hat.

Warum also hat nicht jeder Mensch eine Patientenverfügung? Zu wissen, dass man eine Entscheidung treffen darf und wie das zu bewerkstelligen ist und dass es eine gute Maßnahme sein könnte, ist die eine Sache, das Projekt aber tatsächlich anzugehen, ist eine ganz andere.

Es gibt viele Gründe, warum das Verfassen einer Patientenverfügung mir vielleicht leichter fällt als meinen Patient*innen. Manche Menschen sind vorsichtig, wenn es darum geht, Entscheidungen für ihr zukünftiges Ich zu treffen. Sie haben festgestellt, dass sich unsere Meinung darüber, was ein lohnendes Leben für uns ausmacht, durch neue Umstände verändern kann. Nicht jeder ist sich seiner künftigen Wünsche sicher genug oder besitzt ausreichenden Eigensinn, um eine verbindliche Entscheidung zu treffen, und diejenigen, denen die Zuversicht in die Beständigkeit ihrer eigenen Meinung fehlt, müssen dennoch respektvoll behandelt werden.

Es gibt auch wichtige kulturelle Aspekte. Meine Freundin Tess lebt in den USA, in Vermont, und ist erstaunt über die große Anzahl von Leuten ohne Patientenverfügung in Großbritannien. Sie betrachtet die Angelegenheit ganz nüchtern: »Ich muss meine Verfügung jedes Jahr aktualisieren, das verlangt allein schon meine Krankenversicherung.« Auf der anderen Seite vertreten viele die Ansicht, sie sollten solche Entscheidungen nicht selbst treffen, sondern ihre Zukunft lieber in göttliche Hände legen: In allen Religionen der Welt existieren unzählige Meinungen darüber, wie viel Kontrolle wir über unser Leben tatsächlich anstreben sollten, und mir ist mit der Zeit klar geworden, dass es nicht klug ist, aus der religiösen Zugehörigkeit eines Menschen Schlüsse über dessen Wünsche hinsichtlich der medizinischen Behandlung zu ziehen.

Zudem entstammen die ältesten meiner Patient*innen einer Generation, die das Vorgehen ihrer Ärzt*innen in der Regel nicht hinterfragt. Medizinische Entscheidungen, denken sie, sollten von Mediziner*innen getroffen werden. Das Prinzip der gemeinsamen Entscheidungsfindung des späten 20. Jahrhunderts wurde von jüngeren Menschen begrüßt, aber viele meiner Patient*innen kommen mit einer Ehrerbietung in unsere Gespräche, die ich möglichst taktvoll auszuräumen versuche.

Eric litt an Multipler Sklerose und hatte bereits mehrere Schlaganfälle hinter sich. Als ich vorsichtig andeutete, dass er in Zukunft eventuell über eine Sonde ernährt werden müsse, sagte er: »Ich kann dazu erst eine Meinung entwickeln, wenn es so weit ist.«

»Das Problem ist nur, Eric, dass Sie uns dann vielleicht nicht mehr *mitteilen* können, was Sie wollen.«

Ich muss ein bisschen wehleidig geklungen haben, denn Eric tätschelte mir tröstend die Hand.

»Keine Sorge, Frau Doktor, Sie werden das Problem schon lösen, wenn ich an dem Punkt bin.«

Mir ist natürlich klar, dass meine eigenen Pläne sich auf eine Situation beziehen, die im Augenblick, wo ich in den 50ern bin, noch in weiter Ferne zu liegen scheint. Sie mag erschreckend sein, wird aber vermutlich nicht so bald eintreten. Vielleicht mangelt es mir auch an Fantasie, und eine emotionale Distanz erlaubt es mir, die Szenarien zu bedenken und dann eins nach dem anderen abzuhaken. Bei sehr alten Menschen ist das aber nicht der Fall. Für meine Patient*innen sind diese Möglichkeiten sehr real und können sogar unmittelbar bevorstehen. Diese drastischen Zukunftsaussichten zu erkennen, sie schwarz auf weiß festzulegen, auf einem Blatt Papier sichtbar zu machen und eine Unterschrift darunterzusetzen: Solche Schritte mögen für manche zu furchterregend sein.

Während ich hier sitze und meine alte Patientenverfügung mit den Eselsohren sowie die schicke neue Version im Computer betrachte, wird mir klar, dass es sich nicht um Entscheidungen handelt, die wir von Menschen verlangen können, die alleine mit einem Formular und einer Ratgeberbroschüre dasitzen, so klar und einfühlsam diese auch verfasst sein mögen.

Wir müssen umsichtiger vorgehen. Insbesondere bei Entscheidungen über Leben und Tod, die jene betreffen, die dem Ende am nächsten sind, brauchen wir einen anderen, einen gütigeren Ansatz. Und wir müssen reden.

Kapitel 12   Versorgungsplanung

»Mein Wellensittich Olivia«, beginnt das Formular, das Raymond gehört. Ich nehme das nächste Blatt in die Hand: »Reg und unsere Kinder.« Ein anderes fängt an mit: »Musik hören. Ich mag Country und Western.« Ich lächle und lese weiter. »Meine tolle Frisur. Ich möchte jeden Tag hübsch aussehen.«

Ich sitze im Personalzimmer eines Pflegeheims und lese mir durch, was die Bewohner für den Ernstfall verfügt haben. Jede Verfügung ist ein ausgefülltes offizielles Formular des Landkreises mit dem Titel »Behandlungsnotfallplan mit Entscheidung über Wiederbelebungsmaßnahmen«. Es enthält Platz für den Namens- und Adressaufkleber sowie übersichtliche Kästchen zum Ankreuzen, etwa »Wiederbelebung erwünscht« oder »Wiederbelebung nicht erwünscht«. Einige dieser Kästchen betreffen die Fragen, ob die Person im Ernstfall auf die Intensivstation verlegt oder überhaupt ins Krankenhaus eingewiesen werden möchte, ob sie der intravenösen Verabreichung von Antibiotika zustimme, »lebenserhaltende Maßnahmen« wünsche oder ob ihr stattdessen »Lebensqualität und die Linderung belastender Symptome« wichtig seien. Es gibt Abstufungen. Bei mehreren Fragen gibt es die Antwortmöglichkeit »Weiß nicht«, und das Wort »erwägen« kommt oft vor. Alle älteren Patient*innen, die ich im Krankenhaus behandle, besitzen ein solches Dokument. Manchmal kommen sie schon mit einem ausgefüllten Formular, viele erstellen es aber erst zu Beginn ihres Aufenthaltes bei uns. Die Wiederbelebungsentscheidung wird immer angekreuzt, ein Großteil des Formulars häufig nicht. Viele Kästchen bleiben leer, Wünsche ungehört.

Ganz oben auf dem Formblatt ist der größte Kasten untergebracht, er trägt die Überschrift »Was mir wichtig ist«. Diese Stelle bleibt fast immer unbeschrieben. Doch auf den Formularen,
die den Bewohner*innen dieses Heims gehören, ist der Kasten
nicht leer. Ich nehme das nächste Blatt in die Hand.

»Was mir wichtig ist« steht darauf, und im Kasten ist zu lesen:
»Dass ich noch in der Lage bin, meinen Arm um Christine zu legen.«

• • •

Es gibt Menschen, die der Meinung sind, dass Ärzt*innen alles,
wirklich *alles* tun sollten, um jemanden am Leben zu erhalten, bis
hin zum aussichtslosesten Versuch der Wiederbelebung einer Person, die vielleicht einmal einen starken Willen hatte, jetzt aber
hirntot und körperlich gar nicht mehr in der Lage ist, zu kämpfen.
Am anderen Ende der Skala stehen die, die sagen: »Das ist für
mich kein Leben mehr«, und sich vehement für die Legalisierung
der Sterbehilfe einsetzen.

Ich stand mal wieder vor meinen Medizinstudenten und -stu-
dentinnen und hatte ihnen das Diagramm der Lebenserwartung
wie folgt aufgezeichnet:

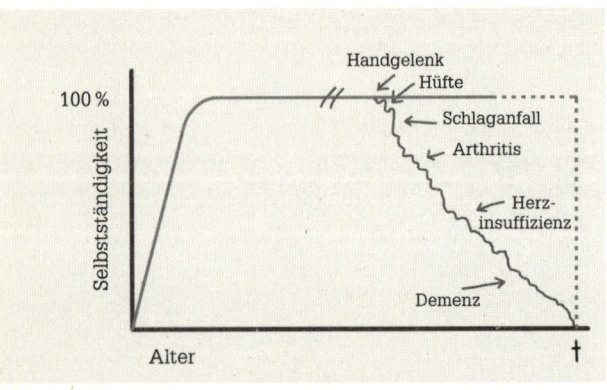

Ich bat die Studierenden um Vorschläge, wie sich aus der Kurve eher ein Trapez machen ließe, sodass die Menschen bis zum Ende ihres Lebens so selbstständig wie möglich leben könnten, und einer der Studenten beugte sich vor, nahm mir den Stift aus der Hand und zeichnete eine dicke senkrechte Linie:

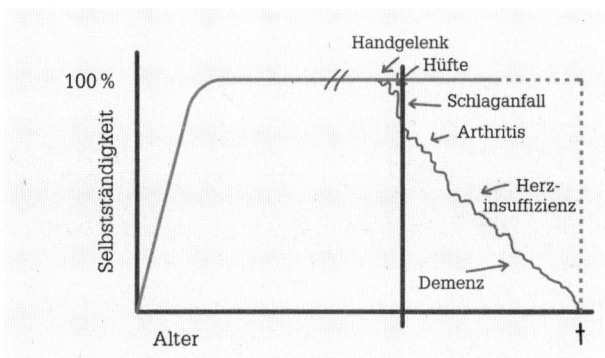

Auch dies ist ein Standpunkt – allerdings einer, den ich nicht teile.

Zwischen jenen, die die gegensätzlichen Meinungsextreme vertreten, befinden sich meiner Erfahrung nach zahlreiche Leute, die unsicher sind, die keine Antwort auf die Frage wissen, was die richtige Vorgehensweise, welches Ausmaß an Behandlung das richtige sein könnte, für sie selbst und auch für ihre Lieben. Wir sind uns durchaus der Tatsache bewusst, dass das, was wir uns für uns selbst wünschen, für andere Menschen nicht das Richtige sein könnte. Aber viele von uns wissen nicht so recht, ob man darüber sprechen sollte und, wenn ja, wie, denn das Thema ist sehr komplex, es gibt lauter Vorurteile, Ängste und liebevolle Empfindungen, die solchen Gesprächen im Weg stehen.

Win sitzt neben ihrem Bett im mittleren Teil der Station, und heute ist eine junge Frau bei ihr. Ich vermute, es ist ihre Enkelin, auf die Win sehr stolz ist. Sie arbeite in London, mache »irgendwas mit Medien und Marketing«, hat mir Win erzählt, sie habe eine Wirtschaftshochschule besucht und spreche mehrere Sprachen. Die Enkelin steht auf, als ich hereinkomme. Sie hat glänzendes kupferrotes Haar und trägt einen Hosenanzug. Jetzt schaut sie stolz zu Win hinüber, die mir erklärt: »Das ist Marina.«

Win trägt eine cremefarbene Bluse und eine Strickjacke mit kleinen Rosen darauf. Sie klappt das iPad zu, das sie und Marina betrachtet haben, und ich ziehe die Vorhänge zu und setze mich auf Wins Bett, damit wir uns unterhalten können. Seit einigen Jahren muss Win immer wieder ins Krankenhaus, weil ihr Herz oft ins Stocken gerät, und selbst jetzt, wo sie sitzt, kann ich die großen Venen an ihrem Hals pulsieren sehen. Ihre hübschen Tropfen-Ohrringe wackeln leicht, weil ihre Trikuspidalklappe nicht vollständig schließt: Bei jeder Kontraktion des Herzmuskels sollte eigentlich Blut in ihre Lungen geschickt werden, um dort mit Sauerstoff angereichert zu werden, aber stattdessen strömt es rückwärts, wieder durch die undichte Klappe und in ihren rechten Vorhof und von da zurück in die Venen, die mit jedem Herzschlag flach werden und sich dann ausdehnen – es läuft also völlig falsch. Wir haben wochenlang mit Wins Medikation herumexperimentiert, und ich habe ihr erklärt, dass die Herzschwäche sie zu einer wandelnden Zielscheibe mache, und schon zweimal in diesem Jahr ist sie mit Atemnot eingeliefert worden, die Lungen voll Wasser, die Beine geschwollen und am unteren Ende ihrer Wirbelsäule ein Polster voller Flüssigkeit, das sich wie Kuchenteig eindrücken ließ. Sie brauchte hohe Diuretika-Dosen, die wir per Injektion statt als Tabletten verabreichten, damit die Flüssigkeit abfloss und in ihrer Lunge Platz für ein bisschen Luft entstand; so sollten auch die Schwellungen reduziert werden, damit ihre Füße wieder in die bunten Hausschuhe mit dem Klettverschluss passten. Ein andermal jedoch kam sie dehydriert hier an, die Haut an ihren Füßen ganz schrumpelig und ihr Mund ausgedörrt, weil die Kombination aus der höheren Dosis Diuretika und dem neuen Mittel, das ihren Herzmuskel stärken sollte, zu viel für ihre versagenden Nieren war.

Ich habe Win bereits erklärt und fasse es jetzt noch einmal für Marina zusammen, wie heikel ihre Herzschwäche ist, wie unberechenbar. Manchmal werde sie wie eine überreife Pflaume anschwellen, voller Wasser sein, aber wenn wir es mit den Medikamenten übertrieben, könne es passieren, dass sie schrumple wie eine Rosine. Wir zielen sozusagen auf einen perfekten Pfirsichzustand ab, und ihre Dosis werde ab und zu angepasst werden müssen, wenn sie nicht im Krankenhaus liege, je nachdem, wie viel Flüssigkeit sie an Bord habe, und Marina nickt, und Win weiß das alles ohnehin schon.

Doch da ist noch etwas anderes, denn diesmal hatte Win bei ihrer Einweisung auch eine Lungenentzündung und wäre beinahe gestorben, und zu Hause ist sie zweimal gestürzt, und obwohl es ihren Nieren wieder etwas besser geht als vor einiger Zeit, funktionieren sie nicht besonders gut, und sie ist sehr müde und wartet jetzt darauf, in ein Pflegeheim zu ziehen.

»Win?«, frage ich. »Ist es Ihnen recht, über ein etwas heikles Thema zu reden, solange Marina noch da ist?«

Win zieht eine Augenbraue hoch.

»Wäre jetzt vielleicht eine gute Gelegenheit, mal darüber nachzudenken, was passieren könnte, falls es Ihnen noch einmal so schlecht geht, ich meine, wenn Sie im Heim wohnen?«

Sie schaut Marina von der Seite an, die durch das Neigen ihres Kopfes zu verstehen gibt, dass es für sie in Ordnung ist, wenn es Win recht ist, also fahre ich ganz behutsam fort. Der Weg ist schon leicht geebnet, denn Win weiß, dass ihr Herz nicht mehr besser wird, also können wir über das Pflegeheim sprechen, in das sie ziehen will. Sie hat dort manchmal eine Freundin besucht, es gefällt ihr, und man hat ihr versichert, dass sie dort WLAN haben werde, »damit ich mit Marina per FaceTime in Kontakt bleiben kann«.

Denn Win meistert die neuen Technologien, sie kommt mit ihrem iPad gut zurecht und besitzt ein schickes Smartphone in einer pink-farbenen Glitzerhülle.

»Win«, sage ich, »ich würde gern dieses Formular für Sie aus-füllen, in dem es um die Behandlungen geht, die Sie in Zukunft möchten, und es gibt auch ein Feld, in dem gefragt wird, was Ih-nen wichtig ist. Darf ich da ‹Marina› hinschreiben?«

Win sagt, ja, die sei wichtig, und wichtig sei auch ein bisschen Ruhe, also schreibe ich das ebenfalls hin. Win überlegt kurz und fügt dann hinzu, dass sie gerne jede Woche die Zeitung lesen möch-te, nicht die überregionale, nur die Lokalzeitung, »damit ich weiß, was die Pfadfinder so treiben«.

Nun erkläre ich, dass das Formular noch ein paar andere Fragen enthalte, zum Beispiel, was Win sich wünschen würde, wenn es ihr sehr schlecht ginge, und Win legt den linken Ellbogen auf den Tisch und das Kinn in die Hand, um darüber nachzudenken. Ich schaue zu Marina hinüber, die ihre Großmutter ansieht und ihre Finger flach auf ihren Mund gelegt hat, weil ihre Lippen zittern und sie nicht möchte, dass Win es bemerkt. So berühre ich Mari-nas Arm und sage: »Die Frage nach der Reanimation haben Win und ich schon zusammen ausgefüllt«, woraufhin Win mit der rech-ten Hand abwinkt, um zu zeigen: »Nein, bloß nicht so was«, und ich erläutere, dass sich die nächste Frage darum drehe, ob sie auf der Intensivstation behandelt werden möchte, falls sich ihr Zustand stark verschlechtern sollte.

»Um ehrlich zu sein, Win, das liegt gar nicht in unserer Hand. Ich weiß, dass man Sie auf der Intensivstation nicht haben wollen würde, denn die Behandlungen dort, zum Beispiel die künstliche Beatmung …«

Ich halte inne, denn Win winkt schon wieder ab: Weiter, wei-ter, sagt ihre Hand, und ich brauche nicht mehr zu erklären, dass die künstliche Beatmung bei ihr rein gar nichts bringen würde, denn sie würde nie wieder ohne das Gerät auskommen. Also sage ich:

»Die nächste Frage, Win, ist sehr bedeutsam, denn darüber entscheiden eher Sie als Ihre Ärzte.«

Win schaut mich an, das Kinn noch auf die linke Hand gestützt, der rechte Zeigefinger ist ganz leicht erhoben, was mir anzeigt, dass sie zuhört, aber auch bereit ist, mich gegebenenfalls zu unterbrechen.

»Hmmm … sollten Sie im Pflegeheim sehr krank werden, wenn etwa Ihr Herz verrücktspielte oder Sie wieder so eine Lungenentzündung bekämen wie diesmal, als Sie hergekommen sind, dann würde man üblicherweise im Heim den Notarzt rufen und Sie herbringen lassen, damit wir alles machen können, was wir in solchen Fällen machen …«

Win legt ihre rechte Hand flach auf den Tisch. Ich fahre fort und deute dabei mit einem Finger auf meinen Handrücken, wo der Zugang für den Tropf wäre: »… Blutwerte und Röntgen und intravenöse Medikamente. Aber manche Leute möchten das nicht und sagen uns, sie wollen nicht noch einmal ins Krankenhaus; sie wollen lieber im Heim bleiben und dort gepflegt werden, selbst wenn die Behandlung nicht die gleiche wäre.«

Win atmet tief ein, lässt die Luft ganz langsam wieder entweichen, streckt eine Hand nach Marina aus, um sie näher zu sich zu ziehen, woraufhin Marina den Nachttisch beiseiteschiebt, ihren Stuhl dichter an den Sessel ihrer Großmutter rückt und deren Hand nimmt – eine alte Hand mit einem feinen goldenen Gliederarmband in einer jungen Hand mit dunkelrot lackierten Nägeln. Und Win sagt: »Ich habe genug von diesem Krankenhaus. Ich möchte nicht mehr hierherkommen. Ich meine, alle hier sind sehr nett, versteh mich nicht falsch, Marina«, denn Marina wollte gerade etwas sagen, aber Win hebt den Zeigefinger: Es ist nicht die Pflege, um die sie sich sorgt. »Ich bin einfach müde, und wenn ich stattdessen meine Ruhe haben kann und dort bleiben darf …«

Ich lege meine Hand auf Marinas Arm, denn sie hat die Lippen jetzt fest aufeinandergepresst, damit kein Laut herauskommt, und sie blinzelt, und ich sage: »Okay, Win, ich verstehe das, und ich hatte damit gerechnet, dass Sie das sagen, nach allem, was Sie in letzter Zeit durchgemacht haben. Aber wenn Sie im Pflegeheim eine Infektion bekommen sollten, einen schlimmen Husten oder eine Blasenentzündung oder so etwas, dann möchten Sie vermutlich schon Antibiotika erhalten, um sich besser zu fühlen, oder?«

Win nickt, ein Ja-und-nein-Nicken, und ich fahre fort: »Das wären nur Tabletten oder Sirup, die bewirken können, dass es Ihnen besser geht, aber falls sich Ihr Zustand verschlimmern sollte und Sie keine Tabletten mehr schlucken könnten … nun, dann könnte man Ihnen im Heim keine Antibiotika per Tropf verabreichen. Sie hätten dann die Wahl. Sie könnten doch wieder ins Krankenhaus kommen, und wir würden alles tun, um Sie aufzupäppeln, oder Sie könnten im Heim bleiben …«

Win zieht die Nase kraus. Ihr Entschluss steht fest.

»Ich möchte nicht noch mal ins Krankenhaus«, sagt sie.

»Okay«, erwidere ich, »wenn Sie also sehr krank würden, vielleicht krank genug, um zu *sterben* …«

Ich schaue sie prüfend an, und sie nickt: Ja, ich weiß, was Sie sagen wollen …

»… dann möchten Sie also im Heim bleiben, wo man sich um Sie kümmert, selbst wenn das bedeutet, dass Sie dort sterben werden?«

»So ist es«, sagt Win.

In seinen BBC-Vorträgen, die er nach der Veröffentlichung seines Buches *Sterblich sein* hielt, riet Atul Gawande jenen, die sich dem Ende ihres Lebens näherten, dazu, sich mit ein paar Schlüsselfragen auseinanderzusetzen: Wie beurteilen Sie Ihre Situation? Welche Hoffnungen und Ängste haben Sie, wenn Ihnen nicht mehr viel Zeit bleibt? Was nehmen Sie bereitwillig in Kauf und was nicht? Und welche Vorgehensweise passt am besten zu Ihrer Befindlichkeit?

Alle älteren Menschen haben ein Recht auf medizinische Behandlung, inklusive aller lebensverlängernden Maßnahmen, sofern sie gewünscht werden und Aussicht auf Erfolg haben. Meine tägliche Arbeit und die meiner Kolleg*innen besteht darin, Behandlungen durchzuführen: bei Infektionen Antibiotika zu geben, nach Krebszellen zu suchen, gegen ein Organversagen vorzugehen. Wir regulieren den Blutsauerstoff, bringen den Blutdruck zurück in den gesunden Bereich, gleichen alle möglichen Stoffwechselstörungen aus, stoppen Blutungen und sorgen dafür, dass an anderen Stellen das Blut besser fließt. Aber all unsere Patient*innen können jederzeit sagen: »Nein danke, das reicht, ich habe Besseres zu tun.«

Allerdings wird unsere diesbezügliche Autonomie bedroht, wenn wir todkrank werden, wenn wir sehr schnell nicht mehr klar denken können. Meistens ist das in Ordnung: Notfallmaßnahmen werden getroffen, Krankenwagen gerufen, Behandlungen in die Wege geleitet entsprechend den Richtlinien, die erlassen wurden, um schnell handeln zu können und uns am Leben zu erhalten. Es ist zwar nicht immer das, was wir wollen, aber wenn wir nicht vorher darüber reden, was wir wollen, dann ist es das, was wir bekommen.

. . .

»Ich habe versucht, mit Dad darüber zu sprechen«, sagt Sadie. »Aber es hat keinen Sinn. Er sagt, er weiß, dass wir darüber reden müssen; alle sagen ihm immer wieder, dass er darüber sprechen muss, aber er möchte das nicht, und ich sage: Über solche Dinge reden wir normalerweise nicht, hab ich recht? Und er sagt …« An dieser Stelle imitiert Sadie ihren Vater, reißt die Augen weit auf, zieht die Mundwinkel nach unten, und ich muss beinahe lachen, denn die beiden sehen sich wirklich sehr ähnlich. »Er sagt: ›NEIIINNN, allerdings nicht‹, und das ist dann das Ende des Gesprächs.«

Mein Freund Mike erzählt mir etwas Ähnliches. »Mum sagt immer nur: ›Wir müssen über nichts reden, ich habe für alles vorgesorgt, ihr werdet schon sehen, wenn es so weit ist«, aber wir haben absolut keine Ahnung, was sie meint, von welchen Vorsorgeplänen sie spricht. Ich bin sicher, sie will uns nur abwimmeln.«

Aber manchmal ist es auch umgekehrt. Ich schaue Jeannie an, die sagt: »Ich glaube kaum, dass ich meinen nächsten Geburtstag noch erleben werde.«

Eloise beugt sich vor, nimmt Jeanies Hand und sagt: »Oma, sag nicht so was! Dir geht's bald wieder besser!«

Jeannie weiß jedoch, dass es nicht so ist, und sie möchte eigentlich gerne über ihre Hoffnungen und Ängste reden, nur kann sie das nicht, da niemand so etwas hören will.

Es ist schwer, Vorschläge zu machen, wie solche Gespräche einfacher werden, ohne herablassend zu klingen. Mir fallen sie leichter, weil ich natürlich einen gewissen Abstand habe – es geht ja nicht um meine Mutter –, aber auch, weil ich mich in einer Machtposition befinde. Ich kann mich an die Patient*innen ›heranpirschen‹ und das Thema in den Raum hineinholen, wenn wir zusammensitzen. Ich kann es einführen und vorstellen, als wäre es eine Person (Hallo, liebe Win, liebe Marina, hier ist jemand, den ihr vielleicht nicht kennenlernen wolltet, aber jetzt ist er da, also versuchen wir mal, uns mit ihm anzufreunden), und niemand verlässt den Raum, ehe das Gespräch bis zu Ende geführt wurde.

Was kann also helfen? Vielleicht hilft es zu wissen, dass solche Gespräche nicht unbedingt ins Detail gehen müssen. Es macht schon viel aus, wenn Hoffnungen und Ängste überhaupt angesprochen wurden, wenn die Angehörigen später sagen können: »Also Dad hat gesagt, er möchte auf keinen Fall von einer Maschine am Leben gehalten werden.«

Oft hilft es auch, über die Erfahrungen anderer zu reden, zu erzählen, welche Behandlung ein Freund oder eine Freundin erhalten hat, welche Entscheidungen die Bekannten getroffen haben. Meine Freundin Vivienne sagt beispielsweise zu ihrer Familie: »Guckt euch mal die arme Jane an, was die durchmachen muss. Das würde ich auf keinen Fall wollen.«

Hilfreich kann zudem das Wissen sein, dass Gespräche über künftige Behandlungen nicht unbedingt schriftlich festgehalten werden müssen. Sie müssen nur stattfinden, und bestimmte Dinge auszusprechen, kann schon die Angst vertreiben. Geriater*innen erleben das tagtäglich. Wir sind oft mit einer fein ausbalancierten Entscheidung konfrontiert, und manchmal tauschen etwa Bruder und Schwester einen Blick, wenn sie sagt: »Also das hätte Dad nicht gewollt, er hat mit uns darüber gesprochen«, und ihr Bruder stimmt zu und ergänzt: »Er hat immer gesagt, er möchte nicht vor sich hin vegetieren.« Sofort ziehen die dunklen Wolken ab, und wir können das Richtige tun, das, was laut Sohn und Tochter dem Willen ihres Vaters entspricht.

Doch für viele Menschen ist es das Beste, einen formellen Plan zu entwerfen, alle Details schriftlich festzuhalten, so wie Win es getan hat und die Bewohner*innen des Pflegeheims, in dem Olivia, die Wellensittichdame, gemeinsam mit Raymond lebte.

Es kann auch nicht schaden, ein paar statistische Daten zu kennen. Machen Sie sich auf etwas gefasst, liebe Leser*innen, denn sie sind recht drastisch. Vor ein paar Jahren hat ein Forschungsteam in Schottland die Namen aller Patient*innen zusammengetragen, die am 31. März 2010 um Mitternacht in einem von 25 Krankenhäusern lagen. Die Forscher*innen sortierten diejenigen aus, die in geschlossenen psychiatrischen Abteilungen untergebracht waren oder ein Baby bekamen; alle anderen erwachsenen Patient*innen wurden gezählt, insgesamt mehr als 10 000 Menschen. Ein Jahr später schaute sich das Team all diese Namen noch einmal an, um festzustellen, wie viele der Patient*innen seitdem verstorben waren.

Als ich die Studie las, war ich wie vor den Kopf gestoßen. Von allen Erwachsenen, die in jener einen Nacht im Krankenhaus lagen, sollten 30 Prozent das folgende Jahr nicht überleben. Es ist keineswegs so, dass die Krankenhäuser in Schottland schlecht wären – sie gehören zu den besten der Welt – oder dass der 31. März 2010 ein besonders ungünstiger Tag gewesen wäre: Die Studie wurde einige Jahre später in Schottland noch einmal wiederholt und auch in Dänemark und Neuseeland durchgeführt, immer mit ähnlichem Ergebnis. Mehr als die Hälfte der Männer über 85, die eine Nacht im Krankenhaus verbringen, sterben in den nächsten zwölf Monaten. Viele von ihnen überleben noch nicht einmal den Krankenhausaufenthalt. Die Statistik für ältere Frauen stellt sich ganz ähnlich dar.

Auch ein Umzug in ein Pflegeheim ist ein Alarmsignal: Nur etwa die Hälfte der Menschen, die sich in eine Pflegeeinrichtung begeben, ist ein Jahr später noch am Leben, und zwar nicht, weil die Pflege schlecht wäre, sondern weil die Gründe für diesen Schritt gleichzeitig bedeuten, dass jemandes Leben sich wohl dem Ende nähert.

Und noch eine Gruppe von Menschen sollte die Möglichkeit bekommen, ein umsichtiges, wohlwollendes Gespräch über ihre Wünsche zu führen, auch wenn ihr Leben derzeit noch ein fröhliches und aktives ist: Gemeint sind Menschen mit einer chronischen Krankheit, die im Augenblick gut eingestellt und unter Kontrolle ist. Die Zukunft wird in diesem Fall oft ausgeblendet, denn niemand möchte Schwarzmalerei betreiben, nicht mal für eine Sekunde, und so werden diese Menschen und ihre Angehörigen nicht darauf vorbereitet, dass eine plötzliche Verschlechterung eintreten kann, die sie eventuell vor gewisse Entscheidungen stellt und ihnen gleichzeitig die Fähigkeit nimmt, diese Entscheidungen selbst zu treffen.

Der General Medical Council, die britische Ärztekammer, rät zur Erstellung von Versorgungsplänen, sogenannten *advance care plans*. Er fordert die Ärzt*innen auf, das Gespräch mit Patient*innen zu

suchen, bei denen die Möglichkeit eines Verlusts der Entscheidungs-
fähigkeit besteht (zum Beispiel weil sie eine Demenz-Diagnose
erhalten oder ein hohes Schlaganfallrisiko haben oder schlicht sehr
alt sind, denn gravierende Ereignisse können urplötzlich auftreten). Der Leitfaden regt Gespräche über »Wünsche, Vorlieben und
Ängste« hinsichtlich der medizinischen Behandlung an, darüber,
welche Maßnahmen und Therapien man ablehnen kann und wann,
sowie einen Austausch über generelle »Gefühle, Überzeugungen
und Werte«.[*]

Bei der Erstellung von Willensbekundungen bezüglich der
Vorgehensweise in Notfallsituationen sind folgende Dinge wichtig zu wissen:

Erstens ist ein Versorgungsplan für die Pflege im Unterschied
zu einer Patientenverfügung rechtlich nicht bindend. In einer solchen Willensbekundung können wir zahlreiche wichtige Punkte
festhalten: wie wir angesprochen werden möchten, ob wir bei of-
fenem oder geschlossenem Fenster schlafen möchten, ob wir umarmt werden oder beten möchten und, wenn ja, von oder mit wem,
ob wir lieber Meldungen aus der Zeitung vorgelesen bekommen
oder Shows im Fernsehen anschauen möchten. Doch im Rahmen
einer genaueren, weitergehenden Pflegeplanung können wir auch
festhalten, welche Behandlung wir im Ernstfall erhalten möchten
oder eben nicht.

Zweitens darf ein Plan, der Einzelheiten darüber enthält, was
wir uns für den Notfall wünschen – zum Beispiel, ob wir ins Kran-

---

[*] Auch in Deutschland gibt es das Konzept des *Advance Care Planning* (dt. »vorsorgliche
Behandlungsplanung«) – mit dem Ziel, eine tiefergehende Kommunikation zwischen
medizinischem beziehungsweise pflegerischem Personal und Patient*innen herzustellen, um Betroffene besser über Notfälle zu informieren und ihre Behandlungswünsche hinsichtlich solcher Situationen zu dokumentieren. Dieses ACP-Konzept wird im
deutschsprachigen Raum mit unterschiedlichen Bezeichnungen versehen, wie etwa
»Behandlung im Voraus planen (BVP)« oder »vorausschauende Behandlungsplanung«
(Anm. d. Verlags).

kenhaus möchten, um gegen eine lebensbedrohliche Blutvergiftung behandelt zu werden –, nicht unberücksichtigt bleiben, auch wenn er rechtlich nicht bindend ist. Jeder Arzt, jede Ärztin, jede Pflegekraft, der oder die Wünsche ignoriert und ihnen zuwiderhandelt, die mittels einer solchen Willensbekundung geäußert wurden, muss darauf gefasst sein, triftige Gründe anführen zu müssen, um diese Entscheidung zu rechtfertigen.

Drittens sollte jeder Plan, der den Patientenwillen enthält, unmissverständlich formuliert und allen Pflege- und Notdienstkräften zugänglich gemacht werden. In Großbritannien ist das Konzept der vorsorglichen Behandlungspläne sehr stark verbreitet, die Namen für derartige Willensbekundungen sind jedoch regional verschieden. Viele britische Regionen haben sich für ein System namens *ReSPECT* (*Recommended Summary Plan for Emergency Care and Treatment*) entschieden, erarbeitet von einem Team, das bei der Erstellung des Konzepts auch Ratschläge verschiedener medizinischer Organisationen und Stiftungen einbezogen hat. In diesem System erhalten die Patient*innen eine besonders starke Stimme. In einem Dokument können sie alles festhalten, was für sie besonders wichtig ist. Das *ReSPECT*-Team beschreibt dieses Dokument als »personalisierte Empfehlung für Ihre medizinische Behandlung in Notfallsituationen, in denen Sie nicht mehr in der Lage sind, Entscheidungen zu treffen oder Wünsche zu äußern. In einem Notfall müssen Ärzte oder Sanitäter sehr schnell über Ihre Behandlung entscheiden [...]. Dieses Dokument gibt Ihnen die Möglichkeit, sie dabei zu leiten, den Medizinern mitzuteilen, welche Behandlungen für Sie gegebenenfalls infrage kommen und welche nicht, welche Behandlungen Ihnen wichtig wären und von welchen Sie gar nichts halten. [...] Dieses Dokument hält Ihre Präferenzen und Vereinbarungen hinsichtlich möglicher Maßnahmen im Notfall fest, ganz egal, in welcher Lebensphase Sie sich befinden.«

Viertens ist es sinnvoll, vor dem Verfassen eines solchen Dokuments mit einem Arzt, einer Ärztin oder einer Pflegekraft zu sprechen – mit einer medizinisch geschulten Person, die Ihnen zuhört und Ihre Fragen beantworten kann, damit Ihre Willensbekundung verständlich und realistisch ausfällt.*

Es ist natürlich auch möglich, ohne Hilfe für sich selbst einen Notfallplan zu entwerfen. Die Verwendung von vorgefertigten, ärztlich unterschriebenen Formularen ist aber sinnvoll, da es dann wahrscheinlicher ist, dass sich Rettungsteams und Notfallpraxen danach richten.

Ein letzter wichtiger Punkt ist, dass die Willensbekundung in Bezug auf Versorgungsmaßnahmen in Notfallsituationen in der Regel ein Dokument ist, das jemand verfasst hat, der im Vollbesitz seiner geistigen Kräfte und folglich geschäftsfähig ist. Aber auch Menschen, die nicht mehr in der Lage sind, solche Entscheidungen zu treffen, haben ein Recht auf umsichtige Vorkehrungen für zukünftige Notfälle. Daher sind die erhältlichen Formulare in einer Weise konzipiert, dass man sie ebenso als Behandlungsempfehlungen und Entscheidungshilfen im Sinne anderer nutzen kann, dass sie also von gesetzlichen Vertretern wie Vorsorgebevollmächtigten im Namen der betroffenen Personen ausgefüllt werden können.

Später gehe ich noch einmal durch die Station. Win sitzt in ihrem Sessel, den Kopf angelehnt und die Augen geschlossen. Marina ist auch noch da. Sie beugt sich über Wins Hand, die flach auf dem Tisch liegt, und lackiert Wins Nägel mit ihrem dunkelroten Nagellack. Während ich zu den beiden schaue, öffnet Win ganz kurz die Augen und betrachtet zuerst ihre Fingernägel, dann das wei-

---

* Ein deutsches Formular, das Patient*innen gemeinsam mit ihren Ärzt*innen ausfüllen sollten, bietet die »Deutsche interprofessionelle Vereinigung – Behandlung im Voraus planen (DIV-BVP) e. V.« an; es trägt den Titel »Ambulante patienten-zentrierte Vorausplanung für den Notfall«. Auch auf den Websites großer Kliniken finden sich solche Vorlagen unter dem Stichwort »Vorausschauender Behandlungsplan« (Anm. d. Verlags).

che, kupferrote Haar ihrer Enkelin, bevor sie die Augen wieder schließt. Kein Stirnrunzeln, kein Lächeln. Einfach im Hier und Jetzt.

...

Bei der Planung von zu ergreifenden Maßnahmen in künftigen Notfallsituationen können auch ein paar Schwierigkeiten auftreten.

So ist es manchmal nicht ganz einfach, festzustellen, ob jemand wirklich versteht, worüber wir sprechen, ob die betroffenen Personen also tatsächlich in der geistigen Verfassung sind, Entscheidungen über ihre medizinische Behandlung zu treffen. Wir müssen sichergehen, dass sie dabei unterstützt werden und dass ihnen alles auf verständliche Weise erklärt wird. Wir – das heißt das medizinische Personal und die Angehörigen – müssen außerdem einschätzen, inwieweit es für jemanden wichtig ist, die Einzelheiten zu verstehen. Und wir dürfen nicht in die Falle tappen, anzunehmen, eine Person verfüge über die notwendigen geistigen Kapazitäten, wenn sie eine Entscheidung trifft, die jener entspricht, die *wir* als die beste für sie betrachten, aber an ihrer Zurechnungsfähigkeit zu zweifeln, wenn sie ganz andere Vorstellungen hat als wir.

Manchmal stellt sich auch die Frage, ob Angehörige oder Freund*innen tatsächlich nur das Beste der Patientin oder des Patienten im Sinn haben, wenn sie bei dem Prozess mitwirken. Wir nehmen gern an, die liebevolle Zuneigung der nächsten Angehörigen sei eine unumstößliche Tatsache, doch das ist sie nicht. Mein Freund Connor, ebenfalls Geriater, erklärte empört: »Ich würde definitiv nicht wollen, dass mein Bruder bei irgendeiner Entscheidung über mein Schicksal mitreden darf«, und ich glaube nicht, dass das ein Witz sein sollte. Aber irgendwo müssen wir ja anfangen, und die Unterstellung einer guten Absicht scheint ein geeigneter Ausgangspunkt zu sein. Das bedeutet keinesfalls, dass Schwachpunkte einfach ignoriert werden: Wir müssen die Augen offen halten. Wenn eine Person absolut nicht möchte, dass die Angehörigen für sie entscheiden, sobald sie sich selbst nicht mehr äußern kann, dann muss sie das im Voraus verfügen.

Dann wieder haben wir mit Menschen zu tun, die nicht mehr selbst entscheiden können und keine Verwandten haben und für die auch niemand anders eintreten möchte. In solchen Fällen müssen unabhängige gesetzliche Betreuer*innen gefunden werden, die gewährleisten, dass die Interessen der Patient*innen gewahrt werden. Das kann eine Weile dauern, ist aber möglich und sinnvoll.

Zuweilen ist den Leuten nicht klar, wie detailliert die Dinge formuliert werden müssen, in welchem Maße Eindeutigkeit erforderlich ist. Auf einer Zugfahrt sprach ich darüber mit Heather. Ich hatte ihren Mantel bewundert; sie war auf dem Weg zur Feier eines 60. Geburtstags in Birmingham, und ich fuhr zu einer Konferenz der British Geriatrics Society. Heather erzählte mir von ihrem Vater, der in einem Heim lebte und zusehends gebrechlicher wurde.

»Haben Sie schon einmal mit ihm über die Zukunft gesprochen?«, fragte ich.

»Oh, er hat sich gegen Reanimationsmaßnahmen entschieden«, sagte sie bestimmt, und ihr zuversichtlicher Blick gab Anlass zur Befürchtung, dass sie der Meinung war, eine Entscheidung gegen die Reanimation würde andere künftige Beschlüsse überflüssig machen, dass also auch Entscheidungen bezüglich künstlicher Ernährung, der Behandlung lebensbedrohlicher Lungenentzündungen oder der Frage, ob ihr Vater überhaupt ins Krankenhaus eingeliefert werden wollte, mit dem Ausfüllen eines Formulars zur Verweigerung von Reanimationsversuchen im Notfall abgedeckt seien. Das sind sie nicht und sollten es auch nicht sein. Sich gegen Reanimationsmaßnahmen zu entscheiden, ist nicht das Gleiche, wie gegen eine aktive Behandlung zu sein, und eine sehr gebrechliche Person, die in einem Pflegeheim wohnt und sich gegen Reanimation ausgesprochen hat, wird trotzdem ins Krankenhaus gebracht, wenn sich ihr Gesundheitszustand dramatisch verschlechtert, und dort eine Unmenge an Behandlungen bekommen – es sei denn, sie hat durch eine schriftliche Willensbekundung oder eine Patientenverfügung vorab eine andere Vorgehensweise bestimmt.

Es können aber auch Probleme mit verschiedenen Versionen solcher Dokumente auftreten, vor allem dann, wenn jemand mehrere Krankenhausaufenthalte hinter sich hat. Möglicherweise wurde beim Hausarzt beziehungsweise bei der Hausärztin ein Dokument hinterlegt, in dem etwas anderes steht als in jenem, das in der Krankenhausakte vorliegt, und zu allem Überfluss findet sich noch eine dritte Version zu Hause. Solche Komplikationen treten in allen Gesundheitssystemen auf, die wie der NHS nicht über ein einheitliches IT-System verfügen, und eine zentrale Lösung dieser Probleme ist unabdingbar.

Nicht problematisch ist es dagegen, wenn ein Dokument erstellt wird, in dem bestimmte Behandlungen abgelehnt werden, und die betreffende Person im Notfall ihre Meinung ändert und entscheidet, dass sie doch lieber im Krankenhaus behandelt werden möchte. Solch ein Sinneswandel ist absolut in Ordnung – man wird sie ins Krankenhaus bringen.

Manchmal hat die verfügende Person erklärt, sie wolle nicht ins Krankenhaus, aber dann tritt ein Leiden auf, das eine Behandlung im Krankenhaus sinnvoll erscheinen lässt. Ein gutes Beispiel dafür ist ein Oberschenkelhalsbruch, denn selbst wenn jemand generell keine Operation möchte, besteht der beste Weg, die Schmerzen loszuwerden, darin, den Bruch so schnell wie möglich operativ zu richten. Das heißt, auch für Menschen, die schon fast am Ende ihres Lebens sind, ist es in solchen Situationen von Vorteil, sich in der Klinik behandeln zu lassen, um weniger Schmerzen zu haben und dann so schnell wie möglich nach Hause zurückzukehren.

Es kann auch vorkommen, dass Inhaber*innen einer Patientenverfügung sich sehr strikt gegen jegliche weiteren Krankenhausaufenthalte ausgesprochen haben, selbst auf die Gefahr hin zu sterben – und Angehörige oder die häuslichen Pflegekräfte geraten in Panik wegen Symptomen wie Atemnot, Schmerzen oder Unruhe, weil sie befürchten, diese nicht lindern zu können. Wir müssen also dafür sorgen, dass die Angehörigen Unterstützung erhalten oder Pflegekräfte entsprechend geschult werden oder beides. (Man muss bedenken, dass das Personal in Altenwohnheimen nicht aus Krankenpfleger*innen besteht und die Mitarbeiter*innen dort nicht das leisten können, was die Angestellten in einem Pflegeheim leisten, und dass Angehörige in der Regel überhaupt keine entsprechende Ausbildung haben und darüber hinaus vielleicht zum ersten Mal mit dem Tod in Berührung kommen.) In solchen Fällen muss die Hausärztin oder der Hausarzt alle Hebel in Bewegung setzen und Hilfe organisieren, vielleicht von Gemeindeschwestern oder vom Palliativteam eines Hospizes, damit die Symptome gelindert und die Wünsche der Person in Not respektiert werden können.

Wirklich schwierig wird es, wenn die Familie gar nichts von einer Patientenverfügung oder einem ähnlichen Dokument wusste und nun verzweifelt darüber ist, dass ihr*e Angehörige*r im Voraus bestimmte Behandlungen abgelehnt hat. Oft führt dies zu Anschuldigungen der Nötigung – es wird vermutet, dass jemand die Gebrechlichkeit des Patienten oder der Patientin ausgenutzt haben könnte – und zur unterschwelligen schmerzhaften Erkenntnis, dass ein Mensch, den wir lieben, beschlossen hat, nicht mehr weiterleben zu wollen, lieber von uns zu gehen, statt bei uns zu bleiben. Solche Situationen sind sehr traurig, vor allem weil sie meistens erst in einem Notfall zutage treten. Wenn wir also schriftliche Willensbekundungen hinsichtlich der Behandlungsmaßnahmen im Ernstfall verfassen, dann ist es wesentlich besser, die Menschen, die uns nahestehen, darüber in Kenntnis zu setzen. Am allerbesten ist es jedoch, einen solchen Versorgungsplan mit ihnen gemeinsam zu erstellen.

• • •

Bei den Verfügungstexten, die ich in dem Pflegeheim mit der besonders warmherzigen Atmosphäre gelesen habe – etwa den über Raymonds Wellensittich Olivia oder jenen über die Fähigkeit, einen Arm um Christine legen zu können –, handelt es sich nicht um sentimentale, oberflächliche Bekundungen. Hier offenbart sich die Essenz dessen, was in einem Leben am wichtigsten ist, das, was die sorgfältig ausgearbeiteten Pläne speist, die erst nach eingehenden Gesprächen mit unseren professionellen Pflegerinnen konzipiert worden sind. Die beiden Expertinnen besuchen diskret und respektvoll ein Pflegeheim nach dem anderen, gehen auf Ängste ein und halten Hoffnungen fest. Diese Pflegerinnen ermitteln und dokumentieren Einstellungen etwa zur Reanimation, zur Intensivmedizin, zu Antibiotika-Behandlungen und zur Einlieferung in ein Krankenhaus. Jeder von uns kann darum bitten, dass die Bekundung des eigenen Willens dokumentiert wird. Insbesondere Personen mit chronischen Krankheiten, die allmählich oder auch plötzlich die Fähigkeit, für sich selbst zu sprechen, beeinträchtigen können, und Bewohner*innen von Alten- und Pflegeheimen sollten von ihrem Recht Gebrauch machen können, eine Patientenverfügung zu erstellen.

Kapitel 13   Eine heikle Frage

»Darf ich Ihnen eine heikle Frage stellen?«, sage ich.

Adeline schaut mich starr an. Ich fahre fort. »Also – wir haben ja darüber gesprochen, dass wir gegen diese Infektion alle einschlägigen Antibiotika einsetzen wollen, und ich glaube, dadurch werden Sie sich schnell erholen und bald nach Hause können.«

Adeline lächelt.

»Aber ... mit sechsundachtzig und einem schwachen Herzen ... da kann alles Mögliche passieren ...« Ich beobachte ihre Miene. »Und wenn Sie plötzlich umkippen, einen schweren Herzinfarkt oder Ähnliches bekommen, und Ihr Herz aufhört zu schlagen, dann wird unser Team automatisch alle Hebel in Bewegung setzen, um Sie wiederzubeleben und ...«

Adeline hat bereits die Hand gehoben.

»Nein, nein«, sagt sie, »das möchte ich nicht. Lassen Sie mich einfach sterben.«

Ich drücke sanft ihre Hand.

»Ich habe schon vermutet, dass Sie das sagen würden, und ich bin froh, dass ich gefragt habe. Wir werden Sie in Frieden gehen lassen. Aber jetzt bleiben wir erst mal bei Plan A und sehen zu, dass wir Sie bald nach Hause schicken können.«

Adeline und ich verabschieden uns. Die heikle Frage wurde innerhalb von 30 Sekunden beantwortet. Adeline weiß sehr genau, was wir tun werden. Sie lebt mit ihrem Mann zusammen; keiner von beiden fährt noch Auto, aber ihre Tochter geht jede Woche mit ihr einkaufen und zur Kirche, und ihr Sohn kümmert sich um die Rechnungen und die kleineren Erledigungen rund ums Haus. Sie genießt das Leben, wird aber zusehends langsamer, und mehrere ihrer Freundinnen sind bereits gestorben. Sie hat für sich selbst klar definiert, welches Ausmaß an Behandlung sie möchte.

Nicht alle Gespräche dieser Art laufen so reibungslos ab. Oft werde ich schon unterbrochen, ehe ich meinen Eröffnungssatz beendet habe. Peter zum Beispiel stoppt mich direkt: »Ich weiß, worauf Sie hinauswollen, es geht um Wiederbelebung, und das will ich auf keinen Fall.« Er sagt, er habe darüber schon mit seinem Hausarzt gesprochen und sei nicht gerade begeistert, dass das Thema schon wieder hochkomme. Ich entschuldige mich: Unsere IT-Systeme sind nicht sehr ausgefeilt und werden durch falsch verstandene Diskretion noch ineffizienter, und so kommt es, dass wichtige Informationen nicht in der Weise zwischen Hausärzt*innen, Krankenhäusern und Sanitäter*innen zirkulieren, wie sie sollten. Patient*innen müssen wiederholt die gleichen Fragen beantworten, und das ist besonders unangenehm, wenn es um Themen wie dieses geht, über die die meisten von uns nur sehr ungern nachdenken. Ich notiere den Hinweis deutlich sichtbar in Peters elektronischer Patientenakte, damit wenigstens das nächste Krankenhausteam, das sich mit ihm beschäftigt, gleich sieht, dass diese Frage sich erübrigt: Er hat seine Wünsche klar geäußert, und ein weiteres Gespräch ist nicht erforderlich.

In anderen Fällen hört mir mein Patient oder meine Patientin geduldig zu. Ich wähle meine Worte sorgfältig. Schon öfter habe ich gehört, wie ein Arzt einfach gefragt hat: »Möchten Sie wiederbelebt werden?«, als würde er jemandem eine Tasse Tee anbieten, und das ist nicht fair, denn eine Reanimation ist keine simple Angelegenheit, und das Ergebnis sieht vielleicht nicht so aus, wie meine Patient*innen es sich vorstellen. Die Frage »Möchten Sie wiederbelebt werden?« klingt so, als wäre eine Reanimation, sofern sie fachkundig ausgeführt wird, auf jeden Fall erfolgreich: Das stillstehende Herz fängt wieder an zu schlagen, die Lungen füllen sich erneut mit Sauerstoff, ganz von selbst. Doch so ist es nicht, und ich muss ehrlich darüber sprechen, ohne Ängste zu schüren. Ich muss klarstellen, dass es sich genau genommen nicht um eine Wiederbelebung, sondern um einen Wiederbelebungsversuch handelt, denn das ist ein großer Unterschied.

Ich erkläre, dass ohne eine dokumentierte Vorabentscheidung gegen die Maßnahme im Ernstfall automatisch ein Reanimationsteam gerufen werde. Die Mediziner*innen drücken kräftig auf den Brustkorb und versuchen, das Herz durch Stromstöße wieder anzuregen, wenn der gestörte Herzrhythmus es zulässt (in manchen Fällen hilft eine Schockbehandlung nicht). Sauerstoff wird mithilfe einer Maske in die Lungen gepumpt, dann wird ein Schlauch in die Lunge eingeführt, damit eine Maschine das Atmen übernehmen kann. Ich erläutere, dass die Erfolgsaussichten gering seien und dass wir manchmal zwar das Herz wieder zum Schlagen bringen, die Person aber nicht mehr in den vorherigen Zustand versetzt werden könne. Die kardiopulmonale Reanimation (CPR), also die Herz-Lungen-Wiederbelebung, funktioniert am ehesten bei Menschen, die in einem guten Allgemeinzustand sind, bei denen sich aber ein plötzlicher Zwischenfall, zum Beispiel eine schwere Herzrhythmusstörung, ereignet hat. Bei Menschen mit chronischen Krankheiten wie Herzinsuffizienz, Emphysem oder COPD besteht nur eine sehr geringe Chance, dass sie sich von einer Reanimation gut genug erholen, um das Krankenhaus wieder verlassen zu können. Ein hohes Alter allein ist kein Hinderungsgrund für einen Reanimationsversuch, aber die Erfolgsaussichten schwinden.

Ich habe das Gespräch über Wiederbelebung mittlerweile Hunderte Male geführt. Meine Patient*innen sind in der Regel über 75, oft über 85, und die meisten haben mehrere Erkrankungen auf einmal. Ich habe festgestellt, dass etwa zwei Drittel von ihnen eine klare Haltung haben: Sie möchten nicht reanimiert werden. Und sie wissen, dass diese Entscheidung nicht bedeutet, dass man ihnen andere Behandlungen verwehren wird. Viele unterbrechen mich schon, ehe ich mit meinen Erläuterungen fertig bin.

Was das übrige Drittel betrifft, so möchten einige detaillierter darüber sprechen, und andere wollen noch einmal mit ihren Angehörigen reden. Einige wenige beharren jedoch darauf, dass sie unbedingt einen Wiederbelebungsversuch wünschen, ganz egal, wie gering die Aussichten auf Erfolg auch sein mögen.

Zu ihnen gehörte Marian Willis. Klein, zierlich, kurzatmig und wacklig auf den Beinen, lehnte sie seit Jahren jeden Vorschlag ihrer Angehörigen, in ein Heim zu ziehen, vehement ab. Zu den Pflichten ihrer treuen Haushaltshilfe gehörten inzwischen der wöchentliche Einkauf von Fertiggerichten, Zigaretten und der *Racing Post*, der Zeitung für Sportwetten, sowie das Überprüfen der Ergebnisse der Online-Wetten. Seit mehr als einem Jahr geriet Marian schon außer Puste, wenn sie nur die Beine über die Bettkante schwang, und nachdem sie den Weg vom Bett zur Schlafzimmertür zurückgelegt hatte, konnte sie nicht mehr sprechen und musste sich für eine Weile an der Türklinke festhalten, ehe sie weitergehen konnte. Sie war mit einer Lungenentzündung bei uns eingeliefert worden und kämpfte mit Atemnot. Ihr Puls war völlig aus dem Takt geraten, sie hatte Vorhofflimmern, ihre Knöchel waren geschwollen, und die Venen am Hals traten hervor – weitere Anzeichen dafür, dass ihr Herz schwer zu kämpfen hatte, ebenso wie ihre Lunge. Ich dachte, die Wiederbelebungsfrage sei schnell erledigt. Vermutlich hatte ich noch nicht einmal meine »Was fühlt meine Patientin?«-Antenne ausgefahren. Ich erklärte Marian, dass wir ihre Lungenentzündung und die Herzschwäche behandeln würden und hofften, dass es ihr bald besser gehen würde, ich ihr aber nichts versprechen könne.

»Mrs. Willis, ich glaube, unsere Behandlung wird anschlagen, aber wenn Ihr Herz tatsächlich stehen bliebe, dann könnten wir es wahrscheinlich nicht wieder zum Schlagen bringen.«

Sie runzelte die Stirn. »Sprechen Sie von Reanimation?« Sie presste die Worte einzeln durch die geschürzten Lippen und musste nach jedem Wort Luft holen.

»Ja … Das ist ein schwieriges Thema, aber ich weiß, dass die Chancen, Sie dadurch noch einmal ins Leben zurückzuholen … nun ja, äußerst gering wären.«

»Das nehme ich in Kauf.«

»Ich meine, dass wir im Grunde wohl gar keine Chance hätten.«

»Ich will, dass Sie es versuchen.«

Ich holte Luft. »Es tut mir wirklich leid, Marian. Wir werden alles unternehmen, damit es Ihnen bald wieder besser geht. Ich möchte wirklich, dass Sie sich erholen und wieder nach Hause können, aber falls Ihre Atmung tatsächlich aussetzt oder Ihr Herz nicht weiterschlägt, dann könnten wir nichts mehr für Sie tun.«

»Ich will, dass Sie es versuchen.«

Ich fühlte mich in die Ecke gedrängt und hätte an dieser Stelle vielleicht aufgeben sollen, aber ich unternahm noch einen weiteren Versuch. »Marian, ich biete Ihnen eigentlich keinen Wiederbelebungsversuch an. Es tut mir sehr leid, aber es wäre nicht fair, wenn ich Ihnen gegenüber nicht ehrlich wäre. Ich muss Ihnen deutlich sagen, dass es nicht funktionieren würde, und es wäre ein äußerst unschöner Weg.«

»Unschön oder nicht – das ist mir egal, ich werde ja sowieso tot sein.«

Ich musste mich geschlagen geben.

Im Allgemeinen ist das Reanimationsgespräch mit alten Leuten erstaunlich einfach. Die meisten meiner Patient*innen möchten keinen Wiederbelebungsversuch. Manche wünschen sich einen, und wenn ihr Allgemeinzustand gut ist und sie keine geschädigten Organe aufweisen, dann ist es vollkommen in Ordnung, für eine Reanimation zu sein, solange beide Seiten verstehen, dass ein reales Risiko eines Teilerfolgs besteht. Der GMC formuliert es in seinem Leitfaden folgendermaßen: »Bei fachgerechter Ausführung hat die die kardiopulmonale Reanimation unter gewissen Umständen eine vertretbare Aussicht auf Erfolg. Im Allgemeinen allerdings sind die Erfolgsquoten der CPR sehr gering, und die Belastungen und Risiken umfassen gravierende Nebenwirkungen wie Rippenbrüche und die Schädigung innerer Organe, unerwünschte klinische Auswirkungen wie Hirnschädigungen durch Hypoxie und andere Folgen für den Patienten, wie zum Beispiel körperliche Behinderungen. Verläuft der Wiederbelebungsversuch nicht erfolgreich und können die Herz- und Lungenfunktion sowie der Blutkreislauf nicht wiederhergestellt werden, dann kann dies bedeuten, dass der Patient auf eine unwürdige und traumatische Weise verstirbt.«

Mit Patient*innen wie Marian, die bereits schwerwiegende chronische Erkrankungen haben, kann es also zu unangenehmen Gesprächen kommen. Manche fürchten, wenn sie sich gegen Reanimation aussprechen, dann würden wir ihnen auch keine anderen Behandlungen zuteilwerden lassen, sondern sie aufgeben. Aber es besteht eine klare Abgrenzung zwischen Wiederbelebungsversuchen und kurativen Behandlungen, und die Ablehnung einer Reanimation bedeutet keinesfalls den Verzicht auf andere Behandlungsmethoden.

Einige meiner Patient*innen und ihre Angehörigen haben eine zu optimistische Vorstellung von den Erfolgsquoten. Im Fernsehen ist die Wiederbelebung halt ganz einfach: Der Monitor neben dem Krankenbett zeigt eine gerade Linie und gibt den dazu passenden Ton von sich, daraufhin erscheint ein gut aussehender Mann in blauer OP-Kleidung, verpasst dem Herzen der Patientin einen kurzen Stromschlag – und Bingo, schon wacht sie auf und heiratet ihn wenig später.

Marian lebte schon sehr lange mit ihrer schlimmen Lunge – zu Hause fühlte sie sich nicht wie eine Kranke –, und sie glaubte, ich wolle ihr die Chance nehmen, noch ein bisschen länger zu leben. Sie war meine tapfere, willensstarke, unverwüstliche Patientin, und ich wollte mich nicht mit ihr streiten. Ich lächelte sie an und schlug vor, erst einmal abzuwarten, wie es mit den Antibiotika, dem Inhalationsgerät zur Befreiung ihrer Atemwege und den Herzmedikamenten laufen würde. Dann versprach ich, noch einmal vorbeizukommen, wenn ihre Söhne da wären, und bat sie um die Erlaubnis, mit ihnen über unsere Pläne zu sprechen. Ihre kleine knotige Hand formte sich zu einem »Daumen hoch«, dann schloss sie die Augen, um sich auszuruhen.

Das Gespräch mit den Angehörigen über eine potenzielle Wiederbelebung erfordert genauso viel Umsicht. Wenn es einem Patienten oder einer Patientin nicht gut genug geht, um darüber zu reden, wenden wir uns an die engsten Verwandten – und können dabei ganz schön ins Fettnäpfchen treten.

Vernon kam auf die Schlaganfallstation, nachdem ihn seine Pfleger am Morgen bewusstlos vorgefunden hatten. Sein CT-Scan zeigte ein böses Blutgerinnsel, das die linke innere Halsschlagader verstopfte, also das große Blutgefäß, das Sauerstoff in jene Schlüsselbereiche des Gehirns transportieren soll, die für Bewegung beziehungsweise für Sprachbildung und Sprachverständnis zuständig sind – das Lexikon des Gehirns. Wir sahen uns seine Aufnahmebefunde an: Vernon hatte in der Vergangenheit schon ein paar Mini-Schlaganfälle gehabt und war im Laufe der letzten Jahre zunehmend verwirrter geworden. Er lebte in einer betreuten Wohnanlage, wo er täglich eine warme Mahlzeit bekam und Pflegekräfte vorbeischauten, um ihn ans Einnehmen seiner Tabletten zu erinnern und ihm beim Waschen, Anziehen und Zubettgehen zu helfen. Seine Tochter Karen kam regelmäßig zu Besuch.

Niemand wusste, um welche Zeit Vernon den Schlaganfall erlitten hatte, daher konnten wir ihm keine Medikamente zur Auflösung des Blutgerinnsels geben (wenn ein paar Stunden verstrichen sind und das Gehirn durch den Schlaganfall schwer geschädigt

wurde, können gerinnungslösende Medikamente Blutungen auslösen, die alles noch schlimmer machen). In der Notaufnahme war
ein Reanimationsformular ausgefüllt worden: »Wiederbelebung
nicht erwünscht« war auf dem unterschriebenen Formblatt deutlich
angekreuzt; die Seite war jedoch mit zwei langen Kugelschreiber-
Strichen durchgestrichen worden, und dazwischen stand das Wort
»geändert«. Ein Ersatzformular lag dabei, auf dem das Kästchen
»Wiederbelebung erwünscht« markiert war. Darunter stand hand-
schriftlich: »Mit Tochter besprochen. Reanimation erwünscht.«

Meine Assistenzärztin Nasreen und ich gingen in Vernons Zimmer. Karen saß mit verquollenen Augen und zerknüllten, feuchten
Papiertaschentüchern im Schoß an seinem Bett. Vernon war benommen, seine rechte Seite hing herunter, und seine Augen schauten starr nach links. Wir nahmen Karen mit ins Büro der Stationsschwester und baten sie, uns von ihrem Vater zu erzählen. Sie
schluchzte. Er hatte für die British Telecom gearbeitet und sich
gerne als Heimwerker betätigt. Nach dem frühen Tod ihrer Mutter hatte er sie allein großgezogen. Es war eindeutig, dass Karen
ihn vergötterte. Sie erzählte uns von ihrem schlechten Gewissen,
weil sie in Vollzeit arbeitete und ihn nicht so oft besuchen konnte,
wie sie es ihrer Meinung nach tun sollte. Aber zweimal die Woche fuhr sie quer durch die Grafschaft, um mit ihm zu plaudern
und ihm Sachen vorbeizubringen.

»Was mag er gern?«, fragte Nasreen.

»Gartenzeitschriften«, sagte Karen. »Obwohl er jetzt keinen
Garten mehr hat, schaut er sie sich trotzdem noch gern an … Und
Ingwerkekse.«

Ein zaghaftes Lächeln, dann noch mehr Tränen. Wir sprachen
über das, was geschehen war, dass Vernon einen schweren Schlaganfall gehabt hatte und dass es, obwohl es noch zu früh für Pro-
gnosen war, nicht so aussah, als ob er ihn überleben würde – und
selbst wenn, dann würde er stark geschwächt sein und auch nicht
mehr so gut sprechen können wie vor dem Schlag. Karen nickte.

»Ich weiß. Ich möchte nicht, dass er leidet.«

Ich zögerte. »Karen, es ist sehr traurig, aber ich weiß, dass Sie mit dem Arzt unten auch über Reanimation gesprochen haben …«

Karen verbarg ihr Gesicht in den Händen.

»Bitte fragen Sie mich nicht! Wie soll ich so was entscheiden? Das ist, als würden Sie mich bitten, den Stecker zu ziehen!«

Nasreen legte ihren Arm um Karens Schultern, während ich erklärte: »Karen, das ist *nicht* Ihre Entscheidung. Sie dürfen diese Entscheidung gar nicht treffen. Sie liegt bei uns, bei den Ärzten. Wir werden tun, was wir können, um Ihrem Vater zu helfen, aber wenn er von uns geht, dann werden wir nicht versuchen, ihn zurückzuholen, denn das wird uns nicht gelingen. Sie haben alles richtig gemacht. Ich bin sehr froh, dass Sie jetzt hier bei ihm sind, aber Sie brauchen die Bürde dieser Entscheidung nicht zu tragen. Das ist unsere Aufgabe, nicht Ihre.«

Der Notarzt hatte Karen nicht wirklich das Gefühl geben wollen, über Leben und Tod ihres Vaters entscheiden zu müssen, aber das passiert leicht. Reanimation ist keine geeignete Behandlung für sterbende Patient*innen. Ein bereits entstandener Schaden lässt sich dadurch nicht rückgängig machen. Und sie hält auch niemanden am Leben oder stellt die Gesundheit wieder her, wenn lebenswichtige Organe wie das Gehirn schon so schwer geschädigt sind wie bei Vernon.

Ich hockte mich vor Karen hin und wühlte mich durch Taschentücher in ihrem Schoß, bis ich eine Hand fand und ihre Finger berühren konnte.

»Karen, Sie haben genau das Richtige für Ihren Vater getan, und Sie lieben ihn.«

Sie schaute mich blinzelnd an, und ich entdeckte wieder die Andeutung eines Lächelns.

»Und jetzt werden wir genau das Richtige für ihn tun, wir werden uns um ihn kümmern, und wir werden nichts tun, was seinen Zustand verschlimmern würde. Sie sind jetzt bei ihm, und wenn es so weit ist – im Augenblick können wir nicht sagen, wann das sein wird –, dann sind Sie vielleicht auch hier und können Ihrem wunderbaren Vater danken und sich von ihm verabschieden. Sie können ihm sagen, dass Sie ihn lieben, und alles wird ruhig und friedlich verlaufen.«

Wir müssen die Regeln klar und deutlich kommunizieren. Welche Rolle spielen die Angehörigen bei der Entscheidung über eine Reanimation? Und welche die Patient*innen selbst? Erstens sollten Ärzt*innen sich nicht davon abhalten lassen, dieses Gespräch zu führen, nur weil sie befürchten, der Patient, die Patientin oder die Angehörigen könnten sich aufregen. Wenn das medizinische Team der Meinung ist, dass ein Herzstillstand bevorstehen könnte, dann sollte es das Thema Reanimation ansprechen und dabei freundlich, mitfühlend und ehrlich sein. Das kann manchmal auch bedeuten, mit jemandem darüber zu sprechen, der noch jünger ist oder der nicht glaubt, schwer krank zu sein. Über Wiederbelebung zu reden, heißt nicht, dass jemand einen Herzstillstand haben wird – es ist nur eine Versicherungspolice, falls es doch dazu kommt.

Zweitens sollten die Patient*innen, wenn sie in der Lage sind, an dem Gespräch teilzunehmen, dazu auch die Gelegenheit bekommen. Ich werde sauer, wenn Ärzt*innen bei sehr alten Menschen »Wiederbelebung erwünscht« ankreuzen, ohne sie zu fragen.

Einer unserer Ärzte im zweiten Jahr, Ben, erzählte mir von einem Patienten namens Thomas Clark mit einem Insektenstich am Bein, der so schlimm entzündet war, dass intravenöse Antibiotika verabreicht werden mussten. Ben hatte gründlich gearbeitet, hatte Kulturen angelegt, um Bakterien ausfindig zu machen, und Mr. Clarks Allergien überprüft, ehe er das passende Antibiotikum verschrieben hatte. Auf dem Formular war »Wiederbelebung erwünscht« angekreuzt, aber der Kasten, in dem das Gespräch mit dem Patienten festgehalten werden soll, war leer. Ich zog eine Augenbraue hoch, und Ben sagte: »Ich dachte, das Gespräch müssen wir nur führen, wenn wir Nein ankreuzen wollen.« Rein technisch gesehen hatte Ben recht: Die Regeln verlangen zurzeit nur ein Gespräch, wenn aus medizinischer Sicht eine Reanimation für nicht sinnvoll gehalten wird.

»Sein Allgemeinzustand ist sehr gut für sein Alter«, erklärte mir Ben. »Ich finde, es wäre einen Versuch wert.«

Wir gingen gemeinsam zu Mr. Clark. Er war 93, seine Augen funkelten, und er erzählte, er habe seit 1944, als er im Krieg einen Granatsplitter abbekommen habe, keinen Fuß mehr in ein Krankenhaus gesetzt. Dann zeigte er uns die gezackte Narbe am Bauch. Wir unterhielten uns kurz über die starken Antibiotika, die wir ihm wegen des infizierten Stichs verabreichten. Anschließend sprach ich das Thema Reanimation an. Mr. Clark warf die sehnigen Arme in die Luft und gestikulierte so wild, dass ich nach seinem Tropf greifen musste, damit die Nadel nicht aus der Vene rutschte.

»Um Himmels willen, für so was bin ich viel zu alt! Ich will doch nicht als Kohlkopf wiederkommen – bloß nicht!« Im Bewusstsein einer guten Vereinbarung gingen wir aus dem Zimmer: Vernon hatte ein wunderbar lautes, gänzlich nebensächliches Herzgeräusch, das ihm nichts anhaben würde, und ich versprach ihm, mit ein paar Medizinstudentinnen und -studenten zurückzukommen, damit sie sich sein Herz anhören könnten, während er ihnen erzählte, wie er damals in der Wüste gegen Rommel gekämpft hatte.

Mr. Clark ist mit seiner Meinung nicht allein: Ich habe festgestellt, dass es oft die gesündesten Menschen sind, die sich am deutlichsten gegen einen Wiederbelebungsversuch aussprechen. Man muss ihnen nur die Gelegenheit dazu geben.

Es ist nicht immer offensichtlich, ob jemand in der Lage ist, an einem Gespräch über Reanimation teilzunehmen. Das Thema ist kompliziert, und die Erfolgschancen und Risiken richtig zu vermitteln, kann schwierig sein, ebenso wie eine ehrliche Beschreibung des Prozesses zu liefern, ohne dass es zu dramatisch und erschreckend klingt. Ich bin dabei durchaus schon ganz schön in die Bredouille gekommen. Freda war eine kluge 91-jährige Dame, die nach einem Oberschenkelhalsbruch in eines unserer städtischen Krankenhäuser eingeliefert worden war, um wieder auf die Beine zu kommen. Sie hoffte, in die eigene Wohnung zurückkehren zu können, und ich erkannte die Adresse: Es handelte sich um eines der hübschen georgianischen Häuser in einem kleinen Ort in der Nähe. Zu jener Zeit wurden Ärzt*innen verstärkt dazu angehalten, offener mit ihren Patient*innen über Wiederbelebungsversuche zu reden. Fredas Akte war voller Euphemismen (»Verlust des Kurzzeitgedächtnisses«, »kognitive Einschränkungen«, »schlechtes Gedächtnis«), und sie wusste das aktuelle Datum nicht genau, aber ihr Langzeitgedächtnis war gut; sie hatte den Pfleger*innen viel über ihre Jahre in Singapur erzählt. Sie war hellwach und begierig, über die Pläne bezüglich ihrer Heimkehr zu reden, und ihre Tochter war auch gerade da, deshalb bot es sich an, nach der Diskussion über Schmerzmittel, Abführmittel und Physiotherapie noch ein Gespräch über die Reanimation zu führen. Ich setzte mich auf einen Hocker neben Fredas Ohrensessel, hinter dem ihre Tochter Lynne stand, gertenschlank, mit einer großen dunklen Brille. Ich beschrieb die ungünstige Prognose eines Reanimationsversuchs selbst bei überaus fitten 90-jährigen Patient*innen und wollte gerade ausführen, warum es deshalb weder realistisch noch human wäre, ihr diese Maßnahme anzubieten, aber Freda hörte mir gar nicht zu. Sie tätschelte meine Hand.

»Oh ja, das klingt prima. Eine sehr gute Idee. Ich möchte alles.«

Ich wollte es noch einmal anders formulieren, überlegte, wie ich Freda behutsam erklären könnte, dass wir tatsächlich »alles« unternehmen würden, was Aussicht auf Erfolg hatte und ihr erlauben würde, in ihr hübsches Zuhause zurückzukehren, dass »alles« aber keinen Reanimationsversuch enthalten sollte, denn der wäre heftig, gewaltsam und mit an Sicherheit grenzender Wahrscheinlichkeit erfolglos. Dann jedoch erregten hektische Bewegungen hinter Fredas Sessel meine Aufmerksamkeit: Lynne schnitt schweigend Grimassen und machte Kopf-ab-Gesten.

Damals habe ich gelernt, genauer darüber nachzudenken, ob meine Patient*innen tatsächlich in der Lage sind, diesem Gespräch zu folgen – und auch die Bereitschaft haben, das zu tun. Und mir wurde klar, dass ich zudem die Anwesenheit einer besorgten Tochter mehr in Erwägung ziehen muss – wie Lynne, die sah, wie ich mich in Teufels Küche brachte, und versuchte, mir taktvoll mitzuteilen, dass ich lieber den Mund halten sollte. Lynne und ich führten später ein gutes Gespräch, und sie zeigte mir ein Formular, das Freda zwei Jahre zuvor gemeinsam mit ihrem Hausarzt ausgefüllt hatte und mit dem klipp und klar jeder Reanimationsversuch abgelehnt wurde. Freda selbst hatte an jenem Nachmittag schnell wieder vergessen, wer ich war, und wir plauderten fröhlich über den Strauß Gartenblumen, den ihre Tochter ihr mitgebracht hatte.

Wenn ein Patient oder eine Patientin nicht über eine Wiederbelebung reden kann oder zu ängstlich, zu aufgewühlt ist, um mit einem begonnenen Gespräch fortzufahren, dann sind die Regeln ebenfalls klar: Die Ärztin beziehungsweise der Arzt ist dafür verantwortlich, eine Entscheidung zu treffen, und sie oder er sollte bei dieser Entscheidung nach Möglichkeit die Ansichten der Angehörigen oder anderer nahestehender Personen berücksichtigen – also nicht das, was diese Personen selbst für richtig halten, sondern das, wovon sie meinen, dass der Patient oder die Patientin es vermutlich wollen würde. Aber das bedeutet keinesfalls, dass die Angehörigen die Last dieser Entscheidung zu tragen haben. Wir müssen prüfen, ob sie die Meinung des oder der Kranken vielleicht schon kennen. Nahe Verwandte wie Lynne könnten wissen, ob die Mutter oder der Vater bereits darüber geredet und sich gegen Reanimationsversuche ausgesprochen hat. Bei gebrechlichen, schwer kranken Patient*innen, wie etwa bei Vernon mit seinem heftigen Schlaganfall, liegt die Verantwortung in der Regel allein bei den Ärzt*innen. Wir müssen der Familie dann erklären, dass wir keine Reanimationsversuche unternehmen werden, weil sie von vornherein zum Scheitern verurteilt wären. In solchen Fällen erläutern die Ärzt*innen den Angehörigen meist eine bereits getroffene Entscheidung, anstatt mögliche Vorgehensweisen zu diskutieren.

Anders verhält es sich, wenn es um jemanden geht, der noch bei guter Gesundheit, aber geistig nicht in der Lage ist, am Gespräch teilzunehmen. Sofern die mentalen Probleme nicht auf eine fortgeschrittene Demenz oder Ähnliches zurückzuführen sind, hat ein Wiederbelebungsversuch weitaus größere Erfolgsaussichten. Die Menschen, die der betroffenen Person nahestehen, können wichtige Hinweise bezüglich deren Lebensqualität liefern und sollten unbedingt bei der Frage, was im Interesse jener Person wäre, zurate gezogen werden, denn sie kennen sie besser als jeder andere. Aber auch dann sollten die Ärzt*innen den Angehörigen nicht das Gefühl vermitteln, sie trügen die Last der Entscheidung.

In seltenen Fällen sagt jemand aus dem engeren Familien- oder Bekanntenkreis: »Aber ich habe doch eine Vollmacht.« Robert fürchtete, dass wir ihm seine Entscheidungsbefugnis abnehmen wollten, als seine Mutter, die an schwerer Demenz litt, mit einer Kombination aus anderen Erkrankungen ins Krankenhaus kam. Auf die Handlungsvollmachten werde ich in einem späteren Kapitel genauer eingehen. Hier nun war es uns sehr wichtig, Robert zu versichern, dass seine Vollmacht ihm zwar das Recht gebe, bei Entscheidungen hinsichtlich der Behandlung seiner Mutter mitzuwirken, ihm aber nicht die Möglichkeit biete, auf einem Reanimationsversuch zu bestehen, wenn klar sei, dass er erfolglos wäre. Eine Vollmacht bedeutet nicht, für sämtliche Beschlüsse verantwortlich zu sein. Bevollmächtigte Personen sollten mit den Ärzt*innen zusammenarbeiten, um die richtigen Schritte zu veranlassen. Letztendlich ist die Reanimation eine rein medizinische Entscheidung.

Was passiert, wenn Patient*innen oder Angehörige in Bezug auf eine Reanimation unrealistische Forderungen stellen? Manche Ärzt*innen reagieren irritiert auf Erwartungen, die nicht im Einklang mit der Machbarkeit stehen. Sie wissen, sie sollten keine aussichtslose Behandlung anbieten – die Richtlinien des General Medical Council (GMC) besagen eindeutig, dass nur Maßnahmen mit Aussicht auf Wirksamkeit ergriffen werden dürfen. Die meisten Ärzt*innen haben schon furchtbare Wiederbelebungsversuche miterlebt und lebhafte Bilder von gebrechlichen, alten Körpern vor Augen, denen man äußerst drastische Maßnahmen zumutet. Sie sind oft hin- und hergerissen: Einerseits möchten sie die Wünsche ihrer Patient*innen erfüllen, andererseits wissen sie, dass sie nur Handlungen mit einer realistischen Aussicht auf Erfolg vornehmen sollen – aber wer entscheidet, was »realistische Aussicht« überhaupt bedeutet?

Einige sorgen sich auch um verfügbare Ressourcen: Sie wissen, dass ein Alarm bei Herzstillstand mehrere Mitarbeiter*innen von dem abzieht, was sie gerade machen. Der Assistenzarzt, die Anästhesistin, ein oder zwei Ärzt*innen in Ausbildung und dazu zwei erfahrene Pflegekräfte – sie alle werden zur Reanimation gerufen. Selbst wenn der Versuch scheitert, muss er anschließend dokumentiert werden. Sehr viel Personal muss also quer durchs Haus rennen und kann in der Zeit die gewöhnliche Arbeit, die außerhalb der Sprechzeiten meist darin besteht, sich um die anderen Schwerstkranken in der Klinik zu kümmern, nicht erledigen.

Und was, wenn der Versuch beinahe Erfolg hat, das Herz der betroffenen Person also wieder schlägt, sie aber nicht atmet und nun auf ein Beatmungsgerät angewiesen ist? Dann muss ein Anruf auf der Intensivstation erfolgen, um eines der wenigen Betten für jemanden anzufordern, der jetzt bewusstlos ist und nur geringe Chancen hat, noch einmal zu sich zu kommen.

Kolleg*innen erzählen mir oft von ihrem Frust, wenn unnötig auf wiederbelebenden Maßnahmen bestanden wird, von einem

Anflug von Ärger über eine zuweilen als unvernünftig und egoistisch empfundene Haltung.

Wie groß sind nun die Erfolgsaussichten wirklich? Bin ich zu Recht pessimistisch, wenn ich versuche, meine Patient*innen und ihre Familien vom Wunsch nach Reanimation abzubringen? Vor einiger Zeit habe ich begonnen, mir die Statistiken genauer anzusehen. Seit Jahren sammeln die Krankenhäuser in Großbritannien Daten über ihre Wiederbelebungsversuche und geben sie an den National Cardiac Arrest Audit, das britische Reanimationsregister, weiter. Dort werden dann verschiedene Aspekte analysiert, etwa die Information, auf welcher Station der Herzstillstand eingetreten ist, wie auch die Angabe über den jeweiligen Herzrhythmus. (Es gelingt wesentlich häufiger, Patient*innen mit Kammerflimmern zu retten, deren Herz oft durch Elektroschocks wieder in den normalen Schlagrhythmus versetzt werden kann, als einen Zustand zu überwinden, den man »pulslose elektrische Aktivität« nennt und bei dem der Monitor zwar einen Herzschlag anzeigt, aber kein Blut in den Kreislauf gepumpt wird.) Die Datenanalyst*innen untersuchen zudem, ob eine Wiederherstellung der sogenannten »spontanen Blutzirkulation« gelungen ist und ob sich der Patient oder die Patientin erholt hat und das Krankenhaus verlassen konnte – also die Quote derer, die überlebt haben und entlassen werden konnten.

Die erste Publikation der Analyse-Ergebnisse aus dem Jahr 2014 offenbarte, dass die Überlebens- und Entlassungsquote bei den über 80-Jährigen mit Herzstillstand bei etwa neun Prozent lag. Ich war erstaunt, dass fast eine*r von zehn Patient*innen über 80 sich von einem Herz- oder Atemstillstand so weit erholt hatte, dass er oder sie hatte entlassen werden können. Ich fragte unsere Assistenzärzt*innen, die bei einem Reanimationsalarm meistens die Leitung übernehmen (Fachärzt*innen werden gewöhnlich von dieser Pflicht entbunden, müssen sich aber alle drei Jahre im Bereich Rettungsmedizin fortbilden, um in Übung zu bleiben). Auch die Assistenzärzt*innen hatten das Gefühl, dass diese Zahlen nicht mit ihrer Erfahrung übereinstimmten. Also bat ich das Reanimationsteam unseres Krankenhauses um die internen Zahlen. Unsere Quote der entlassungsfähigen Überlebenden schien den landesweiten Ergebnissen zu entsprechen. Daraufhin forderte ich die Akten aller ›Reanimations-Überlebenden‹ an. Ich schaute mir die Berichte aus den Jahren 2012 und 2013 genauer an, und später halfen mir ein paar Juniorärzt*innen, die Daten von 2014 (danke, Hamish) und 2015/16 (danke, Ella und Camilla) zu sichten.

Die Berichte waren ernüchternd. Mehrere der Patient*innen, die als erfolgreich reanimiert verzeichnet worden waren, hatten gar keinen Herz- oder Atemstillstand erlitten. In einem Fall hatte der Patient schlicht einen Anfall gehabt, doch eine unerfahrene Schwester hatte vorsichtshalber das Reanimationsteam gerufen. In einem anderen Fall hatte ein gebrechlicher Mann mehrere Episoden von Bewusstlosigkeit durchgemacht, weil sein Blutdruck beim Aufstehen jedes Mal stark abgefallen war; durch einfaches Aufs-Bett-Legen hatte sich der Puls dann normalisiert. Bei zwei Frauen war es zu ›seltsamen Zwischenfällen‹ gekommen: Sie waren bleich und pulslos geworden, hatten sich aber bis zur Ankunft des Reanimationsteams wieder erholt. Ein Patient war gar nicht vom Team behandelt worden, seine Patientennummer war durch einen Verwaltungsfehler in die Datensammlung geraten. Eine nach der anderen mussten wir die ›Erfolgsgeschichten‹ ausmustern, und die Anzahl der Patient*innen, die sich tatsächlich von einem Wiederbelebungsversuch erholt hatten, sank deutlich.

Ein paar Überlebende gab es jedoch. In jedem Jahr fanden wir zwei, drei Patient*innen, denen es danach wirklich wieder gut gegangen war – insgesamt vielleicht vier oder fünf Prozent der Reanimierten. Sie passten alle in ein Raster: Es handelte sich um aktive Menschen über 80 mit sehr wenigen Vorerkrankungen. Sie waren aufgrund eines Herzproblems ins Krankenhaus gekommen – wegen eines Herzinfarktes oder Herzrhythmusstörungen. Keiner von jenen, die sich gut erholt hatten, war von Lungenentzündung, anderen Lungenleiden, Schlaganfall oder Demenz betroffen gewesen. Keiner hatte Probleme wie einen Beckenbruch oder eine Bauchfellentzündung gehabt. Alle Überlebenden, die regeneriert nach Hause entlassen werden konnten, waren mit nur einer einzigen Erkrankung hergekommen, die ihr Herz betraf, und hatten den Herzstillstand entweder in der Notaufnahme oder auf einer der kardiologischen Stationen erlitten. Bei allen hatte das Reanimationsteam mit Defibrillation schnell einen normalen Herzrhythmus wiederherstellen können. Manche kamen danach ins Herzkatheterlabor, wo die Kardiolog*innen ihnen Röntgenkontrastmittel spritzten, um das verkalkte Blutgefäß zu identifizieren und den Blutfluss auf beeindruckende Weise mithilfe von winzigen Ballons und Stents zu ermöglichen. Die klinischen Berichte bezeugten anschließend die positiven Ergebnisse: »Es war schön zu hören, dass John wieder Golf spielt«, »Mrs. Marks hat sich sehr gefreut zu erfahren, dass sie wieder Auto fahren darf«.

In manchen Jahren gab es ein, zwei Patient*innen, die trotz dramatischer Beschwerden und einer aufwendigeren Reanimation überlebten und entlassen werden konnten. Ihre Geschichten klangen dennoch nicht gut, denn eine Entlassung bedeutet nicht unbedingt, dass sich jemand wirklich erholt hat. Diese Patient*innen waren in Pflegeheime entlassen worden, wo sie ein paar Wochen oder Monate später starben, oder sie waren zwar nach Hause zurückgekehrt, aber dauerhaft verwirrt und mussten rund um die Uhr von Angehörigen gepflegt werden – eher traurige Ausklänge. Wenn es mit diesen Patient*innen oder ihren Angehörigen noch einmal zu einem Gespräch über Reanimation gekommen war, hatte sich bezeichnenderweise keiner von ihnen für einen weiteren Versuch entschieden.

Ich vermute, dass die Ergebnisse in anderen Krankenhäusern ähnlich ausfallen würden, wenn man deren Daten ebenso genau unter die Lupe nähme.

Wir versuchen immer, die Reanimationsgespräche so freundlich und ehrlich wie möglich zu führen, aber wenn wir es mit Menschen wie der zierlichen Marian zu tun haben, die sich schwer krank ans Leben und an die Tipps für Sportwetten klammerte, dann müssen wir äußerst behutsam vorgehen. Marian sah aus, als könnte sie jeden Moment sterben, und ich wollte ihr keine Angst einjagen. Was ich auch sagen würde, sie würde sicherlich glauben, die Ablehnung einer potenziellen Reanimation bedeutete, dass wir sie aufgegeben hätten. Ich wollte ihr nicht das Gefühl geben, verlassen worden zu sein, aber ich wollte sie auch nicht belügen.

In Bezug auf den Umgang mit Patient*innen wie Marian, bei denen Wiederbelebungsversuche keinen Erfolg haben würden, rät der GMC: »Sie sollten niemandem Informationen vorenthalten, nur weil die Vermittlung schwierig oder unangenehm für Sie oder das medizinische Personal wäre.«

Ach, Marian, mit den Schwierigkeiten und dem Unbehagen käme ich schon zurecht. Um mich selbst machte ich mir keine Sorgen.

Später an jenem Tag lernte ich ihre Söhne kennen: große Männer mit breiten Schultern, die sich lächelnd ansahen, als ich von dem Reanimationsgespräch mit Marian erzählte.

»Ja, das ist typisch Mum«, sagte der Ältere.

»Sie macht, was sie will«, fügte der Jüngere hinzu und verzog das Gesicht, um mir zu zeigen, was er davon hielt. »Stur wie ein Stier ...«

Sein Bruder ergänzte: »Total eigensinnig ... Sie möchte ewig leben, aber wir wissen natürlich, dass das nicht geht.«

Marians Söhne waren realistisch. Wir besprachen die Behandlung, die sie bekam, alles, was ihre Überlebenschancen erhöhte, und wir sprachen auch über Wiederbelebungsversuche.

Der jüngere Sohn schüttelte den Kopf und sagte: »Ich habe das schon mal gesehen; jemand auf der Arbeit ist zusammengebrochen, und die Sanitäter kamen und haben versucht, ihn zu retten.« Er hielt inne, schauderte, schnitt eine Grimasse. »Das würde sie nicht wollen, wenn sie wüsste, was das bedeutet.«

Kardiopulmonale Reanimation ist keine Maßnahme gegen ›normales‹ Sterben. Sie ist zum Inbegriff des Kampfes auf Leben und Tod mit den Mitteln der Medizin des 21. Jahrhunderts geworden. Viele betrachten sie als Affront, als unerwünschtes Hindernis, das einem natürlichen und würdigen Tod im Wege steht. Für einige wenige ist sie die Rettungsleine, die sie im freien Fall abfängt und ihnen wieder Halt gibt. Für andere hingegen repräsentiert sie das Tor zu einem Leben, das einfach so weitergeht, unverändert, unbedroht – aber das ist eine Illusion.

Ich ging mit Marians Söhnen in ihr Zimmer. Sie lag im Bett, die Inhalationsmaske verdeckte beinahe ihre Augen, und der Luftstrom, der darunter hervorkam, ließ das feine Haar um ihr Gesicht fliegen wie Pusteblumensamen. Wir würden ein ruhiges und behutsames Gespräch führen, geprägt von Verständnis, Hoffnung und Angst, und so schließlich zur Antwort auf eine heikle Frage gelangen.

Kapitel 14   »Ich weiß, Sie müssen das machen«

Vor drei Jahren besuchte ich mit einem angehenden Allgemeinmediziner namens Will unseren Patienten Albert. Dieser war 86 und soeben aus einem Pflegeheim bei uns eingeliefert worden, weil er in den letzten Tagen immer gelber geworden war. Im Augenblick schlief er zusammengerollt in seinem Bett am Fenster. Sein rechter Arm lag auf seinem Körper, lang, dünn, mit Tattoos und blauen Flecken übersät. Zwischen Kopfkissen und Decke schauten von seinem Kopf nur ein Büschel Haare und ein vorstehender Wangenknochen heraus, und seine Hüfte zeichnete sich als scharfkantiges Dreieck unter der Decke ab.

Will und ich hatten bereits Alberts Krankenakte auf dem Computerbildschirm aufgerufen. Im vergangenen Jahr war er schon mehrmals im Krankenhaus gewesen, zuletzt von Mitte September bis kurz vor Weihnachten. Nach jenem Aufenthalt war er in ein Pflegeheim entlassen worden. Ich kannte die Adresse: Es war ein großes, auf die Pflege von Patient*innen mit schwerer Demenz spezialisiertes Heim. Albert hatte sich dort nur für wenige Wochen aufgehalten, und jetzt war er wieder hier.

Die Liste seiner Erkrankungen war lang und bestand vor allem aus medizinischen Abkürzungen:

»DMT2, KHK, HT, HI, VHF, PAVK, CNI, OA.«

Diabetes mellitus Typ 2, koronare Herzkrankheit, Hypertonie, Herzinsuffizienz, Vorhofflimmern, periphere arterielle Verschlusskrankheit, chronische Niereninsuffizienz, Osteoarthrose – das waren die Leiden, mit denen er seit Jahren lebte. Sie sind verbreitet und treten oft zusammen auf. Die Liste ging weiter.

»Eingeliefert mit ANV (akutem Nierenversagen). Behandlung gegen HAP (nosokomiale Pneumonie). Delirium, Demenz. Hat Anämie entwickelt, 2 Bluttransfusionen. Beingeschwüre wurden untersucht, kein operativer Eingriff.«

Darunter stand der Satz: »Patient und Angehörige wurden durchgängig und umfassend informiert.«

Will und ich schauten zum Bett, in dem Albert lag. Er schlief noch, aus einem Plastikbeutel tropfte Salzlösung in die Vene auf seinem Handrücken.

Wir wandten uns wieder dem Bildschirm zu und riefen Alberts Blutwerte auf. Sein Kreatininwert, der Hinweise auf die Nierenfunktion zulässt, lag weit außerhalb der Norm. Ich fragte mich, wie hoch er üblicherweise war, also ob dieser Wert von dem für Albert üblichen abwich, daher klickte ich auf ein Symbol, um mir seine vorherigen Ergebnisse anzeigen zu lassen. Der Bildschirm füllte sich mit Zahlen. Das war nur Seite eins. Ich rief Seite zwei auf: das Gleiche. Seite drei: noch mehr Zahlen. Seite um Seite mit Blutwerten.

Meine Handflächen waren feucht geworden, ich kniff die Augen zusammen und musste vor Wut blinzeln. Will zählte die Ergebnisse: Vom 19. September bis Mitte Dezember war Alberts Blut 77 Mal untersucht worden. Während seines letzten Krankenhausaufenthalts war fast jeden Tag – 77 Mal – jemand zu ihm gekommen, hatte ihm den Ärmel hochgeschoben und ihm zwei Röhrchen Blut abgezapft. Jedes Mal war sein Kreatininwert bestimmt worden, ebenso wie der des Natriums und des Kaliums. Oft hatten sie auch noch ein komplettes großes Blutbild gemacht: das Hämoglobin bestimmt, die weißen Blutkörperchen, die Entzündungen bekämpfen, und die Thrombozyten, die für die Blutgerinnung wichtig sind. Sie hatten die CRP-Werte angefordert, um Entzündungen aufzuspüren; Alberts CRP war immer leicht erhöht, was aber nichts Besonderes bedeuten musste. Natrium und Kalium brachen ab und zu aus dem Normbereich aus. Die Anzahl der weißen Blutkörperchen schwankte leicht. Er wurde anämisch und bekam eine Bluttransfusion. Sein Kreatininwert war bei jeder Untersuchung sehr schlecht, er würde einfach nicht mehr besser werden.

Später trafen noch die älteren Berichte über Albert ein. Wir verfolgten seinen Weg durch das Krankenhaus: Im September hatte er ein paar Tage in der Aufnahmestation verbracht, dann war er in die Kardiologie gekommen. Anschließend wurde er auf deren »Partnerstation« verlegt, die auf Kopf- und Hals-Operationen spezialisiert ist. Die Abteilung für Innere Medizin platzt regelmäßig aus allen Nähten und muss ihre Patient*innen dann auf Betten in der Chirurgie verteilen, und wenn die Kardiologie Platz für neue Patient*innen braucht, dann nimmt die Kopf- und Hals-Chirurgie den Überhang auf. Albert blieb dort zwei Wochen lang, ehe er in eine Reha-Abteilung gebracht wurde. Für ein paar Tage sah es so aus, als ginge es ihm allmählich besser. Dann wurden seine Geschwüre an den Beinen wieder schlimmer, und er kam auf eine geriatrische Pflegestation, wo man letztlich zu dem Schluss kam, dass Albert nicht in das betreute Wohnen zurückkehren konnte. Sein Umzug in ein Pflegeheim wurde vorbereitet.

Seine Akte zeugte von äußerst intensiver Betreuung. Sie enthielt Überlegungen zur Dosis seiner Wassertabletten, die mehrmals angepasst wurde; Notizen über seine schlechte Ernährung und eine Überweisung zur Ernährungsberatung, wo man ihm Nahrungsergänzungsmittel empfahl; die Sorge, dass sich unter einem seiner Beingeschwüre eine Knochenentzündung, eine Osteomyelitis, entwickeln könnte. Drei Röntgenbilder der Brust waren erstellt worden sowie Pläne für eine Computertomografie, um nach einem Blutgerinnsel in der Lunge zu suchen. Das CT konnte jedoch nicht gemacht werden, weil Alberts Nieren durch das Kontrastmittel noch weiter geschädigt worden wären. Aber es wurde ein

MRT gemacht, um eine Osteomyelitis auszuschließen. Physiotherapeut*innen dokumentierten Alberts Unwillen, bei der Therapie mitzuarbeiten, und die Pflegekräfte berichteten von Verwirrung und unruhigen Nächten. Alberts Blutzuckerwerte waren drei Monate lang viermal täglich durch einen Stich in den Finger getestet worden.

Zwischen den Unterlagen, die Albert aus seinem Pflegeheim mitgebracht hatte, befand sich auch ein Versorgungsplan, der während seines letzten Krankenhausaufenthalts erstellt worden war. In diesem war eindeutig »Wiederbelebung nicht erwünscht« angekreuzt, aber die Anweisungen für die Betreuung waren unklar: Es hieß, eine Krankenhauseinweisung sei gegebenenfalls in Betracht zu ziehen und lebenserhaltende Maßnahmen könnten eventuell vorgenommen werden.

Das Feld ganz oben – »Was mir wichtig ist« – war leer.

Ich wandte mich für einen Moment von dem Papierkram ab und stellte fest, dass meine Hände sich bewegten, als wollten sie etwas abschütteln, das an meinen Handflächen klebte.

Später an jenem Nachmittag trafen Alberts Sohn Paul und Tochter Jane ein; sie setzten sich auf braune Plastikstühle, die neben dem Bett ihres Vaters standen. Von ihnen erfuhren Will und ich, wie schwierig der Herbst für sie alle gewesen war.

»Das war wirklich nicht lustig«, sagte Jane. »Ich meine, die Leute hier sind super … aber Dad hasst Krankenhäuser. Nicht mal Mum wollte er besuchen, als sie hier lag.«

Paul kam direkt von seiner Arbeit in einem Baustoffhandel und sah müde aus.

»Ihr Vater wurde letztes Mal ausgesprochen gründlich untersucht«, sagte ich.

Paul schien sich unwohl zu fühlen.

»Ja, also … Ich weiß, Sie müssen das machen.«

• • •

Alberts Sohn Paul brachte damit eine der Schwierigkeiten zur Sprache, mit denen sich Patient*innen und Angehörige konfrontiert sehen: Es besteht allgemein die Annahme, dass alles, was die Mediziner*innen machen, zum Besten der Patient*innen sei. Man hat eine vage Vorstellung vom hippokratischen Eid, von der Unantastbarkeit des Lebens, den ärztlichen Pflichten. Wie Paul sagte: »Ich weiß, Sie müssen das machen.«

Doch bei vielen Untersuchungen und Behandlungen, die sich am Ende eines langen Lebens anbieten, ist nicht immer klar, was sie eigentlich bringen. Wie entscheiden die Ärzt*innen also, was sie »machen müssen«?

Der hippokratische Eid wird heute von den meisten Ärzt*innen nicht mehr geleistet. In einigen Ländern wird er noch an medizinischen Ausbildungsstätten bei den Graduierungsfeiern abgelegt, aber viele Hochschulen verwenden inzwischen eine veränderte Version, einen ganz anderen Eid oder auch gar keinen. Dabei sind Teile des hippokratischen Gelöbnisses heute durchaus noch relevant: im Sinne der Patient*innen zu handeln, sich an die Schweigepflicht zu halten, die Kranken vor Schaden zu bewahren. Andere Teile des Eids sind hingegen nicht mehr zeitgemäß; so werden zum Beispiel Apollon, Asklepios und andere Göttinnen und Götter als Zeugen angerufen.

In Großbritannien werden die ärztlichen Pflichten vom General Medical Council festgelegt. Der GMC entscheidet, ob wir für die Ausübung des Berufs geeignet sind, und erteilt uns die Approbation.* Er kann die Approbation auch wieder entziehen – ohne eine GMC-Lizenz zu praktizieren, ist illegal. Außerdem definiert der

---

* In Deutschland gehört die Überwachung der Berufsausübung der Ärztinnen und Ärzte zu den Aufgaben der Bundes- beziehungsweise der jeweiligen Landesärztekammer. Die Approbation, also die Erlaubnis zu praktizieren, wird von den zuständigen Behörden jenes Bundeslandes erteilt, in dem das Staatsexamen erfolgreich abgelegt wurde, beispielsweise vom Landesamt für Gesundheit und Soziales in Berlin (Anm. d. Verlags).

GMC die Standards, nach denen die Ärzt*innen beurteilt werden. Die von ihm formulierten ethischen Maßgaben sind Richtlinien, sie haben keinen Gesetzescharakter, sind aber mit den gesetzlichen Bestimmungen abgestimmt und sollten daher von den Ärzt*innen unbedingt befolgt werden.

Die Richtlinien enthalten auch einen Passus mit der Überschrift »Behandlung und Pflege am Lebensende«, in dem es heißt:

»Entscheidungen über mögliche lebensverlängernde Maßnahmen dürfen nicht von dem Wunsch geleitet sein, den Tod eines Patienten herbeizuführen, und müssen zunächst von dem Grundsatz ausgehen, dass die Verlängerung des Lebens wünschenswert ist. Dieser Grundsatz erfordert in der Regel, dass Sie alle vertretbaren Schritte unternehmen, die das Leben des Patienten verlängern.«

Diese Anweisung klingt gut und sicher, und sie definiert klar die ärztlichen Pflichten. Aber allzu oft scheint an dieser Stelle das kollektive Verständnis der Situation zu enden. Aufschlussreich ist daher der nächste Satz:

»Allerdings besteht keine absolute Verpflichtung, das Leben ungeachtet der Folgen für den Patienten und ungeachtet der Ansichten des Patienten zu verlängern, sofern letztere bekannt sind oder ermittelt werden können.«[*]

Manche Behandlungen bedeuten für die Patient*innen eine Belastung, die sie als inakzeptabel empfinden. Die Einstellungen der Menschen zu solchen Maßnahmen sind individuell verschieden

---

[*] Auch in der Präambel der »Grundsätze der Bundesärztekammer zur ärztlichen Sterbebegleitung« heißt es: »Aufgabe des Arztes ist es, unter Achtung des Selbstbestimmungsrechtes des Patienten Leben zu erhalten, Gesundheit zu schützen und wiederherzustellen sowie Leiden zu lindern und Sterbenden bis zum Tod beizustehen. Die ärztliche Verpflichtung zur Lebenserhaltung besteht daher nicht unter allen Umständen. Es gibt Situationen, in denen sonst angemessene Diagnostik und Therapieverfahren nicht mehr angezeigt und Begrenzungen geboten sind. […] Art und Ausmaß einer Behandlung sind gemäß der medizinischen Indikation vom Arzt zu verantworten. Er muss dabei den Willen des Patienten achten.« (Anm. d. Verlags).

und sollten sowohl in Erfahrung gebracht als auch respektiert werden.

Die drei großen Hindernisse, auf die ich am Anfang dieses Buches eingegangen bin, nämlich Vorurteile, Angst und Liebe, stehen den Gesprächen über die richtige Behandlung von Menschen, die sich dem Ende ihres Lebens nähern, bereits im Weg, und jetzt haben wir noch ein weiteres hinzugefügt, nämlich die Ambiguität. Es lohnt sich, klipp und klar zu sagen, was man will.

Wenn wir mit jemandem oder für jemanden Pläne über künftige medizinische Behandlungen machen und diese Pläne auch Entscheidungen über lebensverlängernde Maßnahmen enthalten, dann geht es dabei nicht um Euthanasie, die einer Tötung gleichkommt und bei uns verboten ist, und auch nicht um Beihilfe zum Selbstmord oder Sterbehilfe, also darum, jemandem dabei zu helfen, sich selbst zu töten. Vielmehr geht es um Gespräche, in denen Patient*innen den Ärzt*innen, Pflegekräften und ihnen nahestehenden Menschen ihre Wünsche und Überzeugungen mitteilen, damit gemeinsam entschieden werden kann, welche medizinischen Maßnahmen im Sinne aller sind. Dazu gehört unter Umständen auch, sich gegen bestimmte Behandlungen zu entscheiden.

An dieser Stelle sollte ich meine eigene Meinung darlegen. Ich weiß, dass viele Menschen leiden, sowohl körperlich als auch psychisch. Zwar sollte jeder Mensch Zugang zu einer guten Palliativversorgung haben, doch mir ist bewusst, dass diese das Leid nicht immer lindern kann. Ich leugne dieses Leid nicht. Aber ich glaube auch, dass es unmöglich ist, die Sterbehilfe so zu legalisieren, dass wehrlose Menschen geschützt bleiben. Die Struktur unserer Gesellschaft führt meiner Ansicht nach dazu, dass sich viele ältere Menschen wertlos fühlen und denken, sie seien eine Last für andere. Ich denke, dass auch einem als unvollkommen empfundenen Leben ein Wert innewohnt. Letztlich zeigt ein Blick hinter die Fassade, jenseits des physischen und materiellen Status, dem so viel Bedeutung beigemessen wird, dass tatsächlich kein Leben vollkommen ist. Wenn andere das Leben eines Menschen für unvollkommen und wertlos halten, dann kann es meines Erachtens viel zu leicht passieren, dass dieser Mensch sein Leben in derselben Weise beurteilt, dass er womöglich das Gefühl bekommt, es wäre besser, sich umzubringen oder sich töten zu lassen. Ich halte das für falsch.

Die Debatte um die – weiterhin verbotene – Sterbehilfe hat uns von etwas viel Wichtigerem abgelenkt: Wir müssen offener und wohlwollender über den Nutzen und die Grenzen der medizinischen Behandlung für jene sprechen, die sich dem natürlichen Ende eines langen Lebens nähern, über das Sterben *ohne* Hilfe, aber auch darüber, wie man das Beste aus der verbleibenden Zeit macht, wie man bis zum Schluss ein gutes Leben führt.

Es ist eine Sache, über die eigenen Wünsche zu reden. Für jemand anderen zu sprechen, kann dagegen viel schwieriger sein. In Alberts Entlassungsbericht stand: »Patient und Angehörige wurden durchgängig und umfassend informiert.« Das ist ein Standardsatz, der hier aber nicht zu stimmen scheint. Albert selbst war während seines gesamten Krankenhausaufenthalts in einem Zustand schläfriger Benommenheit oder verwirrter Agitation. Wie kann er da »umfassend informiert« worden sein? Und Paul und Jane wurden vielleicht über Alberts Untersuchungen und die ärztlichen Maßnahmen informiert, aber etwas fehlte doch: Sie wurden nie aktiv einbezogen.

Auch hier ist der Rat des GMC eindeutig. Bei der Entscheidung über die Behandlung einer Person, die nicht für sich selbst entscheiden kann, egal, in welchem Lebensstadium sie sich befindet, müssen die Ärzte »die Ansichten der dem Patienten nahestehenden Menschen bezüglich der Wünsche, Überzeugungen und Werte des Patienten berücksichtigen und ermitteln, ob die erwogene Maßnahme ihrer Einschätzung nach im Sinne des Patienten wäre«.

Gleichzeitig ist Ausgewogenheit wichtig. Paul und Jane dürfen nicht das Gefühl haben, sie seien für medizinische Entscheidungen verantwortlich. Keiner von beiden hat eine Handlungsvollmacht. Doch das spielt keine Rolle. Eine solche Vollmacht gibt einer Person das Recht, für jemand anderen zu entscheiden, und ohne sie verbleibt die Entscheidung beim Arzt. Angehörige ohne Handlungsvollmacht sollten dennoch in den Entscheidungsprozess einbezogen werden. Die Meinungen von Paul und Jane zählen, denn sie kennen ihren Vater. Sie haben alles stehen und liegen lassen, um hier bei ihm zu sein, haben Kolleg*innen gebeten, ihre Schicht zu übernehmen, stecken immer wieder Münzen in den Parkautomaten oder warten später im kalten Februar-Nieselregen auf den Bus, der sie nach Hause bringt.

So wie die öffentliche Debatte über die Sterbehilfe das ungezwungene Sprechen über das Sterben ohne Hilfe erschwert hat, so hat die Einführung von Handlungs- und Entscheidungsvollmachten die Einbeziehung von Angehörigen in wichtige Entscheidungen verkompliziert. Manchmal haben Verwandte das Gefühl, nichts sagen zu dürfen, weil sie keine Vollmacht besitzen. Noch schlimmer ist, dass manche Angehörige glauben, ihre Meinung sei gar nichts wert, weil sie diesen offiziellen Status nicht haben. Das ist Unsinn.

Die Gesamtsituation ist nicht einfach. Paul und Jane wussten während des langen Krankenhausaufenthalts ihres Vaters nur wenig über dessen Zustand und das Pro und Kontra der vielen Untersuchungen – woher auch? Ich wiederum war, als ich mir Alberts Akte noch einmal anschaute, in der komfortablen Lage, einen kritischen und verächtlichen Blick auf die Entscheidungen meiner Vorgänger werfen zu können, jener Kolleg*innen, die doch nach bestem Wissen und Gewissen gehandelt haben. In der Medizin geht heutzutage alles sehr schnell, alle stehen unter enormem Zeitdruck. Die Vorschriften besagen etwa, dass die Blutzuckerwerte so lange regelmäßig überprüft werden müssen, bis Alberts Werte an drei aufeinanderfolgenden Tagen weitgehend im Normbereich liegen, was schlichtweg illusorisch ist. Bei Herzschwäche sind tägliche Untersuchungen der Nierenfunktion und der Salzwerte vorgeschrieben. Alberts Ärzt*innen brauchen sich folglich gar nicht zu fragen, ob sie diese Tests machen wollen, sie müssen sie auch nicht einzeln anfordern, sondern können einfach ein Feld anklicken, das die Anfragen automatisch erstellt, und dann wird Alberts Nierenfunktion jeden Tag erneut untersucht, bis jemand darauf kommt, den Befehl zu löschen. Es gibt kaum noch die Gelegenheit, mal innezuhalten, mal das Gesamtbild zu betrachten und darüber nachzudenken, ob das, was wir tun, überhaupt mit den »Wünschen, Überzeugungen und Werten« der Patient*innen übereinstimmt, vor allem wenn diese uns nichts darüber sagen können. Es ist jedoch enorm wichtig, dass wir es trotzdem tun, dass man uns die Zeit gibt, es zu tun. Wir müssen uns mehr Zeit dafür nehmen, jetzt das Richtige zu tun, um später weniger Zeit zu haben, das Falsche zu tun.

· · ·

Will und ich gingen mit Jane und Paul ans Ende des Stationskorridors. Ein weiteres Problem: das Finden eines Raums für ungestörte Gespräche. Wir stellten die Plastikstühle in einem kleinen Kreis auf und taten so, als könnte niemand uns hören, während ständig Leute durch die Doppeltüren neben uns marschierten. Kurz sprachen wir über Alberts Leben. Er war ursprünglich Landarbeiter gewesen und hatte später bei einem Sicherheitsdienst als Nachtwächter gearbeitet. Seine Frau Amy war schon vor einiger Zeit gestorben.

»Ohne Mum fühlte er sich ein bisschen verloren«, sagte Jane, und Paul rieb sich den Nacken und schaute weiter auf seine Stiefel. Jane erzählte, dass die Unordnung im Haus immer mehr zugenommen habe und Albert schließlich in eine betreute Wohnanlage gezogen sei: »Aber er hat sich dort nie so richtig eingelebt, es gefiel ihm nicht.«

»Was hat ihm denn gefehlt – abgesehen von Ihrer Mutter?«, fragte ich.

»Ach, vor allem das Rausgehen«, sagte Jane. »Er hat immer gern Spaziergänge gemacht. Er ging aus der Stadt raus, durch die Wiesen, aber das konnte er schon seit einer ganzen Weile nicht mehr, wegen seines Herzens und …«

Paul stellte seine Füße nebeneinander. »Draußen im Freien sein, das mochte er.«

Wir sprachen über Alberts Zustand aus medizinischer Sicht. Ich äußerte die Meinung, die Ärzte und Ärztinnen vor mir hätten bereits alles in ihrer Macht Stehende getan, um Albert zu helfen. Sie hatten nach behebbaren Problemen gesucht, aber viele seiner Beschwerden würden nicht mehr weggehen. Und jetzt war er gelb geworden, was darauf hinwies, dass auch mit seiner Leber etwas nicht stimmte. Er hatte keine Bauchschmerzen, und seine Blutwerte ließen auf eine Störung des Gallenabflusses schließen, vermutlich aufgrund eines Tumors, vielleicht gab es aber auch eine andere Ursache. Ich erklärte, dass bereits ein Scan-Termin von dem medizinischen Team, das Albert am Abend zuvor untersucht habe, gebucht worden sei. Paul beugte sich vor und schaute auf den Boden. Janes rechte Hand war vor ihrem Mund zur Faust geballt.

Ich fuhr fort: »Ich bin mir nicht sicher, ob Ihr Vater das gewollt hätte.«

Jane und Paul blickten auf.

»Ich frage mich: Hat Ihr Vater jemals irgendetwas darüber gesagt hat, welche Art von Behandlung er möchte, falls er krank wird?«

Sie schauten sich an, schüttelten beide den Kopf und Jane sagte: »Über solche Sachen spricht man ja meistens nicht, oder?«

Dann schauten sie beide wieder auf den Boden und ließen die Schultern hängen, weil sie es nicht wussten. Mir fiel eine Technik ein, die mein kluger Kollege Peter mir beigebracht hatte. »Auch wenn Sie nicht darüber gesprochen haben«, sagte ich, »könnten wir es uns so vorstellen: Wenn Ihr Dad hier bei uns wäre und es ihm nicht so schlecht ginge – sagen wir mal, es ginge ihm so wie vor ein paar Jahren –, was würde er dann über den Mann dort im Bett sagen, über die Lage, in der er sich befindet?«

Paul richtete sich auf, legte seine breiten, mit Kratzern und Narben übersäten Hände auf seine Knie und sagte: »Er würde sagen: ›Nein. Lasst den Mann in Ruhe. Gönnt ihm ein bisschen Frieden.‹«

Daraufhin schaute Jane Paul an und sagte: »Du hast recht, Paul, genau das würde er sagen.«

Und so fügte sich alles. Wir brauchten den Scan nicht zu machen. Er hätte vielleicht etwas gezeigt, was theoretisch behandelbar gewesen wäre, einen Stein, den man hätte herausholen können, oder einen kleinen Tumor an einer kritischen Stelle, der sich mit einem Stent umgehen ließe, aber Albert diesen Untersuchungen und Behandlungen zu unterziehen, würde am Rest seiner Erkrankungen nichts ändern. Ich erklärte, dass wir Alberts Leben vielleicht verlängern könnten, wenn wir eine behandelbare Ursache für die Gelbsucht fänden, aber es wäre höchstwahrscheinlich nur eine geringfügige Verlängerung, denn seine anderen Krankheiten würden unweigerlich in absehbarer Zeit zum Tod führen, ich könne nur nicht sagen, wann genau, vielleicht in einigen Tagen, einigen Wochen oder auch einigen Monaten. Die Gelbsucht zu untersuchen und zu behandeln, hieße, dass er im Krankenhaus bleiben müsste, zumindest für ein paar Tage, und es wäre auch möglich, dass der Scan etwas vollkommen Unbehandelbares zeigen würde. Die Gelbsucht schien Albert nicht besonders zu schaffen zu machen.

Paul schaute zurück zum anderen Ende der Station, wo sein Vater in einem Bett am Fenster lag.

»Das würde er nicht wollen. Heißt es nicht immer: ›Qualität statt Quantität‹? Darum geht es jetzt, wie mir scheint.«

Wir sprachen noch über Alberts Tabletten: Wäre es vielleicht besser, ein paar davon wegzulassen, vor allem die, die ihm sowieso kaum halfen?

Jane sagte lächelnd: »Dad konnte Tabletten nie leiden. Und manche Pfleger haben mit ihm geschimpft, wenn er sie nicht nehmen wollte.«

Wir beschlossen, die Blutzuckermessungen einzustellen, es sei denn, er würde übermäßigen Durst bekommen. Und die restlichen Untersuchungen würden wir auch weglassen.

»Womit könnten wir Albert eine Freude machen?«, fragte ich. »Würde er vielleicht gern ein Gläschen trinken? Cider? Bier?«

Jetzt grinste Paul. »Und ob!«

Was sonst noch? Schaute er gern fern?

»Er hat immer gern Fußball geguckt«, erzählte Paul. »Aber er dürfte keine Ahnung haben, was in der Liga zurzeit los ist.«

An jenem Abend wurde Albert zurück ins Pflegeheim gebracht. Die dortige Pflegedienstleitung war telefonisch informiert worden und würde eine Kopie des Entlassungsberichts und des Versorgungsplans erhalten. Beides würden wir auch an Alberts Hausarzt schicken. Wir wussten nicht, wann Albert sterben würde, aber sollte sich sein Zustand verschlechtern, würde das Heim ihn nicht noch einmal ins Krankenhaus schicken.

Ein paar Monate später traf ich Jane in der Schlange vor der Kasse im Supermarkt. Ich bin sehr schlecht darin, Patient*innen und Angehörige zu erkennen, wenn ich ihnen in einer anderen Umgebung begegne, und wusste im ersten Moment nicht, wo ich Jane einordnen sollte.

Sie half mir auf die Sprünge: »Wir haben im Krankenhaus mit Ihnen über Dad gesprochen. Albert Lester. Er hat im Beech House gewohnt. Vor zwei Wochen ist er gestorben.«

»Oh, Jane, herzliches Beileid. Wie war es denn?«

Jane setzte ihren Einkaufskorb ab und strich sich mit den Händen über die Vorderseite ihrer Jacke.

»Wissen Sie, Frau Doktor, es war gut. Zuerst sah er ein bisschen besser aus, das muss ich schon sagen. Wir haben ihn in Pauls Auto gesetzt und eine Spritztour gemacht, raus zum Leuchtturm. Und Paul ist danach noch bei ihm geblieben, und die beiden haben Fußball geguckt und ein Bier getrunken. Paul jedenfalls. Ich glaube, Dad hat nur einmal dran genippt. Und dann habe ich ihn am Sonntag besucht, da sah er etwas blass aus, aber sie haben keinen Krankenwagen gerufen, sondern ihn nur bequem hingelegt, und am nächsten Tag rief das Heim an und sagte, er sei gestorben …«

Jane schaute weg, erst zur Seite, dann nach oben. Sie presste die Lippen fest aufeinander, und ihre eine Hand drückte die Finger der anderen. Sie blinzelte kurz und sprach weiter.

»Im Grunde war es eine Erleichterung … Ich weiß, so was sollte man nicht sagen, aber für ihn war es das ganz bestimmt, von daher …«

• • •

Wenn jemand wichtige Entscheidungen über seine Gesundheit nicht selbst treffen kann und keinen Bevollmächtigten ernannt hat, dann liegt die Entscheidungsbefugnis beim behandelnden Arzt, bei der behandelnden Ärztin. Tatsächlich kommt es eher selten vor, dass unsere Patient*innen jemandem eine Handlungsvollmacht für Behandlungs- und Pflegemaßnahmen erteilt haben.

Existiert also ein solcher gesetzlicher Vertreter nicht, dann muss der Arzt laut GMC-Richtlinie »Informationen über die Lage und das Umfeld des Patienten einholen. Er muss sich ein Bild über die Wünsche, Vorlieben, Überzeugungen und Werte des Patienten verschaffen. Der Arzt kann darüber hinaus Angehörige und Freunde des Patienten danach befragen, welche Optionen ihrer Meinung nach im Sinne des Patienten wären, darf ihnen aber nicht den Eindruck vermitteln, sie seien für die Entscheidung verantwortlich. Der Arzt muss die Ansichten der Befragten berücksichtigen […].«

Die Richtlinien des GMC gehen Hand in Hand mit den gesetzlichen Regelungen, die im *Mental Capacity Act*, dem britischen »Patientenverfügungsgesetz«*, festgeschrieben sind. Zugleich betonen sie die Notwendigkeit, im Sinne der Patient*innen zu handeln. Der Leitfaden verlangt von den Ärzt*innen die Wahl derjenigen Behandlungsoptionen, die im Allgemeinen den größten Nutzen für die einzelnen Patient*innen bringen. Außerdem fordert er dazu auf, zu überlegen, »welche Option, inklusive jener, nicht zu behandeln, die zukünftigen Entscheidungen des Patienten am wenigsten einschränkt«.

Immer wenn ich diese Richtlinien noch einmal durchlese, gerate ich ins Grübeln, denn tot zu sein, ist eine ziemlich große Einschränkung, wenn es um zukünftige Entscheidungen geht. Aber Albert hatte bereits kaum noch Entscheidungsmöglichkeiten, weder zukünftige noch gegenwärtige, und weitere Behandlungen hätten für ihn eine wesentlich eingeschränktere Zukunft bedeutet als das »bisschen Frieden«, das er sich laut Paul gewünscht hätte.

Ich hoffe, meine Geriater-Kolleg*innen werden mir verzeihen, dass ich diesen Prozess beschreibe, denn er ist nur ein Teil unserer Arbeit. Die meiste Zeit verbringen wir mit aktiver Behandlung, mit der Genesungsförderung, der Wiederherstellung der Gesundheit und mit wesentlich mehr Gelächter, als Sie wohl vermuten würden. Manchmal gelingt es uns sogar, dem Tod ins Handwerk

---

* In Deutschland ist die rechtliche Betreuung von Menschen, die etwa aufgrund von Krankheit oder Behinderung ihre Angelegenheiten nicht selbst regeln können, im Betreuungsgesetz des Bürgerlichen Gesetzbuchs (BGB) festgelegt. Das umgangssprachlich als »Patientenverfügungsgesetz« bezeichnete »Dritte Gesetz zur Änderung des Betreuungsrechts« von 2009 verweist auf den Vorrang des Patientenwillens sowie auf die Wirksamkeit von Patientenverfügungen und Behandlungswünschen. Liegt keine Patientenverfügung vor, muss der mutmaßliche Wille aufgrund »konkreter Anhaltspunkte« wie etwa früherer mündlicher oder schriftlicher Äußerungen, Überzeugungen und Wertvorstellungen sowie durch die Befragung naher Angehöriger und sonstiger Vertrauenspersonen ermittelt werden (Anm. d. Verlags).

zu pfuschen. Oft unterhalten wir langjährige Beziehungen zu unseren Patient*innen in den ambulanten Sprechstunden, wo wir mit ihnen zusammen daran arbeiten, komplexe chronische Erkrankungen wie Parkinson oder Herzinsuffizienz unter Kontrolle zu halten. Es geht keineswegs immer nur um das Ende. Aber ein wichtiger Teil unseres Jobs ist es eben, die »Wünsche, Vorlieben, Überzeugungen und Werte« unserer Patient*innen herauszufinden.

Paul und Jane dürfen nicht gefragt werden, was *sie* für ihren Vater möchten, stattdessen werden sie danach gefragt, was *ihr Vater* ihrer Meinung nach gewollt hätte. Wenn der Patient nicht für sich selbst sprechen kann, dann sollten die, die ihn kennen und lieben, einbezogen und angehört werden.

Kapitel 15   Geschäftsfähigkeit

Lillian ruft mich zu sich. »Ich möchte den Arzt sprechen.«

»Mrs. Jason, freut mich, Sie kennenzulernen. Mein Name ist Lucy Pollock, ich bin eine der Ärztinnen.«

»Ich weiß, wer Sie sind. Aber Sie möchte ich nicht sprechen, Sie mit Ihrem …« Sie taxiert mich mit einem abschätzigen Blick, betrachtet meine Ohrringe, meine Kleidung, meine Schuhe. »… albernen Getue.«

Lillian hat einen blühenden Bluterguss an der linken Wange, der sich bis zum Kinn erstreckt. Über ihrem rechten Auge halten sich mit Müh und Not drei leicht ergraute Wundverschluss-Streifen auf einer schorfigen Platzwunde. Über dem Schlüsselbein ist ein weiterer, älterer Bluterguss zu sehen, und unter dem Ärmel ihres Pyjamas sehe ich die rosa und lilafarbenen Narben von Verbrennungen, die nur langsam heilen. Ihr Haar steht steif und zweifarbig vom Kopf ab: Die ersten vier Zentimeter sind grau, die übrigen vier braun. Lillian hat ihre Strickjacke über den Pyjama gezogen und ihren Mantel aus dem Spind geholt. Sie ist bereit zur Flucht – weg von mir, weg von der Station, nach Hause, zurück in die Vergangenheit.

»Das tut mir leid, Lillian. Ich werde versuchen, nicht albern zu sein. Wie kann ich Ihnen helfen?«

»Ich will nach Hause. Jetzt sofort.«

Sie schlägt mit der Faust auf den Nachttisch, und Tee schwappt aus ihrer Tasse auf den Tisch.

»Warum darf ich nicht nach Hause? Ich will sofort gehen.« Sie hat die Stimme erhoben und schreit dicht an meinem Gesicht: »Ich werde jetzt auf der Stelle nach Hause gehen!«

Ich greife nach einem Papiertuch und wische den Tee auf.

»Tut mir leid, dass Sie es gerade so schwer haben. Es muss furchtbar frustrierend sein … Ich weiß, das klingt jetzt vielleicht blöd, aber wissen Sie, wo wir sind?«

Lillian sieht beleidigt aus.

»Ja, und es ist … es ist … ein furchtbarer Ort. Und ich werde jetzt gehen.«

Ich verspreche Lillian, alles zu tun, was ich tun könne (»Das sagen sie alle«), und begebe mich ins Büro, wo ich den Leiter der Seniorenwohnanlage, in der Lillian lebt, anrufe, während ich ihre Entlassungsberichte lese. Sie wurde in den letzten acht Monaten achtmal eingeliefert – nach Stürzen, Anfällen oder wegen Infektionen. Man sorgt sich um ihr Wohlergehen, ich finde Bemerkungen wie: »Mrs. Jason wollte unbedingt nach Hause, deshalb wurde sie entlassen und eine häusliche Pflege organisiert.«

Der Leiter heißt Robbie, er ist sehr freundlich.

»Oh ja, Lil«, sagt er. »Tut mir leid, dass sie schon wieder bei Ihnen ist. Ich glaube, wir stoßen hier an unsere Grenzen.«

»Kennen Sie sie schon lange?«, frage ich.

»Sie war schon da, als ich hier anfing. Seit fünf Jahren vielleicht? Sie ist ein Unikum. Ihre Nachbarin hat früher für sie eingekauft. Sherry, Whisky und Pralinen.«

Ach, Lil. Robbie erklärt, dass Lil schon seit ein paar Jahren abstinent sei, sich aber andere Probleme ergeben haben. Er malt die Situation recht anschaulich aus, beschreibt Lillians Wohnung, die gestressten Pflegekräfte, den ständig benötigten Krankenwagen vor dem Haus.

»Man könnte meinen, die Sanitäter wohnten hier«, sagt Robbie.

Als Nächstes schaue ich mir die elektronischen Daten an, die der lokale Betreuungsdienst gespeichert hat. Bei Lillian traten die ersten Anzeichen vor einigen Jahren nach einem Sturz auf. Ein Besuch in der Notaufnahme, um eine Wunde nähen zu lassen, führte zu einer häuslichen Überprüfung durch den lokalen Betreuer und einem Bericht, in dem Vokabeln wie »ungepflegt« und »unordent-lich« vorkommen. Es werden darin auch verschimmelte Lebensmit-tel im Kühlschrank erwähnt. Man bot Lillian Hilfe beim Einkau-fen an, die sie jedoch ablehnte. Sie weigerte sich auch, die Teppiche, über die sie nach Einschätzung des Betreuers stolpern konnte, zu entfernen. Zwei Jahre später veranlassten Anrufe eines besorgten Robbie, der sie im Nachthemd draußen aufgegriffen hatte, ihren Hausarzt, Lillian in die Gedächtnissprechstunde zu überweisen. Sie ging nicht hin. Eine in Psychiatrie geschulte Pflegekraft suchte sie zu Hause auf, wurde jedoch von Lillian hinausgeworfen, die wü-tend darüber war, dass man sie zum Gedächtnistest schicken woll-te: »Mein Gedächtnis ist besser als Ihrs!« In einem Vermerk der Klinikverwaltung stand, man habe ihre Gedächtnisleistung »auf-grund mangelnder Mitarbeit« nicht näher untersuchen können.

In letzter Zeit hatte sich Lillians Verhalten weiter verschärft. Einweisungen in die große Klinik folgten Aufenthalte in zwei ver-schiedenen kleineren Krankenhäusern, wo erneut untersucht und Physiotherapie verordnet wurde. Jedes Mal behauptete Lillian, sie komme zu Hause bestens zurecht und eine Veränderung komme für sie nicht infrage. Häusliche Pflege wurde organisiert – zunächst zweimal täglich, dann dreimal. Der Herdstecker wurde herausge-zogen. Nach einem Oberschenkelhalsbruch vor einigen Monaten engagierte Lillians Nichte Neoma eine Pflegekraft, die im Wohn-zimmer auf einem Klappbett schlief. Es dauerte jedoch keine Wo-che, bis Lillian sie, stinksauer über die Verletzung ihrer Privat-sphäre, vor die Tür setzte. Die örtlichen Betreuer besuchten sie erneut. Diesmal fiel der Bericht deutlicher aus: Worte wie »nicht sicher«, »riskant«, sogar »schmutzig« kamen darin vor. Ein Pfleger, der Lillians halb leere Suppendosen entsorgen wollte, erhielt Schlä-ge mit einem Besen.

Ich lese mir die Notizen der Gemeindeschwester durch, die Lillian ein oder zwei Wochen vor deren Einlieferung besucht hat. Dort heißt es:

»Mrs. J hat ihren Wunsch, weiterhin zu Hause zu leben, sehr klar geäußert. Obwohl es ihr an Einsicht in die Lage mangelt, zweifle ich nicht an ihrer Geschäftsfähigkeit.«

Ich ziehe die Nase kraus.

• • •

Aha, Geschäftsfähigkeit.[*] Der *Mental Capacity Act* schaut den Geriater*innen insgeheim bei jeder Stationsvisite über die Schulter.

Verfügt Lillian über ausreichend geistige Fähigkeiten, um zu entscheiden, wo sie wohnen sollte? Und wenn nicht, was sollen wir dann unternehmen?

Kurz nach dem Erlass des *Mental Capacity Act* im Jahr 2005 hörte ich mir bei einer Tagung der British Geriatrics Society den Vortrag einer bemerkenswerten Krankenschwester an, und ich wünschte, ich könnte mich an ihren Namen erinnern, denn ich verneige mich vor ihrer meisterhaften Erklärung des Gesetzes. Ich nenne sie »Schwester Luzid«.

Auf der Konferenz hob Schwester Luzid ihre linke Hand, um die fünf Prinzipien des *Mental Capacity Act* zu illustrieren. Sie hielt den Daumen hoch und schwenkte ihn in unsere Richtung.

»Alles in Ordnung?«, fragte sie, und das Publikum nickte brav. Sie fuhr fort: »Ja, tatsächlich ist alles in bester Ordnung. Das Gesetz besagt: ›Es gilt die Annahme, dass jemand geschäftsfähig ist, solange nicht das Gegenteil festgestellt wurde.‹ Es erinnert uns also daran, dass jeder Erwachsene das Recht hat, selbst für sich zu entscheiden, es sei denn, es liegen Beweise dafür vor, dass ihm für eine bestimmte Entscheidung die geistigen Fähigkeiten fehlen. Und das

---

[*] Im deutschen Betreuungsrecht (BGB § 1901) sowie beispielsweise in den »Hinweisen und Empfehlungen zum Umgang mit Vorsorgevollmachten und Patientenverfügungen im ärztlichen Alltag« der Bundesärztekammer ist meist von »Einwilligungsfähigkeit« beziehungsweise vom Verlust derselben die Rede (Anm. d. Verlags).

ist das *oberste* Prinzip.« Sie wedelte erneut mit dem Daumen. »Wir sollten also daran denken, dass jemand zwar in der Lage sein kann, *eine bestimmte* Entscheidung zu treffen, eine andere jedoch nicht.«

Schwester Luzid wandte sich kurz von ihrem Publikum ab, drehte sich dann wieder um und zeigte mit dem Zeigefinger auf uns.

»Was haben *Sie getan*?«, fragte sie mit finsterem Blick, und wir zuckten erschrocken zusammen. Sie deutete mit dem Zeigefinger wieder in unsere Richtung und fragte noch einmal: »Was haben Sie unternommen, um der Person zur Geschäftsfähigkeit zu verhelfen?«

Auf diese Weise legte Schwester Luzid Prinzip Nummer zwei dar, das besagt: »Eine Person darf nicht so behandelt werden, als wäre sie nicht in der Lage, eine Entscheidung zu treffen, es sei denn, alle zur Verfügung stehenden Maßnahmen, ihr dabei zu helfen, wurden ergriffen und sind erfolglos geblieben.« Eine Hilfsmaßnahme kann dabei etwas so Einfaches und Entscheidendes sein wie das Auswechseln der Batterien in einem Hörgerät (die übrigens höchstens zwei Wochen halten, sofern das Gerät nicht zwischendurch ausgeschaltet wird). Es kann auch bedeuten, schriftliche Informationen zur Verfügung zu stellen oder Übersetzer hinzuzuziehen oder ein Delirium, eine Psychose zu behandeln, damit die Person wieder klar denken kann, oder für jemanden mit Locked-in-Syndrom geeignete Hilfsmittel zu besorgen, damit der Patient beziehungsweise die Patientin durch Augenbewegungen kommunizieren kann. Es gibt viele Möglichkeiten, Menschen zur Geschäftsfähigkeit zu verhelfen.

Als Nächstes sagte Schwester Luzid: »Entschuldigung«, und hielt strahlend 200 Ärzten den Mittelfinger entgegen. »Autoritätspersonen müssen nicht immer respektiert werden.«

Prinzip Nummer drei des *Mental Capacity Act* besagt: »Eine Person darf nicht so behandelt werden, als wäre sie nicht in der Lage, Entscheidungen zu treffen, nur weil sie eine unkluge Entscheidung trifft.« Wir alle dürfen unkluge Entscheidungen treffen – und du meine Güte, von diesem Recht machen wir reichlich Gebrauch! Wir bestellen einen Entsafter oder rasieren uns eine Augenbraue ab oder haben eine Affäre oder investieren in einen dubiosen Fonds: Tagtäglich treffen wir bescheuerte Entscheidungen, ohne dass uns jemand das Recht dazu absprechen wollte. Das funktioniert, weil unsere Fähigkeit, diese Entscheidungen zu treffen, als gegeben vorausgesetzt wird. Wir mögen nicht vernünftig handeln, aber wir wissen, was wir tun. Der *Mental Capacity Act* bekräftigt, dass »jeder seine eigenen Werte, Überzeugungen, Vorlieben und Haltungen« habe, und im Folgenden heißt es: »Eine Person darf nicht für entscheidungsunfähig gehalten werden, nur weil andere der Meinung sind, dass sie eine unkluge Entscheidung getroffen habe. Dies trifft auch zu, wenn Angehörige, Freunde oder Pflegekräfte mit der Entscheidung nicht einverstanden sind.«

Schwester Luzid machte weiter. Sie zeigte auf den Ehering an ihrem Ringfinger, rollte die Augen und sagte: »Das war der schönste Tag meines Lebens – behauptet mein Mann«, und dann erinnerte sie uns an Prinzip Nummer vier, die Wahrung der Interessen der Patient*innen. Der *Mental Capacity Act* hat das allgemeingültige Prinzip übernommen, dass eine Handlung oder Entscheidung für jemanden, der nicht geschäftsfähig ist, »im Sinne dieser Person« erfolgen muss.

Zum Schluss wedelte sie mit ihrem kleinen Finger.

»Mein kleiner Finger, der Finger, an dem *am wenigsten* dran ist, steht für das Prinzip Nummer fünf: Wir müssen uns alle Optionen ganz genau anschauen und dann versuchen, diejenige zu wählen, die den Patienten am wenigsten einschränkt. Dabei müssen wir uns immer fragen, ob wir etwas anderes tun könnten, was die Grundrechte und Freiheiten des betroffenen Menschen noch besser wahrt.«

Das also sind die fünf Prinzipien. Unsere sozial-medizinischen Regeln basieren auf ethischen Tugenden, die teils schon von Aristoteles als solche aufgeführt wurden: Wohltätigkeit, Schadensvermeidung, Gerechtigkeit und Autonomie sind vier wichtige Säulen. Dabei überragt die Autonomie die anderen: Das individuelle Selbstbestimmungsrecht gibt uns eine Wählerstimme und Redefreiheit und schützt uns davor, grundlos eingesperrt zu werden, was auch beinhaltet, dass man uns nicht gegen unseren Willen in ein Pflegeheim verfrachten darf.

. . .

Wie können wir erkennen, ob Lillian tatsächlich in der Lage ist, sich für das Wohnen zu Hause zu entscheiden?

Der *Mental Capacity Act* besagt, dass eine Person *erst dann* geschäftsunfähig ist, wenn nicht nur ihre kognitiven Funktionen beeinträchtigt sind, sondern wenn diese Beeinträchtigung außerdem zu der Unfähigkeit führt, zum notwendigen Zeitpunkt eine bestimmte Entscheidung zu treffen.[*] Diesen »Zwei-Stufen-Test« müssen wir also auf Lillians Situation anwenden

Sind Lillians kognitive Funktionen beeinträchtigt? Und bedeutet diese Beeinträchtigung, dass sie nicht in der Lage ist, eine bestimmte Entscheidung (in diesem Fall hinsichtlich der Frage, ob sie weiterhin zu Hause wohnen kann) zum erforderlichen Zeitpunkt zu treffen?

Die Antwort auf die erste Frage lautet zu 100 Prozent Ja. Lillian leidet an Demenz. Der Verfall ihres Gehirns schreitet seit Jahren voran und geht einher mit dem Verlust des Gedächtnisses, des Orientierungsvermögens und der Fähigkeit zur vorausschauenden Planung. Das geht weit über ein exzentrisches Verhalten hinaus. Sie ist oft genug untersucht worden, um mit Sicherheit sagen zu können, dass der Verfall nicht reversibel ist. Der einzige Grund,

[*] Laut BGB ist eine Person etwa dann geschäftsunfähig, wenn sie sich dauerhaft »in einem die freie Willensbestimmung ausschließenden Zustand krankhafter Störung der Geistestätigkeit befindet« (Anm. d. Verlags).

warum Lillian bisher keine offizielle Demenz-Diagnose erhalten hat, ist der, dass sie sich immer geweigert hat, einen Spezialisten aus dem Demenz-Team aufzusuchen – sie hat die Diagnose einfach abgelehnt.

Dass Lillian dement ist, bedeutet noch nicht, dass sie entscheidungsunfähig ist. Jemand mit Demenz kann durchaus noch in der Lage sein, über seine Pflege zu entscheiden, Optionen gegeneinander abzuwägen und dann eine Wahl zu treffen, eventuell mit Unterstützung seiner Angehörigen, des ärztlichen Personals oder beider Gruppen. Viele Demenz-Patient*innen oder solche mit ähnlichen Leiden verfügen über ausreichende geistige Kapazitäten für manche Entscheidungen – die Wahl von Toast oder Müsli, des Radiosenders –, sind aber nicht mehr in der Lage, über ihre medizinische Betreuung zu entscheiden.

Zur zweiten Frage: Bedeutet die Demenz, dass Lillian nicht in der Lage ist, eine Entscheidung zu treffen? Immerhin *hat* sie ja einen Beschluss gefasst: Sie hat beschlossen, nach Hause zurückzukehren. Aber sind ihre kognitiven Fähigkeiten hinreichend, um diese Entscheidung zu treffen?

Der *Mental Capacity Act* sieht vor, dass Lillian die nötigen Informationen bezüglich der anstehenden Entscheidung versteht, sie im Sinn behält, im Entscheidungsprozess abwägt und ihre Entscheidung schließlich vermitteln kann. Als ich später mit Lillian alles noch einmal durchgehe, wird deutlich, dass sie die Informationen, die ich ihr gebe, nicht versteht. Sie streitet ab, je gestürzt zu sein. Sie beschuldigt mich, Unsinn zu reden. Sie sagt, sie werde nicht noch einmal fallen. Ich komme vorsichtig auf die Verbrennungen an ihrem Arm zu sprechen, die sie sich eines Abends zugezogen hat, als sie sich an einen Heizlüfter lehnte, und sie schaut sie desinteressiert an, ehe sie sich daranmacht, einmal mehr den Inhalt ihrer Handtasche zu sortieren. Es gibt keinerlei Anzeichen dafür, dass sie irgendwelche Informationen bei ihrer Entscheidung, nach Hause zu gehen, bedenkt oder abwägt.

Die Gemeindeschwester, die sich Lillians Aussage angehört hat, sie wolle zu Hause wohnen bleiben, hat sich geirrt in ihrer Annahme, Lillian verfüge über ausreichend geistige Fähigkeiten, um geschäftsfähig zu sein. Das ist nicht der Fall. Lillian hat eine Meinung, aber das ist etwas ganz anderes. Menschen, die eine Meinung haben, kann es dennoch an den für eine bestimmte Entscheidung nötigen kognitiven Fähigkeiten mangeln. Menschen, denen es an den geistigen Kapazitäten mangelt, können trotzdem, und das ist wichtig, eine Meinung haben.

An jenem Nachmittag spreche ich mit Lillians Nichte Neoma, die erneut quer durchs Land gefahren ist, um jetzt hier zu sein.

»Es gibt mittlerweile ein Furche im Asphalt der Straße«, sagt Neoma, »die von mir zu Lils Haus und dann hierher führt.«

Sie erklärt, dass Lillian parallel zu ihrer Weigerung, Hilfe anzunehmen, die Frequenz erhöht habe, mit der sie Forderungen stelle. Sie ruft ständig die Gemeindeschwestern an, die ihre Wunden versorgen, dazu Pflegedienst und Hausarzt. Alle paar Stunden klingelt das Telefon auch bei ihrer Nachbarin Helen, und immer wieder betätigt Lillian den Notruf, um Robbie herbeizuzitieren. Je schwächer ihre körperlichen Kräfte werden, desto entschlossener sorgt sie dafür, dass andere ihr dabei helfen, ihre Welt so aufrechtzuerhalten, wie sie sie haben will. Der Pflegedienst ist zuletzt sechsmal am Tag gekommen, aber kaum hat eine Schwester die Tür hinter sich zugezogen, ruft Lillian bei Neoma an, um sich darüber zu beschweren, dass die Fernsehzeitschrift auf der falschen Seite aufgeschlagen ist. Lillian explodiert förmlich. Ich habe ein Feuerrad vor Augen, das an einem dunklen Herbstabend entzündet wird: Die ersten Feuerwerkskörper sprühen ein paar Funken, während sich das Rad noch langsam dreht, doch dann nimmt es Fahrt auf, immer mehr Kreise aus sprühenden Funken bilden sich, und das Rad wird schneller und schneller. Die Zuschauer lehnen sich instinktiv zurück und halten schützend ihre Hände vors Gesicht.

Neoma ist selbst Sozialarbeiterin und versteht das Problem. Lillian hat ihr vor Jahren eine Handlungsvollmacht erteilt.

»Ich war sehr erstaunt darüber«, sagt Neoma. »Das war, nachdem Mum gestorben war, ihre Schwester. Ich glaube, das hat sie ziemlich erschüttert. Sie hat damals gesagt, sie würde nicht darauf vertrauen, ewig selbst entscheiden zu können. Es war äußerst ungewöhnlich für Tante Lil, eine Schwäche einzugestehen und zuzugeben, dass sie sich je in irgendeiner Sache irren könnte.«

Neoma kennt die Regeln. Als Bevollmächtigte für Gesundheits- und Pflegeangelegenheiten kann sie in Lillians Namen entscheiden, aber diese Macht ist eingeschränkt, denn auch die Bevollmächtigten müssen, genau wie ich, den im *Mental Capacity Act* verankerten Verhaltenskodex beachten. Neomas Entscheidungen müssen im Sinne Lillians getroffen werden. Das heißt, Lillians frühere und derzeitige Wünsche, ihre Meinung darüber, was für sie am besten ist, muss in die Entscheidung einbezogen werden. Und eine Meinung hat sie definitiv.

Der *Mental Capacity Act* verlangt außerdem, dass wir die am wenigsten einschränkende Option wählen. Keren Brown Wilson, eine der Freiheitskämpferinnen für alte Menschen in den USA, sprach mit Atul Gawande über die Entscheidung, Menschen in Pflegeheimen unterzubringen. Sie erklärte: »Wir wollen Autonomie für uns selbst und Sicherheit für die, die wir lieben.« Lillian selbst kümmert sich kaum um ihre Sicherheit.

Lillian in ein Pflegeheim zu stecken, bedeutet, ihr die Freiheit zu entziehen. Es ist richtig, alle Anstrengungen zu unternehmen, um einen Weg zu finden, ihre Bedürfnisse zu erfüllen, ohne ihr Recht auf Freiheit einzuschränken. Neoma weiß das.

»Ich habe es wirklich versucht«, sagt sie.

»Ich glaube, alle haben ihr Möglichstes getan, damit sie zu Hause bleiben kann.«

Neoma seufzt. »Ich weiß, sie fühlt sich im Krankenhaus nicht wohl, aber die Sache ist die, dass sie inzwischen auch zu Hause unglücklich ist. Also kann sie entweder zu Hause oder im Heim unglücklich sein, aber im Heim wäre sie sicherer.«

In Großbritannien legt man großen Wert auf die persönliche Freiheit. Manche Prozesse mögen uns bürokratisch vorkommen, doch sie dienen dazu, die Schwächeren zu schützen. In meinem Krankenhaus hatten wir vor einigen Jahren ein Problem mit den Regelungen des Freiheitsentzugs, unter denen ein paar unserer Patient*innen aus Versehen zu leiden hatten; es gab Auseinandersetzungen über die Frage, wo sie während des Entscheidungsprozesses untergebracht und gepflegt werden sollten. Ich schrieb damals einen Brief an die Baroness Ilora Finlay, die den Vorsitz einer zur Überprüfung des *Mental Capacity Act* eingesetzten Kommission innehatte, und sie lud mich zu einem Treffen im House of Lords ein, bei dem sie mir klare und sehr hilfreiche Ratschläge zur Lösung unseres Problems gab. Aber als ich darüber klagte, dass Entscheidungen »im Sinne des Patienten« mir manchmal übermäßig schwer erschienen, schaute sie mir über den Rand ihrer Brille fest in die Augen.

»Das mag Ihnen so vorkommen, aber lassen Sie sich gesagt sein, dass solche Entscheidungen keineswegs immer sorgfältig getroffen werden. Sie wissen doch, wie es in Gruppen abläuft. Man hat eine starke Führungsperson, und alle anderen haben das Gefühl, sich wie Schafe verhalten zu müssen.«

Mir wurde bewusst, dass sie recht hatte. Ich habe auch schon Fehlentscheidungen über die Geschäftsfähigkeit von Patient*innen getroffen und bin von erfahrenen, psychiatrisch geschulten ambulanten Pflegekräften korrigiert worden, die beispielsweise von Enids wiederkehrender Inkohärenz hörten und daraufhin die antipsychotischen Medikamente wieder einsetzten, die irgendwo zwischen Enids kleiner Wohnung und meiner Station auf der Strecke geblieben waren: eine einzige, alles verändernde Spritze mit Langzeitwirkung, die alle vier Wochen fällig war und die ganz einfach im Hin und Her der medizinischen Erst- und Zweitversorgung vergessen worden war. Ich habe erlebt, wie meine Ansicht, dies und das sei für einen bestimmten Patienten das Beste, von starken Sozialarbeiter*innen hinterfragt wurde, deren Einschätzung sich am Ende als richtig erwies. So wurde etwa Josiah in seinem Wunsch, nach Hause zurückzukehren, unterstützt, obwohl er sich weder an den Namen seiner Straße noch an den seiner Stadt noch an seinen eigenen erinnern konnte. Er war auch nicht in der Lage, zu telefonieren oder den Notruf zu betätigen, aber Josiah bekam jeden Tag in dem Café gegenüber seiner Wohnung ein englisches Frühstück, und er fand immer wieder nach Hause. Wenn Josiah bis neun Uhr morgens dort nicht aufgetaucht war, rief die Kellnerin des Cafés sofort die zuständige Sozialarbeiterin an. Solche Entscheidungen sind oft wesentlich komplexer, als sie scheinen.

Doch in Lillians Fall herrscht Einmütigkeit. Die für sie zuständige Sozialarbeiterin trifft sich mit Neoma und hört sich an, was schon alles versucht wurde. Ich bitte einen der Psychogeriater um Hilfe. Er trifft sich mit Lillian und schreibt einen perfekten Bericht:

»Ich habe Mrs. Jason untersucht. Sie leidet an Demenz und ist infolgedessen nicht in der Lage, Informationen über ihre Pflege und Betreuung zu verstehen und abzuwägen. Sie verfügt nicht über die nötigen geistigen Fähigkeiten, Entscheidungen über ihre Betreuung zu treffen, auch nicht mit Unterstützung. Es besteht keine Aussicht, dass sie diese Fähigkeiten je wiedererlangen wird. Ich bin der Meinung, dass alles versucht wurde, sie in ihrer häuslichen Situation zu belassen, und dass es jetzt das Beste für sie ist, in einer sicheren Umgebung zu leben, wo sie meiner Ansicht nach von der Aufmerksamkeit und Gesellschaft anderer Menschen profitieren wird.«

Ein paar Tage später warten wir auf die Ankunft eines Pflegeheimleiters, der Lillian einschätzen soll.

»Schwester! Schwester!« Dann ein Scheppern. Lillian hat einen Löffel in der Hand und schlägt damit auf den Tisch. »Schwester!« Ich gehe zu ihr.

»Lilian, ist alles okay? Was kann ich für Sie tun?«

Lillian legt den Löffel weg und schaut mich finster an.

»Was wollen Sie denn schon wieder?«

Kapitel 16   Vollmachten

Die »dauerhafte Handlungs- und Entscheidungsvollmacht« (*Lasting Power of Attorney/LPA*) wurde in England und Wales im Jahr 2005 eingeführt, zusammen mit dem *Mental Capacity Act*. Es gibt sie für zwei Bereiche – einmal als Vollmacht für finanzielle Angelegenheiten, die ich sehr empfehle, auf die ich hier aber nicht eingehen werde, und dann als Vollmacht für Gesundheits- und Pflegeangelegenheiten.[*]

Wenn Sie nicht mehr in der Lage sind, Entscheidungen für sich selbst zu treffen (das heißt, wenn Sie geschäftsunfähig sind), und einer oder mehreren Personen eine Handlungsvollmacht erteilt haben, dann treten diese Bevollmächtigten rechtlich gesehen ›an Ihre Stelle‹: Sie treffen für Sie die anstehenden Entscheidungen. Dabei dürfen sie jedoch nicht gänzlich frei entscheiden, etwa um sich selbst, unter Missachtung Ihrer Wünsche, das Leben zu erleichtern, sondern sie sind verpflichtet, in Ihrem Sinne zu entscheiden.

Warum sollte man eine*n Bevollmächtigte*n für Gesundheitsangelegenheiten einsetzen? Ohne eine solche Person haben im-

---

[*] In Deutschland werden solche Vertretungsrechte durch die Vorsorgevollmacht und die Betreuungsverfügung geregelt. Mit einer Vorsorgevollmacht kann jemand eine Person seines Vertrauens zu seinem Vertreter beziehungsweise seiner Vertreterin etwa in Gesundheitsangelegenheiten für den Fall der eigenen Geschäfts- oder Einwilligungsunfähigkeit ernennen. Die Vollmacht muss schriftlich verfasst werden, bedarf aber keiner notariellen Beurkundung. In manchen Situationen muss ein Betreuungsgericht eine*n Betreuer*in für jemanden bestellen, der seine Angelegenheiten nicht mehr selbst regeln kann; für solche Fälle kann mittels einer Betreuungsverfügung eine Vertrauensperson vorgeschlagen werden (Anm. d. Verlags).

merhin Angehörige und nahestehende Menschen das Recht, ihre Meinung über den (verbürgten oder mutmaßlichen) Willen des Patienten oder der Patientin zu äußern, und diese muss berücksichtigt werden. Viele medizinische Entscheidungen sind zudem eindeutig, und die Ärzt*innen können diesen nahestehenden Menschen erklären, was berechtigterweise getan werden muss. Doch zahlreiche andere Entscheidungen sind nicht so eindeutig und hängen möglicherweise von den Wertvorstellungen eines Menschen ab, der sie nur wenigen nahen Angehörigen oder guten Freund*innen anvertraut. Für künftige Entscheidungen über solche sensiblen Dinge ziehen viele Menschen es daher vor, selbst jemanden zu bestimmen, dem sie vertrauen und der im Ernstfall in ihrem Sinne entscheidet.

Eine solche Vollmacht kann in jeder Lebensphase ausgestellt werden: Manche Menschen misstrauen dem Gesundheitssystem und den Ärzt*innen generell und setzen daher bereits in jungen Jahren, wenn sie noch kerngesund sind, eine*n Bevollmächtigte*n ein. Andere füllen erst Verfügungen aus und erteilen Vollmachten, sobald ein Schatten auf ihr Leben fällt, etwa eine Diagnose wie Schlaganfall oder Demenz, die eine mögliche Geschäftsunfähigkeit oder kognitive Einschränkungen ankündigen kann.

Obwohl durch die Erteilung einer Handlungs- und Entscheidungsvollmacht alles reibungsloser ablaufen kann, wenn Sie nicht mehr selbst entscheiden können, lässt sie doch immer noch reichlich Raum für Streit über die Frage, was tatsächlich in Ihrem Sinne wäre und was nicht.

Ich sitze in der hellen Küche von Eliza, deren Kinder mit unseren zum Schwimmen gehen. Sie klappert mit Utensilien herum und macht ihrem Ärger Luft, während sie uns einen Tee kocht.

»Dad ...«, der Wasserkessel landet scheppernd auf der Herdplatte, »... will mich zu seiner Bevollmächtigten machen.« Sie nimmt Becher aus dem Schrank und knallt die Schranktür zu.

»Zusammen mit meinem Bruder Sam.« Die Kühlschranktür wird zugeworfen, Flaschen klirren.

»Und er sagt uns nicht, was er will, er sagt nur, wir werden schon wissen, was zu tun ist, wenn es so weit ist.« Sie donnert die Milchflasche auf den Tisch.

»Obwohl er weiß, dass wir seit vier Jahren nicht mehr miteinander gesprochen haben.« Kochendes Wasser schwappt über den Rand der Becher.

»Seit der Sache mit dem Wohnmobil. Es ist die totale Katastrophe!«

Eliza setzt sich auf einen Stuhl am Tisch, stützt die Ellbogen auf und legt beide Hände an ihre Schläfen.

Es ist keine gute Idee, eine Handlungsvollmacht dazu einzusetzen, Zerwürfnisse innerhalb der Familie zu kitten. Bevollmächtigten, die sich jahrelang in ganz vielen Dingen nicht einig waren, wird es vermutlich schwerfallen, zu einer übereinstimmenden Entscheidung zu kommen, die Sie betrifft. Wenn Sie zerstrittene Personen gemeinsam bevollmächtigen wollen oder müssen, dann geben Sie ihnen wenigstens eine Leitlinie an die Hand, die sie als Grundlage für ihre Friedensverhandlungen verwenden können.

Die nächste Schwierigkeit besteht darin, dass eine Handlungs- und Entscheidungsvollmacht im Notfall ein recht schwerfälliges Instrument sein kann. Es kommt vor, dass in einer Situation, die eine sofortige Entscheidung erfordert, ein Streit ausbricht: Ein Bruder in Northampton sagt zum Beispiel am Telefon, er habe eine Vollmacht, und eine Schwester in Leeds sagt: »Nein, das kann nicht sein, davon weiß ich nichts.« Dann hat das medizinische Team ein Problem, denn wir können beim Office of the Public Guardian nachfragen, ob ein*e Bevollmächtigte*r registriert ist*, aber die Antwort

---

* In Deutschland können Vorsorgevollmachten und Betreuungsverfügungen (gegebenenfalls zusammen mit einer Patientenverfügung) in das »Zentrale Vorsorgeregister« der Bundesnotarkammer eingetragen werden (Anm. d. Verlags).

bekommen wir »innerhalb von fünf Werktagen«. Fünf Werktage! Für die Notfallmedizin ist eine unmittelbare Entscheidungshilfe erforderlich, also eine direkt überprüfbare Vollmacht, Patientenverfügung oder eine andere Art der Willensbekundung in Bezug auf bestimmte Behandlungsmaßnahmen.

Ein drittes Problem kann entstehen, wenn Ihre Bevollmächtigten Ihren Willen nicht kennen.

Eine Frau stand am Fußende eines Krankenbettes, als ich mit meiner jüngsten Auszubildenden Rebecca in der Notaufnahme eintraf. Ich sprach gerade am Telefon mit einem besorgten Hausarzt über ein ganz anderes Thema, einen Patienten zu Hause, und sah währenddessen die offensichtlich verzweifelte Frau, die ihre Handtasche aufs Bett legte, sie wieder aufnahm, dann erneut hinlegte, die Hände aneinanderpresste, mit den Zeigefingern ihre Lippen berührte, tief Luft holte, die Hände trennte, ausatmete und die Hände wieder zusammenlegte, dann dreimal mit den Fingerspitzen an ihre Lippen klopfte, und es war klar, dass ihr eine Entscheidung oder deren Folgen zu schaffen machte. Es fiel mir schwer, mit anzusehen, wie aufgewühlt sie war.

Ein paar Minuten später lernten wir Ivan kennen, der schwer krank war – sterbenskrank. Er lag bewusstlos im Bett, nahm den Tropf, durch den Antibiotika in seinen Arm flossen, gar nicht wahr. Wir lernten auch Abigail kennen, die uns unter Tränen erzählte, sie habe eine Vollmacht von Ivan, ihrem Stiefvater, erhalten und habe erst heute Morgen, als das Pflegeheim sie telefonisch über seinen schlechten Zustand informiert habe, erfahren, dass er seinem Hausarzt gegenüber den Wunsch geäußert habe, in einem solchen Fall nicht ins Krankenhaus eingeliefert werden zu wollen. Beim Reden knüllte sie ein Taschentuch in ihrer Hand zusammen.

»Ich weiß, er hat das ernst gemeint, bestimmt hat er es dem Hausarzt tatsächlich so gesagt, aber es ist doch meine Pflicht, ihn zu schützen, denn jetzt kann er nicht mehr für sich selbst sprechen, und er hat mir vertraut ... Er hat mir *vertraut* und mich bevollmächtigt, deshalb habe ich nach dem Anruf aus dem Heim einen Anwalt angerufen, und der hat gesagt, ich hätte das Recht, entgegen seinem Wunsch zu entscheiden, wenn ich das für richtig halte. Also habe ich ihnen gesagt, sie sollen einen Krankenwagen rufen, und jetzt ist er hier, und ich weiß nicht, ob ich das Richtige getan habe.«

Es dauerte eine Weile, diese vertrackte Situation zu klären. Wir sprachen mit Abigail über Ivans Leben und darüber, was ihm wichtig war und ob seine Willensäußerung wirklich dem entsprach, und riefen dann seinen Hausarzt an, um nachzufragen, was er genau mit Ivan besprochen hatte und warum Ivan den Wunsch geäußert hatte, nicht ins Krankenhaus gebracht zu werden. Dann mussten wir Abigail noch einmal beruhigen; sie hatte getan, was sie in dem Moment für richtig gehalten hatte, auch wenn es vielleicht letztendlich nicht in Ivans Sinne gewesen war.

Die Regeln hinsichtlich des Zusammenspiels von vorab geäußerten Wünschen der Patient*innen und den Entscheidungen der bevollmächtigten Personen sind kompliziert. Wenn jemand sich vorab mittels eines rechtlich bindenden Formulars gegen bestimmte Behandlungen und ärztliche Maßnahmen entscheidet und zudem eine Handlungsvollmacht erteilt, so hat die bevollmächtigte Person in manchen Fällen das Recht, die Vorabentscheidung außer Kraft zu setzen.[*]

Andere Arten von Bekundungen etwa gegen Reanimation und Notfallmedizin werden durch die Gesetze nicht im Einzelnen abgedeckt: Diese Wünsche, die Sie zuvor geäußert oder schriftlich festgehalten haben, sollen bei Entscheidungen in Ihrem Namen

---

[*] In Deutschland ist die Patientenverfügung maßgeblich – Betreuer*innen und bevollmächtigte Personen müssen ihre Entscheidungen auf der Basis des dort bekundeten Willens treffen. Ebenso müssen sie sich nach (in welcher Form auch immer geäußerten) Behandlungswünschen richten, auch wenn diese nicht die Voraussetzungen einer Patientenverfügung erfüllen (Anm. d. Verlags).

ebenfalls berücksichtigt werden; kennt jedoch die von Ihnen bevollmächtigte Person diese Wünsche nicht, dann wird es schwierig. Es kann gut sein, dass Ivan die Absicht hatte, Abigail zu schützen, indem er ihr nichts von seiner Ablehnung einer aktiven Behandlung im Ernstfall sagte, oder dass er Angst hatte, sie könne versuchen, ihm diesen Wunsch auszureden. Vielleicht hat er auch gar nicht weiter darüber nachgedacht, welche Auswirkungen seine Wünsche für den Notfall auf Abigail haben könnten. Ich weiß es nicht. Aber ich weiß, dass es besser gewesen wäre, wenn er Abigail vorab über seinen Willen informiert hätte, denn dann hätte sie genug Zeit gehabt, sich auf die Situation vorzubereiten und seinen Wünschen entsprechend zu entscheiden.

Es ist auf jeden Fall klug und rücksichtsvoll, die Bevollmächtigten über das, was wir für uns selbst möchten, in Kenntnis zu setzen, vor allem wenn wir ihnen auch die Vollmacht einräumen, gegebenenfalls für uns über lebensverlängernde Maßnahmen zu entscheiden. Das gilt auch für den umgekehrten Fall: Wenn jemand Sie mit einer Vollmacht ausstattet, ist es sinnvoll, mit der die Vollmacht erteilenden Person über deren diesbezügliche Vorstellungen zu sprechen, damit Sie, wenn es so weit ist, auch sicher sein können, in ihrem Sinne zu handeln.

Schon der Begriff ist bezeichnend: Eine Vollmacht verleiht Macht – die Macht, im Namen eines anderen Menschen wichtige Entscheidungen zu treffen. Und Macht bedeutet immer auch Verantwortung.

Kapitel 17   Nicht verloren

Es ist Samstagnachmittag, ein eisiger Märzwind weht, und die Kinder turnen dick eingepackt draußen auf unserem alten Klettergerüst herum. Ich habe keinen Bereitschaftsdienst, aber das Telefon klingelt dennoch: Es ist Leon, der aus dem städtischen Krankenhaus anruft. Er spricht mit leiser Stimme, bedächtig und respektvoll.

»Es tut mir leid, Sie zu stören, Frau Doktor, aber wir haben einen Patienten verloren.«

Mein Herz setzt kurz aus. Das Krankenhaus wurde erst vor Kurzem nach einer überfälligen Renovierung wieder eröffnet, und ich weiß, dass das Sicherungssystem der Türen noch nicht wieder installiert wurde.

»Wer ist es?«, frage ich.

»Mr. Kiston aus Zimmer vier.«

Ach, der arme Mann. Er war sehr gebrechlich, als ich ihn zuletzt gesehen habe, und hat die meiste Zeit über geschlafen. Was kann da passiert sein? Ich stelle mir vor, wie er auf wackligen Beinen über den kleinen Parkplatz und dann womöglich auf die Straße läuft, wo vermutlich viel Verkehr ist. Oh Gott, da ist auch ein Graben. Ziemlich tief. Voller Wasser und Schlamm. Und das bei dem eisigen Wetter …

»Wo haben Sie bisher gesucht? Haben Sie schon die Polizei angerufen?«

Schweigen in der Leitung.

»Nein, Frau Doktor. Wir haben ihn verloren. Er ist tot. Er ist ganz friedlich eingeschlafen.«

Ich betrachte die Kinder. Mein Sohn sitzt an einem Ende der Kunststoffwippe und versucht, seine Schwestern durch sein Gewicht in der Luft zu halten. Sie kreischen. Ich atme ein. Mr. Kiston, Clifford, ist nicht verloren gegangen, sondern tot.

Dr. Kathryn Mannix hat eine freundliche, sachliche Stimme, und auch das, was sie sagt, klingt freundlich und sachlich. Sie ist Palliativmedizinerin und hat ihr gesamtes bisheriges Arbeitsleben mit sterbenden Menschen verbracht. Ihr Buch *With the End in Mind* erzählt sehr mitfühlend die Geschichten von »normalen sterbenden Menschen« und zeugt von reicher Erfahrung. Kathryn hat sich vorgenommen, Menschen dabei zu helfen, sich dem Tod ohne Angst zu nähern. In einem Video der BBC beschreibt sie einen normalen Tod, und besser als sie kann ich den Vorgang auch nicht beschreiben.

»Das Sterben ist – genau wie das Gebären – ein Prozess. Man wird allmählich immer müder, immer schwächer. Die Schlafphasen werden länger, die Wachphasen kürzer. Irgendwann kommt jemand zu Besuch oder ein Familienmitglied, eine Pflegekraft will dem Sterbenden ein Medikament geben, und man stellt fest, dass der Mensch tiefer schläft als sonst.«

Kathryn erklärt langsam und deutlich, mit kurzen Pausen zwischen den Sätzen, warum das wichtig ist: »Daran merken wir, dass eine Veränderung stattgefunden hat – eine kleine nur, aber eine bedeutsame, denn statt einfach nur zu schlafen, hat der Mensch vorübergehend das Bewusstsein verloren. Wir können ihn nicht wecken.«

Sie schildert, wie sich diese Erfahrung, diese Bewusstlosigkeit kurz vor dem Tod, für ihre Patient*innen anfühlt.

»Wenn sie später doch wieder aufwachen, dann sagen sie, sie hätten sehr gut geschlafen. Daher wissen wir, dass dieses Koma, das einsetzt, wenn jemand stirbt, nicht erschreckend ist, sondern dass wir es gar nicht merken, wenn wir das Bewusstsein verlieren. Mit der Zeit schläft die sterbende Person immer länger, bis sie schließlich für immer bewusstlos bleibt.«

Dann beschreibt Kathryn ein paar der Dinge, die Menschen oft Angst machen, wenn sie miterleben, dass jemand stirbt, und sie über das gewöhnliche Sterben nicht viel wissen: »Ein sterbender Mensch ist so entspannt, dass er sich nicht die Mühe macht, sich zu räuspern. Deshalb wird beim Atmen manchmal etwas Spucke hinten im Rachen bewegt und macht ein rasselndes Geräusch. Man spricht von diesem Todesrasseln, als wär es etwas Furchtbares, aber eigentlich sagt es mir nur, dass mein Patient so tiefenentspannt, so bewusstlos ist, dass er das Kitzeln des Speichels, durch den die Luft beim Atmen blubbert, gar nicht spürt.«

Ganz am Ende des Lebens gibt es eine Phase des sehr flachen Atmens, und dann atmet der Mensch aus, aber eine gefühlte Ewigkeit lang nicht mehr ein. Ist er gestorben? Plötzlich kommt wieder ein tiefer Atemzug, der oder die Sterbende atmet weiter, vielleicht ein paarmal tief, dann langsamer und flacher, und dann hört die Atmung erneut auf. Dieser Zyklus von flach atmen – nicht atmen – tief atmen kann ziemlich lange andauern, mehrere Stunden, manchmal sogar Tage.

Und dann, erklärt Kathryn, »dann kommt ein Ausatmen, auf das einfach kein Einatmen mehr folgt. Manchmal passiert das so leise, dass die Angehörigen es nicht einmal bemerken.«

Ihre Erklärung ist wohltuend. Und wahr. Sie sagt: »Das normale menschliche Sterben ist ein sehr sanfter Prozess, einer, den wir erkennen, auf den wir uns gefasst machen und mit dem wir umgehen können.«

Das soll nicht heißen, dass der Tod generell unkompliziert ist oder dass bei einer tödlichen Erkrankung nicht Symptome auftreten: Schmerzen, Übelkeit, Atemnot. Aber das sind Symptome der Krankheit, nicht des Sterbens an sich. Diese Krankheitssymptome erfordern Aufmerksamkeit, Expertise, Linderung. Der Prozess des Todes allerdings – der erfordert ein Gespräch.

»Janet, Sie werden nicht sterben.« Nicht so, nicht jetzt: Janet soll wissen, dass ihr Tod nicht auf diese Weise eintreten wird.

Sie klammert sich an das Gitter zu beiden Seiten ihres Bettes. Das Zimmer auf der Aufnahmestation ist von Lärm erfüllt. Das Gerät zur nichtinvasiven Beatmung auf Janets Gesicht macht laute, zischende Geräusche, und zwei Frauen Mitte 40 oder Anfang 50 – eine im Mantel, eine im Morgenrock – liegen sich weinend in den Armen. Ein Sohn – oder Schwiegersohn? – telefoniert mit jemandem; sie überlegen, ob die Person herkommen soll. Der Monitor zeigt Janets miserable Sauerstoffwerte und piept pausenlos. Ich schalte den Ton aus, die Zahlen sprechen für sich.

Ich schiebe den Sohn aus dem Zimmer, lächle den Töchtern zu und mache ein Daumen-hoch-Zeichen. Überrascht hören sie auf zu schluchzen und drehen sich zu ihrer Mutter um. Janets Augen treten vor Angst und Anstrengung hervor. Ihr Gesicht ist gerötet von vielen geplatzten Äderchen. Ihre Haare stehen zu Berge. Im Zimmer riecht es nach Schweiß und Entsetzen.

»Janet, können Sie mich hören?« Ich stelle mich vor. »Ich weiß, dass Sie Angst haben, aber alles wird gut.«

Janets Augen treten noch weiter hervor, und sie schüttelt den Kopf: Nicht gut. Ihre Schultern sind rund und prall von jahrelanger Verabreichung hochdosierter Steroide, ihre Arme sind dünn. Mit nach außen gedrehten Fäusten hält sie sich am Bettgitter fest, die Haut um ihre Daumennägel ist weiß.

Zu Nando, der neben mir steht, sage ich: »Auf ihrer Medikamentenliste sollte ein Opiat stehen, würden Sie es bitte holen? Und könnten Sie bitte auch jemanden fragen, der sich mit NIV auskennt, ob er kurz herkommen kann?«

NIV, die nichtinvasive Beatmung – Sauerstoff wird mit Überdruck durch eine eng anliegende Maske in die Lunge geleitet –, wurde erst nach meiner Zeit als Assistenzärztin eingeführt, und ich habe die Technik nie ganz gemeistert, aber ich weiß, dass das Gerät nicht so laut sein sollte.

»Janet, ich werde einfach nur …« Ich löse ihre Hand vom Bettgitter und schiebe es nach unten, damit ich mich aufs Bett setzen kann. »… das hier machen.«

Ich nehme ihre rechte Hand in meine rechte Hand, so als wollten wir uns im Armdrücken messen, und sage: »Sie machen das sehr gut.«

Ihr Blick ist voller Angst, ihr Gesicht über der engen Maske nass von Tränen.

»Ich vermute … Sie glauben, dass Sie sterben werden.«

Sie schaut mich an und nickt, und eine der Töchter quiekt leicht, daher drehe ich mich zu den beiden um und frage: »Glauben Sie das auch?«

Die Schwestern nicken, und die eine greift nach der Hand der anderen. Ich frage, ob sie die Stühle ein bisschen näher rücken könnten, neben den Kopf ihrer Mutter, damit ich die beiden ebenfalls sehen kann, während ich mit ihr rede.

»Janet, ich weiß, dass Sie schon lange sehr krank sind und dass es Ihrer Lunge gar nicht gut geht. Das wissen Sie auch, und Sie haben sogar schon mit Dr. Tracey darüber gesprochen.«

Janet nickt und atmet noch schneller.

»Sie und ich, wir wissen also beide, dass Ihre Lunge nicht mehr ewig so weitermachen kann.« Ich drücke ihre Hand. »Ich sehe, dass es Ihnen gerade sehr schlecht geht, und vielleicht haben Sie recht, vielleicht werden Sie diesmal sterben.«

Janets Mund öffnet sich, sie keucht mehrmals hintereinander, dann geht ihr Mund wieder zu, und sie atmet schniefend durch die Nase, ein und aus, ein und aus. Ihre Töchter drängen sich dichter aneinander.

»Aber Sie werden nicht so sterben, nicht so voller Angst.«

Janet dreht den Kopf und schließt die Augen. Sie ist erschöpft, aber ihre Augen öffnen sich wieder, und sie verändert mit Mühe ihre Position, um besser Luft zu bekommen.

»Janet, ich möchte Ihnen etwas erzählen, weil ich glaube, dass

Sie sich dann besser fühlen werden. Ich sehe, dass Sie denken, jeder Atemzug könnte jetzt der letzte sein, stimmt's?« Sie reißt die Augen auf und nickt zustimmend. »Und das ist ein schreckliches Gefühl, aber so wird es nicht sein.«

Sie schaut mich weiter an; das Beatmungsgerät zischt. Eine Strähne ihrer wirren Haare klebt an ihrer Stirn, und ich streiche sie mit meinem Daumen zurück.

»Janet, wir werden diese Maske in Ordnung bringen, damit sie nicht so viel Lärm macht, und wir werden Ihnen eine kleine Dosis Morphium geben, nicht so viel, dass Sie das Bewusstsein verlieren, nur so viel, dass Ihre Atmung sich beruhigt, okay?«

Weiteres Nicken.

»Und dann werden Sie sich etwas besser fühlen. Janet, Sie werden nicht nach Luft ringen, wenn Sie sterben. Darf ich Ihnen erklären, was passieren wird, wenn Ihre Zeit gekommen ist?«

Sie nickt erneut und drückt meine Hand, und ich neige meinen Kopf leicht in Richtung ihrer Töchter, um zu sehen, wie sie reagieren, und sie halten sich fest umarmt. Ich erläutere, dass wir am Ende – vielleicht dieses Mal, vielleicht auch ein andermal, wenn sie bereit sei, wenn sie und das Ärzteteam entschieden haben, dass die Behandlung nicht mehr helfe – die enge Maske abnehmen und ihre Sauerstoffwerte nicht mehr überprüfen werden, dass die Werte uns an dem Punkt nicht mehr kümmern werden und wir ihr das Atmen mit einer gewöhnlichen Sauerstoffmaske erleichtern können. Dann wird sie sich entspannen können, wird schlafen können, und ihr Schlaf wird ruhig sein. Sie wird vielleicht wieder aufwachen, dann wieder einschlafen, und irgendwann, in einer dieser Phasen des tiefen Schlafs, in denen sie nicht bei Bewusstsein ist, wird sie ausatmen, ganz sanft, und dann nicht mehr einatmen.

Während dieses Gesprächs ist Sean hereingekommen, einer der Intensivpfleger. Mit einer flinken Bewegung passt er die NIV-Maske besser an Janets Kinn an, justiert den Druck des Geräts, und schon hört der Radau auf und wird durch ein leises, ruhiges

Rauschen ersetzt. Nando kommt mit einer kleinen Dosis Morphium in einer Spritze herein, und ich sage, dass wir im Moment wohl nur die Hälfte dieser Menge brauchen, denn Janets Atmung hat sich beruhigt, und die Sauerstoffsättigungswerte auf dem Monitor klettern wieder nach oben. Janets Tod wird nicht sofort eintreten, aber wenn es so weit ist, vielleicht nach ein paar weiteren Gesprächen dieser Art, werden sie und ihre Angehörigen darauf vorbereitet sein und damit zurechtkommen.

• • •

Es gibt einen wichtigen Aspekt des Todes, der sehr leicht übersehen wird, weil er zu den größten Differenzen gehört, die zwischen alten Menschen und ihren jüngeren Angehörigen und Pflegekräften bestehen, und das ist der Glaube. Denn der Glaube ist bei vielen meiner Patient*innen felsenfest verankert, und seine Rituale, Lieder und Gebete sind ein wesentlicher Teil von ihnen. Zu einem gewissen Grad kommt er auch bei jüngeren Menschen vor, dann aber meist deutlich schwächer ausgeprägt als bei den Eltern oder Großeltern. Andere wiederum haben gar keinen Glauben oder sind sogar strikt gegen jegliche Religiosität. Da wird leicht vergessen, dass der Glaube für viele nicht nur ein Sonntagsphänomen ist, nicht nur einen Besuch in der Synagoge oder Moschee an bestimmten Feiertagen bedeutet, sondern tatsächlich das A und O des Lebens. Und ja, der Tod ist wirklich einer der Augenblicke im Leben, in denen der Glaube seinen Zweck erfüllt, denn er überwindet alle körperlichen Beschwerden und lässt die Gläubigen sehr sanft aus dieser Welt hinüber in die Ewigkeit gleiten.

Auf unserem Formular zur Dokumentierung der Palliativversorgung steht auch die Frage: »Wurden die spirituellen Bedürfnisse des Patienten erfüllt?«, und ich weiß sehr genau, dass diese Frage oft unter den Tisch fällt, denn ich habe sie selbst schon unter den Tisch fallen lassen. Immer mal habe ich die Angehörigen gefragt, ob ihr Vater oder ihre Mutter wohl einen Priester bei sich haben möchte, und wurde so komisch angeschaut, dass es mir peinlich war und ich das Gefühl hatte, die Familie beleidigt zu haben. Beim nächsten Mal habe ich dann vielleicht nicht gefragt, sondern mir eingeredet, dass eine Pflegekraft diese Frage stellen sollte und nicht ich.

Edward lag mit Krebs auf meiner Station. Sein Sterben verlief ruhig und langsam, es dauerte etwa eine Woche. Er war ganz allein auf der Welt, und wenn er aufwachte, dann murmelte er manchmal etwas, schaute nervös über unsere Schultern zur Tür, wenn wir versuchten, herauszufinden, was ihm zu schaffen machte. Seine Verzweiflung wurde immer offensichtlicher und zugleich immer schwieriger zu ergründen, bis eines Tages seine Putzfrau zu Besuch kam und Edward seine Post brachte. Darunter war eine Karte von seiner Kirchengemeinde. Daraufhin rief ich bei der Krankenhausseelsorge an, und einer der Priester kam auf die Station, um mit Edward zu beten und mit ihm das Abendmahl zu feiern. Anschließend schlief Edward ein, schlief noch eine Weile und starb dann. Das ist eine wahre Geschichte.

Edward war nicht der Einzige, für den am Ende nur noch der Glaube zählte. Auch meine Großmutter hat ihr Leben über mehrere Tage hinweg ausgehaucht. Sie atmete immer weiter, selbst als ihre Töchter bei ihr waren, bis mein Großvater ihr eines Abends das Abendlob der anglikanischen Kirche vortrug, das er auswendig konnte und das auch den Lobgesang *Nunc dimittis* enthält: »Nun lässt du, Herr, deinen Knecht ... in Frieden scheiden. Denn meine Augen haben das Heil gesehen.« Das war der Moment, in dem meine Großmutter ausatmete und nicht noch einmal einatmen musste.

Inzwischen lasse ich die Frage nach den spirituellen Bedürfnissen nicht mehr unter den Tisch fallen. Lieber laufe ich Gefahr, jemanden leicht zu kränken, dem der Glaube nichts bedeutet, als den entscheidenden Moment bei jemandem zu verpassen, dem er alles bedeutet. Meistens wissen die Angehörigen genau, wie es um den Glauben des sterbenden Menschen steht, aber in manchen Fällen brauchen sie einen diskreten Impuls, um zu erkennen, dass, auch wenn es für sie selbst im Leben keine göttliche Präsenz geben mag und ihr Eltern- oder Großelternteil vielleicht in der letzten Zeit kein Gotteshaus mehr besucht hat, der Glaube dennoch vorhanden sein kann und respektiert werden muss, indem man ihm den Raum gibt, seine wunderschöne, friedliche und wohltätige Arbeit zu tun, egal, ob die anderen Anwesenden nun gläubig sind oder nicht.

Noch ein Aspekt des Themas Sterben: Manchmal glauben wir, den Tod erkennen zu können, und liegen dann doch falsch. Eines Morgens sitzen wir dicht gedrängt im Besprechungszimmer – eine Krankenschwester, der Ergotherapeut, die Physiotherapeutin, die Sozialarbeiterin, ein Case Manager, zwei Ärzte im Praktikum und ich. Unsere Stationsschwester Sally behält uns alle im Auge, während wir die Patientenliste auf dem Whiteboard durchgehen und die Aufgaben des Tages besprechen, schauen, wer akut krank, wer neu ist, was getan werden muss, damit jemand nach Hause kann. Ab und zu zwängt sich eine weitere Schwester durch die Tür, um – Entschuldigung! – etwas aus dem Medizinschrank zu holen.

Wir gehen zu Pat, die in Zimmer drei liegt, und Sally sagt: »Der Familie geht es nicht gut.« Ich lege den Kopf schief, um zu hören, warum nicht, und Sally berichtet: »Gestern Abend sah es wieder so aus, als würde sie sterben, also haben wir die Angehörigen herbestellt, und heute Morgen ist sie schon wieder viel wacher.«

Pats Familie tut mir leid, und die Pflegekräfte tun mir auch leid, denn es ist schon das zweite Mal, dass die Angehörigen an Pats Bett gekommen sind, um sich von ihr zu verabschieden, und wir uns geirrt haben.

Sie leidet an Demenz im Endstadium, läuft und spricht seit einem Jahr nicht mehr, und im besten Fall schläft Pat den größten

Teil des Tages über, wacht dann auf und nimmt einen Löffel Suppe oder Porridge zu sich. Wie kann das ausreichen, um sie am Leben zu erhalten? Sie bewegt sich so gut wie gar nicht und gibt auch keinen Laut von sich, sie verzieht nur ihr rundes Gesicht zu einem dankbaren Ausdruck, ehe sie wieder einschläft.

Die Lungenentzündung hat gewütet, ihre Nase war eiskalt, die Lippen ganz blau, der Atem so flach, dass er kaum auszumachen war; dann ist die Infektion abgeebbt, ohne behandelt worden zu sein, und ihr kleiner, tapferer Körper tuckert immer weiter, produziert weiße Blutkörperchen aus dem Nichts. Also hatten wir geplant, sie in ihr Pflegeheim zurückzubringen, damit sie dort sterben könnte, »wo die Bettdecke zu den Vorhängen passt«. Der Krankenwagen war für heute bestellt, aber gestern Abend sah es so aus, als würde sie sterben, ihre Atmung war unregelmäßig, minutenlang atmete sie gar nicht. Um ehrlich zu sein: Wir wollten nicht, dass sie im Krankenwagen stirbt, daher haben wir alle gewartet, nicht nur Pats Familie. Und dann, heute Morgen, hat sie drei, vier Schluck süßen Tee getrunken und der Hilfsschwester ein zahnloses Grinsen geschenkt.

Jetzt schläft sie wieder, ihre glatten Wangen sind rosig, und ich – weiß nicht. Ich weiß es einfach nicht. Meistens sehen wir den Tod kommen, erkennen ihn, aber zuweilen erscheint er auch als Schaf im Wolfspelz, trottet auf uns zu und wendet sich dann wieder ab.

Manchmal lebt ein Angehöriger, so wie Pats Sohn, weit weg – er hat einen wichtigen Job – und fragt sich, ob er kommen soll, und dann muss ich eine Einschätzung abgeben, also erkläre ich: »Wenn noch etwas ungesagt ist, wenn es Gründe gibt, warum Sie am Ende bei Ihrer Mutter sein wollen, dann ist es vermutlich sinnvoll, jetzt zu kommen, denn es ist besser, hier zu sein und zuzusehen, wie sie sich wieder erholt, als weit weg zu sein und dann hören zu müssen, dass sie verstorben ist.« Und so tauschen wir dann ein kleinlautes Lächeln aus, wenn ich mich geirrt habe (ich entschuldige mich praktisch dafür, dass jemand nicht gestorben ist), und der Sohn macht einen zaghaften Witz darüber, dass die zierlichsten alten Damen wohl am schwersten zu holen seien, und damit kann er durchaus recht haben.

Bei jemandem, der Krebs hat, gehören zu den Anzeichen des nahenden Todes eine große Schwäche, wenig Appetit, Schläfrigkeit – aber bei gebrechlichen Menschen sind solche Zustände ganz alltäglich. Durcheinander zu sein, ruhig zu werden, nicht auf Worte, Musik oder ein bekanntes Gesicht zu reagieren – das alles kann bei Menschen, die bis vor Kurzem noch lebhaft waren, darauf hinweisen, dass sie bald sterben werden. Doch bei den gebrechlichsten Patient*innen, vor allem jenen, die zusätzlich an Demenz leiden, kann dieses Stadium des Rückzugs von der Welt sehr lange dauern. Vielleicht sind es gerade die, die schon seit einer Weile zwischen Erde und Himmel schweben, die uns überraschen und noch etwas länger in diesem Schwebezustand verharren.

»Kann er mich hören?«, fragt Wendy, und ich muss antworten, ich wisse es nicht. Kathryn Mannix hat beobachtet, dass Sterbende oft vorübergehend aus einem tiefen Schlaf erwachen, der auch eine Bewusstlosigkeit gewesen sein kann, und sich an nichts erinnern, weder an Träume noch an beunruhigende Gedanken noch an Musik oder Stimmen. Aber manchmal ist jemand auch nur erschöpft, ruht sich aus, hält die Augen geschlossen, während er langsam stirbt, und diese Menschen können natürlich ihre Umgebung hören. Ich muss oft lächeln, wenn ich ein Zimmer betrete und leise murmelnde Stimmen höre, die vom gemeinsamen Leben erzählen, von kleinen Glücksmomenten, einem Essen, das schiefgegangen ist, einer Reise oder von damals, als jemand vom Baum gefallen ist.

Auch praktische Fragen können auftauchen. Darf ich meinen Körper oder Teile meines Körpers spenden, oder bin ich dafür zu alt? Die Antworten darauf lauten: Nein, Sie sind nicht zu alt, und Ja, Sie können in jedem Alter spenden. Ich spreche mit dem Nachlassbüro einer medizinischen Hochschule, das es Menschen ermöglicht, ihren Körper für Medizinstudent*innen und Chirurg*innen zur Verfügung zu stellen, um daran zu üben, und die Verwaltungsleiterin sagt mir, dass die älteste Spenderin 105 Jahre alt gewesen sei, und in einem anderen Büro war der Rekordhalter 103. Eine solche Spende muss vorab geplant werden, und wenn es Angehörige gibt, dann müssen sie natürlich einbezogen werden.

Nicht das Alter steht einer Spende entgegen, sondern eine Reihe von Erkrankungen, wie zum Beispiel eine Tuberkulose (denn das TB-Bakterium kann jahrzehntelang im Körper schlummern).

Im Jahr 2020 soll in Großbritannien eine Regelung eingeführt werden, nach der einer Organspende ausdrücklich widersprochen[*] werden muss, falls man nicht spenden möchte, aber auch dann werden die Angehörigen noch bei jeder Spende das letzte Wort haben. Daher ist es klug, die Familie über die eigenen Wünsche zu informieren.

Das Organspende-Team hilft auch bei der Spende kleinerer Körperteile, und für Knochen, Haut oder Augen gibt es keine Altersgrenze. Das Team muss sehr schnell nach dem Eintritt des Todes eines spendenwilligen Menschen informiert werden – von wem auch immer, vom Krankenhauspersonal, von der Familie oder von Freund*innen. Dennoch kann immer mal etwas dazwischenkommen und eine Transplantation verhindern, was für jemanden, der sich gewünscht hat, seinen Körper oder Teile davon zu spenden, beziehungsweise für die Angehörigen enttäuschend sein mag. Das Team der Gewebebank Parkinson's Disease Society Brain Bank (einer von vielen potenziellen Empfängern solcher Spenden) kommentiert solche Fälle mit freundlichen Worten:

---

[*] In Deutschland gilt gegenwärtig die Zustimmungsregelung: Jeder, der eine postmortale Organentnahme erlauben will, muss zu Lebzeiten eine eindeutige Willenserklärung diesbezüglich abgeben, etwa in Form eines Organspendeausweises (Anm. d. Verlags).

»Die Umstände, die einer Spende im Wege stehen, vermindern nicht den Wert der Bereitschaft zu einer Spende, der Geisteshaltung, die hinter dieser Bereitschaft steht, oder die Mühe der Angehörigen des Spenders, den Wunsch des Verstorbenen zu erfüllen.«

• • •

In Großbritannien geht nach einem Todesfall die Zuständigkeit für den Körper, der einst ein Mensch war und nun ein Leichnam ist, vom Gesundheitsministerium auf das Justizministerium über, und das kann für die Trauernden ziemlich unangenehm sein. Mein Freund James erhielt kurz nach dem Tod seiner Frau, mit der er 62 Jahre lang verheiratet gewesen war, also zu einem Zeitpunkt, als er ohnehin erschüttert war, einen ihn zusätzlich verstörenden Anruf aus dem *Coroner's Office*, dem britischen Amt für Rechtsmedizin, in dessen Verlauf er zu den genauen Umständen ihres Todes befragt wurde. Denn der Coroner interessiert sich für Fälle, in denen man eine nicht natürliche Todesart vermuten könnte – wobei Ihre und meine Vorstellung eines unnatürlichen Todes nicht unbedingt mit der des Justizministeriums übereinstimmt.* James' Frau Em war bei der Gartenarbeit gestolpert und hingefallen. Dabei hatte sie sich an einer Holzkiste einen Kratzer am Bein zugezogen, der ein bisschen geblutet hatte, aber die beiden hatten die Wunde gemeinsam gereinigt und verbunden. Etwa eine Woche später hatte sie sich leicht an der Hand verletzt, als sie eine Pfanne aus einem schwer zugänglichen Schrank holte. Außerdem hatte sie bereits schwache Nieren, die ihr aber kaum Beschwerden bereiteten, war wegen ihres Herzens ein bisschen kraftlos und litt an einer chro-

---

* Auch in Deutschland wird die Rechtsmedizin eingeschaltet, wenn ein Arzt oder eine Ärztin die genaue Todesursache nicht feststellen kann oder wenn es sich um eine nicht natürliche Todesart (etwa Suizid, Unfalltod oder Tod durch Fremdeinwirkung) handelt (Anm. d. Verlags).

nischen Knochenmarkserkrankung, durch die es zu einer Verringerung und Fehlbildung der roten Blutkörperchen kam, und auch ihre weißen Blutkörperchen, die Infektionen bekämpfen sollten, arbeiteten nicht optimal. Eines Nachmittags war Em nach dem Mittagsschlaf zitternd und grau aufgewacht; James hatte daraufhin sofort den Notarzt gerufen, der auch schnell gekommen war und Em ins Krankenhaus gebracht hatte, wo man ihr intravenös Antibiotika verabreichte, während sie ihre Geschichte erzählte. Trotzdem waren ihr Herz, ihre Lunge, ihre Nieren, ihr Gehirn und schließlich auch das Leben selbst kollabiert, hatten sich der überwältigenden Macht der Infektion ergeben und waren umgefallen wie Dominosteine. Die Ursache dieser Infektion konnte nicht ermittelt werden; vielleicht war es eine Lungenentzündung oder ein Harnwegsinfekt, aber auch die Kratzer an Hand und Bein könnten Auslöser gewesen sein.

Der Tod eines Menschen, dessen Körper bereits gebrechlich ist und der an einer plötzlich auftretenden, heftigen Infektion stirbt, könnte kaum natürlicher sein. Aber jeder Tod, der »in mehr als geringfügigem Ausmaß durch Gewalt, Trauma oder körperliche Verletzung« verursacht oder gefördert wird, wozu auch Verletzungen »durch einen Unfall wie zum Beispiel einen Sturz« zählen, ist ein Tod, der der Rechtsmedizin gemeldet werden muss. Und bei Em wurde letztendlich »Tod durch Unfall« festgehalten statt »natürlicher Tod«, was für James verstörend war, denn diese Todesursache schien zu implizieren, dass er Ems Verletzungen irgendwie hätte verhindern können, etwa indem er die Pfanne selbst aus dem Schrank geholt hätte. Das Wort »Unfall« klingt immer so, als hätte sich das Ereignis abwenden lassen.

Es ist eine heikle Angelegenheit: Totenscheine müssen akkurat sein, doch die Bescheinigung ist manchmal schwierig, da Unsicherheiten in der Medizin viel öfter vorkommen, als uns lieb ist. Eine eindeutige Erklärung für den Todesfall wünscht sich natürlich auch ein zurückbleibender Witwer oder Sohn oder Freund. In den Krankenhäusern wiederum wird der Umgang mit dem Totenschein, also mit der Frage, wer zu entscheiden hat, was dort vermerkt wird, teilweise unterschiedlich gehandhabt. Künftig sollen in Großbritannien Gerichtsmediziner die Aufgabe übernehmen, aber selbst dann wird es bei der Interpretation der Fakten noch Spielraum geben: Hätte jemand anderes Ems Tod beurteilt, wäre vielleicht eine natürliche Ursache für die Infektion ausgemacht worden, und man hätte den Coroner nicht behelligen müssen. Es ist aber generell oft unklar, woran ein sehr alter, gebrechlicher Mensch eigentlich gestorben ist. Manche Ärzt*innen schreiben »Altersschwäche« auf den Totenschein, andere bestehen hingegen darauf, dass wir eine vermutete Diagnose notieren, eine ischämische Herzerkrankung oder einen Herzinfarkt, selbst wenn wir wissen, dass die Todesursache viel komplexer oder auch viel simpler gewesen ist.

. . .

Mein Stiefvater starb, während ich an diesem Buch schrieb, und der Urlaub in Costa Rica blieb seine letzte große Auslandsreise, obwohl er jedes Jahr im Juni die Normandie besuchte, Caen, den breiten, menschenleeren Strand und die Landschaft dazwischen, zerschossen von der Kanone, über die er 1944 als 19-Jähriger die Befehlsgewalt hatte, damals, als der Himmel von Flugzeugen verdunkelt wurde und der Strand ein Schauplatz des Schreckens war, als Torpedos durch das Wasser schossen und das norwegische Kriegsschiff direkt neben jenem, auf dem er sich befand, versenkten. Nach seinem Tod fanden wir in seinem Schreibtisch ein DIN-A4-Heft, auf das er in sauberer Handschrift »Was als Nächstes kommt« geschrieben hatte. Innen standen der Name seines Anwalts und der Verweis auf den Ort, an dem wir sein Testament finden würden, ebenso seine Bankdaten, alle Kontonummern der Versorgungsunternehmen, die genaue Angabe, wo sich für den Fall eines Rohrbruchs der Hauptabsperrhahn des Bungalows befand, zudem die

Namen der Wohltätigkeitsorganisationen, die er unterstützt hatte und die sich über Spenden freuen würden. Auch der Name des Bestatters, den er sich ausgesucht hatte, war aufgeführt, sowie der Name des Vikars, der Kirche – obwohl meine Mutter die auch kannte, aber für den Fall, dass sie nicht in der Lage wäre, zu sprechen, hatte er alles abgedeckt. Notiert hatte er außerdem eine Kontaktnummer des Verbands, dem die Männer angehörten, die mit ihm auf seinem allerersten Schiff gefahren waren, und der die jährlichen Treffen der Schiffskameraden organisiert (obwohl die Gefährten meines Stiefvaters schon alle gestorben waren und dem Verband nun hauptsächlich jüngere Männer und auch Frauen angehören, die meinen Stiefvater aber dennoch immer willkommen geheißen hatten). Und weiter hinten im Heft fanden sich Kirchenlieder, Texte und Gebete, die er aus den Trauerfeierprogrammen von Freunden ausgeschnitten und auf die Seiten geklebt hatte.

Das Chaos vorherzusehen, das sein Tod auslösen würde, und für weiche Puffer zu sorgen, die unsere Trauer etwas dämpfen würden, war ein Akt liebevoller Besonnenheit gewesen. Manche Teile seiner Trauerfeier kamen mir wie Geschenke an seine Freunde vor. Die jüngeren Anwesenden betrauerten einen sehr alten Mann, aber obwohl mein Stiefvater 94 wurde, waren, wie er vorhergesehen hatte, auch Menschen bei seiner Beerdigung anwesend, die einen guten Freund aus Jugendzeiten betrauerten.

Selbst wenn jemand sehr alt wird, bleibt ein Verlust ein Verlust.

Kapitel 18   Ehrenrunde

»Oh, sag dem Mann, dass ich ihn liebe«, erklärt Harriet. »Ich kenne
ihn noch gar nicht, aber ich liebe ihn jetzt schon.«

Harriet ist Psychogeriaterin, und ich habe ihr von George Coxon erzählt, mit dem ich mich später am Tag in dem Pflegeheim
treffen will, dessen Eigentümer er ist. Georges Heim hat sich auf
die Pflege von Demenz-Patient*innen spezialisiert. Es verfügt über
ein ausgezeichnetes Risiko- und Medikamentenmanagement, weshalb es bei der letzten Inspektion als »herausragend« bewertet wurde. Das Personal wird sorgfältig ausgewählt und ist gut ausgebildet,
und laut Inspektionsbericht ist sich dort »jeder seiner Verantwortung bewusst, was die Gewährleistung der Sicherheit verletzlicher
Menschen betrifft«.

George ist durch mit den Schutzmaßnahmen. Sein Team leis-
tet in der Hinsicht großartige Arbeit, aber das reicht ihm nicht.
George setzt sich nun auch für die Gewährleistung von Spaß ein.

An jenem Nachmittag besuche ich ihn in seinem Heim. Der
Außenanstrich des Gebäudes blättert ab, und zwischen den Kie-
selsteinen auf dem Parkplatz, auf dem auch ein paar Container
stehen, wächst Unkraut. Auf mein Klingeln öffnet »ein anderer
George«, wie er sich mir vorstellt, und bittet mich herein. Ich lerne Jean kennen, die mir eine Tasse Tee macht. Die Flure sind eng
und mit lauter Dingen vollgestopft: Bücher, Spiele, Pokale, Gemälde, Würfel, Tennisbälle, Rasseln. Fotos mit Bildunterschriften
hängen dort: »Ivy, Siegerin beim Tassenstapel-Wettbewerb«, »David der *Memory*-Champion«. Außerdem ein Bild von einer Bal-
lerina, unter dem die Frage steht: »Dieses Bild stammt von Edgar

Degas – war er Deutscher, Franzose oder Holländer?« Es gibt einen kleinen Garten mit zwei Hühnern in einem Gehege und einem Kaninchenstall. Selbst gemachte Plakate kündigen Ausflüge und Geburtstagsfeiern an. Eins der Poster ist eine Hommage an den Geriater Tom Kirkwood, der ein Pionier auf dem Gebiet der verbesserten Pflege von Menschen mit Demenz war. Ich bin ein großer Fan von Professor Kirkwoods Arbeit. Er hat zum Beispiel eine berühmte Studie über die älteren Bürger von Newcastle durchgeführt, die neben einer spektakulären Bandbreite an Daten auch die Erkenntnis lieferte, dass 78 Prozent der 85-Jährigen ihre Gesundheit als gut, sehr gut oder ausgezeichnet im Vergleich zu der anderer Gleichaltriger einschätzten. Professor Kirkwood bewertete das als »erfreuliche statistische Unmöglichkeit, die der verbreiteten Auffassung, das Leben im hohen Alter werde aufgrund eines schlechten Gesundheitszustands als elend empfunden, eindeutig widerspricht«.

An einer anderen Wand im Heim von George Coxon ist eine Ausstellung zu sehen und ein Schild verkündet, es sei »an der Zeit, über Badebekleidung nachzudenken: Hatten Sie so einen Badeanzug oder vielleicht so eine Badehose?« Die gezeigte Bademode aus den 1950er-Jahren ist einfach toll – Korsettstäbe, Strukturstoffe, charmante Badekappen mit Blumenmuster. Es ist auch ein Foto aus diesem Sommer dabei, auf dem zwei Menschen in Rollstühlen mit dicken Reifen von zwei jungen Leuten in Neoprenanzügen in die Brandung geschoben werden. Die beiden im Rollstuhl tragen gewöhnliche Kleidung, aber ihre nackten Füße, die sie mit ungeahnten Kräften hochheben, um den kalten Wellen auszuweichen, ragen in die Luft. Graue Haare wehen im Wind. Jeder auf dem Foto gibt irgendeinen Laut von sich, das sieht man – ein »Aah« oder »Uuh«, ein Lachen oder einen spitzen Schrei. Es herrscht pure Heiterkeit.

• • •

Ich habe mal eine Geschichte über eine junge Frau gehört, die zum ersten Mal gemeinsam mit ihrem Mann die ganze Familie zum Weihnachtsessen eingeladen hat. Sie wollte unbedingt alles richtig machen, also ging sie entschlossen ans Werk, bestellte einen Truthahn, machte einen *Christmas Pudding*, in den sie blank geputzte Münzen drückte, und kaufte einen Schinken. Dann bat sie ihren Mann, den Knochen abzusägen, ehe sie das Fleisch in den Ofen schob.

Schon die Suche nach einem geeigneten Werkzeug gestaltete sich schwierig, und noch anstrengender war es, am Knochen herumzusägen, sodass ihr Mann sich nach ein paar Flüchen aufrichtete und fragte: »Warum mache ich das?«

Die junge Frau erwiderte: »Mum hat immer den Knochen abgesägt, so bereitet man den Schinken eben zu.«

Und er sagte: »Lass uns erst mal deine Mutter fragen.«

Also riefen sie ihre Mutter an, die meinte: »Man sägt den Knochen vom Schinken ab. Meine Mutter hat das auch immer gemacht.«

Die junge Frau und ihr Mann wollten sowieso gerade die Großmutter besuchen, die Uroma ihrer Kinder. Während die Kleinen im Pflegeheim herumrannten, saßen ihre Eltern bei der alten Dame und fragten sie: »Oma, warum muss man eigentlich den Knochen vom Schinken absägen?«

Die alte Frau kniff die Augen zusammen, um sich zu erinnern. Dann lächelte sie und sagte: »Wisst ihr, als ich jung war und frisch verheiratet, da hatten wir nur einen sehr kleinen Backofen.«

»Warum mache ich das?« ist eine gute Frage. Ich habe vor vielen Jahren gelernt, sie mir immer wieder zu stellen. Ein weiser Arzt riet mir, dabei jedes Wort einzeln zu betonen: »Warum *mache* ich das?«; »Warum mache *ich* das?« – »Hinterfragen Sie den Status quo«, sagte er. »Stellen Sie die Richtlinien auf den Prüfstand. Überlegen Sie, ob diese oder jene Behandlung – dieses Standardverfahren, jene reflexartige Reaktion – für Ihren Patienten richtig ist, ob sie zu dem individuellen Menschen passt.«

Wir alle beginnen allmählich, uns diese Frage im Hinblick auf ein langes Leben zu stellen; wir sehen es als Herausforderung an, das Alter anders zu betrachten, kreativ und unkonventionell damit umzugehen.

»Warum machen wir das?«, fragen wir uns, wenn wir die Altersdiskriminierung erkennen, die Menschen ausschließt – von der Arbeit, aus der Gemeinschaft, von Vergnügungen, Abenteuern und Erlebnissen.

»Was können wir anders machen?«, fragen wir, wenn uns klar wird, dass ein langes Leben ein Glücksfall ist und als Bonus empfunden werden kann, als etwas, das man schätzen und genießen sollte.

Beim Einkaufen suche ich zusätzlich zu den Dingen auf meiner eigenen Liste (Halloumi, Linsen, Kreuzkümmel) auch ein paar Sachen für meine Mutter zusammen (Schinkenaufschnitt, eine Dose Pfirsiche, Multivitamintabletten). An der Kasse bietet mir Alan seine Hilfe beim Einpacken an. In seinem Anzug sieht er adrett aus, er lächelt. Am Revers trägt er einen Vergissmeinnicht-Anstecker. Wir sprechen über seine Arbeit.

Alan erklärt: »Wissen Sie, ich bin Rentner, war früher in der Käseherstellung tätig, aber ich mochte das Rentnerdasein nicht besonders, deshalb habe ich mir diesen Job besorgt, im Kundenservice. Gefällt mir sehr gut.«

Ich bewundere seinen Anstecker, das Symbol der Alzheimer's Society.

»Den habe ich bekommen, als ich beim Demenz-Training war«, sagt Alan. »Jenny hat es geleitet.«

Er weist mit dem Kopf in Richtung Jenny, die an der Kasse nebenan sitzt. Ihre großen Ringe funkeln, wenn sie einen Artikel über den Scanner zieht.

»Ich habe viel gelernt«, fährt Alan fort. »Man sieht so ziemlich alles. Ein Mann kommt dreimal am Tag hierher, kauft frühmorgens die Zeitung und ein Brötchen, mittags ein Sandwich, und nachmittags kommt er wieder, um etwas zum Tee zu holen. Ich habe das meiner Frau erzählt, und sie hat gesagt: ›Verstehst du nicht? Er geht nicht bloß einkaufen, er besucht den Laden, besucht euch alle, die ihr da arbeitet.‹ Also sprach ich ihn an, und wie sich herausstellte, hat seine Frau Demenz, geht nicht mehr aus dem Haus, aber er muss raus und Leute sehen, und jetzt unterhalten wir uns jeden Tag, sprechen darüber, was er für seine Frau besorgt, und vielleicht kann er sie irgendwann mal überreden, ins ›Gedächtnis-Café‹ in der Hauptstraße zu kommen.«

Ich meinerseits erzähle Alan von einem Mann aus einer anderen Stadt, den ich einmal kennengelernt habe. Er litt an einer Frontotemporalen Demenz, die ihm die Sprache geraubt hatte; er hatte alle Wörter vergessen – außer »gut gemacht, gut gemacht«. Dieser Mann war immer mit seiner Frau einkaufen gegangen, doch dann starb sie. Nach ihrem Tod kam er nun jeden Tag alleine in den Supermarkt, wanderte umher, wählte seine Lieblingsprodukte aus – ein Sandwich mit Eiersalat, einen Schokoladenpudding – und verließ dann den Laden, ohne zu bezahlen. Ich erkläre Alan, dass das Personal dort ihn gekannt, mit ihm geplaudert und diskret seine Einkäufe notiert habe. Jeden Samstag kam dann seine Tochter aus der Stadt in den Supermarkt, um die Rechnung zu begleichen. Alan lacht und sagt, das werde er Jenny erzählen.

Wir sind dabei, einen Weg zu finden, Langlebigkeit als Chance zu begreifen. Alan selbst hat das offizielle Renteneintrittsalter längst überschritten, aber er gehört zu der wachsenden Gruppe von Menschen, die sich entscheiden, weiterhin zu arbeiten, und man hat ihm Gelegenheit dazu gegeben. Er hat eine »zweite Laufbahn« eingeschlagen, wodurch er seine Zeit und sein Talent nutzen kann (denn Alan ist eindeutig talentiert; seine Gabe besteht in seinem Interesse an anderen Menschen, seiner Sorge um ihr Wohlergehen).

Immer mehr Arbeitgeber*innen schätzen die Bandbreite an Wissen und Erfahrung, über die ältere Mitarbeiter*innen verfügen. Gleichzeitig wächst in unserer Gesellschaft das Bewusstsein für den Umgang mit den ganz Alten und Gebrechlichen.

Nach meinem Treffen mit George Coxon (er kam leicht verspätet, atemlos, freundlich, die Hände entschuldigend erhoben) las ich mir meine Notizen durch. Einzelne Wörter sprangen mir entgegen: Neugier, Motivation, Empathie, Interaktion, Respekt, Abenteuer, Lachen, Aufregung, Gefahr. George ist nicht leichtsinnig. Er bezeichnet sich als »risikobewusst statt risikoscheu«, und er weiß, dass seine Herangehensweise durch Ermutigung und Inklusion funktioniert, nicht durch Zwang. So hat ihn einer seiner Heimbewohner einmal ermahnt: »Ich bin siebenundachtzig, ich muss nicht den ganzen Tag mit einem Tamburin rumscheppern.« Es gibt Zeit zum Ausruhen am Nachmittag und genügend Raum, um sich vom bunten Treiben zurückzuziehen.

Später erzähle ich meiner Mutter von Georges Heim, und sie runzelt die Stirn.

»Ich weiß nicht, ob das etwas für mich wäre«, sagt sie.

»Was wäre dir denn lieber?«, erkundige ich mich.

»Ich hätte gern etwas Ruhe, einen Ort, wo ich ungestört ein Buch zu Ende lesen kann«, sagt meine Mutter, und ich weiß, was sie meint, denn trotz ihrer abenteuerlustigen Vergangenheit ist sie müde und schätzt heute eher die Besinnlichkeit, das Glitzern der Regentropfen auf einem Frauenmantelblatt. Sie hat sich schon ein Heim ausgesucht, in das sie umziehen möchte, wenn es nötig werden sollte. Die Atmosphäre dort ist eher klösterlich.

»Und nette Pfleger«, fügt meine Mutter hinzu, woraufhin ich ihr vorlese, was George mir von seinen Mitarbeiterinnen und Mitarbeitern erzählt hat. Ich hatte ihn gebeten, zu erläutern, was er mit »Investition in die Personalentwicklung« meint, denn dieser Punkt wurde in dem Inspektionsbericht über sein Heim gelobt, und er beschrieb mir das hausinterne Fortbildungsprogramm, bei dem jeder, der an allen Sitzungen teilgenommen hat, zu Weihnachten einen Bonus bekommt, und den Personalaustausch mit anderen Heimen in der Region, den Prozess der »wertschätzenden Befragung«, der es den Pflegekräften ermöglicht, auch mal über ihre Arbeit zu lächeln und zu überlegen, wo sie ihrer Meinung nach noch besser werden könnten.

Ich lese meiner Mutter von Georges Überzeugung vor, dass sein Pflegepersonal »stolz, freundlich, eifrig, interessiert, fröhlich und zugewandt« sein soll. Er erklärte, wie sie bei der Arbeit Zeit zum Reden schaffen – Zeit für echte Gespräche zwischen dem Personal und den Bewohner*innen –, und beschrieb sogenannte »Entdeckungsgespräche«. Alle seine Mitarbeiter*innen bilden sich fort, um zusätzliche Qualifikationen zu erwerben. Sie lernen von Expert*innen, die ihre Zeit zur Verfügung stellen, und voneinander, und sie lernen auch Tag für Tag von den Menschen, um die sie sich kümmern. Es besteht eine hohe Bereitschaft zum Lernen, dazu, die Dinge auch mal anders zu machen.

George hat mir eine Liste von den Menschen gegeben, die ihn inspiriert haben. Viele der Namen sind mir bekannt: Es handelt sich um Menschen, die an allen möglichen Orten arbeiten, um die jetzige Situation zu verändern – in Gemeinden, Pflegeheimen, Sozialämtern, Arztpraxen, Universitäten, Wohltätigkeitsorganisationen, Krankenhäusern.

In der Zeitung lese ich einen Artikel über eine Schule, an der ein Oberstufenschüler einen einsamen Witwer zum Mittagessen in die Schulmensa eingeladen hat, und jetzt kommt der alte Mann jede Woche einmal zum Essen dorthin. Es ist eine herzerwärmende Geschichte – aber wieso ist es eine Geschichte? Wir könnten so etwas jede Woche an jeder Schule machen und damit viel mehr als nur einen einsamen Menschen erreichen. Wir brauchen die alten nicht von den jungen Menschen zu trennen, von Kindern und

Babys. Wenn ein neues Pflegeheim gebaut wird, könnte man doch im selben Gebäude auch einen Kindergarten einrichten, mit einem gemeinsamen Garten und Teich – einen Kindergarten, in dem die Mitarbeiter*innen des Pflegeheims ihre Kinder sicher unterbringen können, während sie arbeiten, und wo die Kinder das Futter in den Vogelhäuschen nachfüllen oder Bilder von Bussen und Außerirdischen für die Wände des Pflegeheims malen können.

Wir alle werden alt, und was älteren Menschen guttut, das macht das Leben oft auch für alle anderen besser. Innovative, bequeme Wohnungen mit geringen Heizkosten sind nicht nur für das ältere Ehepaar, das mit einer schmalen Rente auskommen muss, gut, sondern auch für eine junge Familie mit kleinem Einkommen. Krankenhaussysteme, die mehrfache Termine für Untersuchungen und weitere Besuche zur Besprechung der Ergebnisse erfordern, sind für berufstätige Patient*innen im mittleren Alter oder Kinder, die dafür den Unterricht verpassen, genauso lästig wie für Menschen mit nachlassender Sehkraft, die nicht mehr Auto fahren können. Alle profitieren davon, wenn wir die Pflege so organisieren, dass sie den Bedürfnissen unserer ältesten, am wenigsten mobilen Patient*innen mit den komplexesten Krankheitsbildern entgegenkommt, indem wir den gesunden Menschenverstand und die Technologie gebrauchen, um Untersuchungsprozesse zu verschlanken und unnötige Termine durch Telefonate oder Nachrichten zu ersetzen, und indem wir eine klare Sprache verwenden, wenn wir über anstehende Entscheidungen sprechen. Von einem verlässlichen öffentlichen Nahverkehr, der von Leuten mit Gehhilfe benutzt werden kann, hat auch die junge Mutter etwas, die mit Kleinkind und Kinderwagen unterwegs ist. Grüne Stadtoasen machen uns froh. Ich lese grinsend von einem »Hedonometer«, das kein wirkliches Messgerät, sondern ein Algorithmus ist, der die in den sozialen Medien verwendeten Vokabeln auswertet. Wenig überraschend wurde auf diese Weise festgestellt, dass die Nachrichten, die aus Parks und ländlichen Gebieten versendet werden, überdurchschnittlich viele positive Formulierungen enthalten. Wenn wir solche Orte für alte Menschen zugänglich und sicher machen, dann stehen sie zugleich auch unseren Kindern zur Verfügung und erhöhen unser aller Glücksquote.

In jeder Hinsicht wird das Leben aller besser, wenn wir das der alten Menschen verbessern. Und das ist machbar. Wir können unsere Informationssysteme im Gesundheitswesen optimieren, damit die verschiedenen Organisationen in der Lage sind, wichtige Details sicher und verlässlich untereinander auszutauschen. Die neuen Technologien können wir auch dazu nutzen, um einen Verwandten zu sehen, egal, ob er nun in der Parallelstraße wohnt oder in Australien, und um zu Veranstaltungen, Konferenzen oder Partys zu reisen. Mit denen, die wir lieben, können wir offen und ehrlich über unsere Hoffnungen und Ängste reden, und die Entscheidungshoheit können wir denjenigen überlassen, über die sonst entschieden wird. Wir alle sollten uns kollektiv zu mutigen und fairen Veränderungen in der Sozialfürsorge entschließen, die nicht nur denen dienen, die solche Pflege erhalten, sondern auch denen, die sie leisten. Emotional befriedigendere Arbeit, mehr Unterstützung, eine bessere Ausbildung, bessere Bezahlung und bessere Arbeitsbedingungen sind möglich.

Auf dem Foto in Georges Heim, auf dem das ›Rollstuhlbaden‹ zu sehen ist, haben nicht nur die im Rollstuhl Sitzenden Spaß. Die beiden, die sie ins Wasser schieben, sind Teenager, vielleicht auch Anfang 20, und ihre Gesichter leuchten vor Freude.

• • •

»Ich will keine Last sein«, sagt meine Freundin Vivienne besorgt, als sie ihr Notizbuch für das Treffen des Geschichtsvereins einpackt. »Ich möchte eine Bereicherung sein.«

Ich denke über ihre Worte nach, als ich einen Bericht des King's Fund, einer englischen Denkfabrik, lese, der den Titel »Unkonventionelle Gesundheitspflege« trägt. Sein Autor, Ben Collins, hat eine äußerst erhebende Studie über fünf Organisationen durchgeführt, die originelle Schritte wagen. Sie konzentrieren sich in ihrer Arbeit überwiegend auf jüngere, stark belastete Leute, die aus sozial verarmten und chaotischen Verhältnissen stammen. Die Sätze des Berichts klingen hell, sie alle handeln davon, Potenzial freizusetzen, einen Wert in einem Leben zu entdecken, das aus konventioneller Sicht nur von Mangel geprägt ist. Eine junge Frau erklärt, sie wolle »nicht nur Leistungen in Anspruch nehmen, nicht nur etwas bekommen«. Sie erzählt von den Workshops, die sie besucht, veranstaltet von einer gemeinnützigen Organisation für psychisch Kranke, in denen die Hilfeempfänger als freiwillige Helfer, Führungskräfte, Kreativitätsquellen und Anbieter von Lösungskonzepten einbezogen werden.

»Hier werde ich wie jemand behandelt, der etwas zu bieten hat. Ich habe Bedürfnisse, aber ich habe auch Stärken und Fähigkeiten. Ich habe etwas zu geben.«

Wenn ich auf meine Jahre als Geriaterin zurückschaue, dann wird mir klar, dass meine Patient*innen eine Bereicherung gewesen sind, dass sie auf jeden Fall »etwas zu geben« hatten, denn ich bin die Empfängerin ihrer Gaben gewesen.

Ich habe einen Blick bekommen, einen Brief, einen Händedruck. Kirschlikör, einen singenden Schneemann aus Plüsch, eine Flasche Holunderblütenwein. Ein Kompliment für mein Kleid. Eine E-Mail, die mir am Schreibtisch die Tränen in die Augen trieb. Einen Strauß Lilien, eine Karte, das Foto einer lebensfrohen, tanzenden Frau. Ein Lachen, ein Lächeln, ein selbst gemaltes Papageienbild. Den Hinweis, dass ich Baby-Erbrochenes auf der Schulter habe, den Wink, dass mein Rock in meine Unterhose geraten ist. Einen Kuss, eine Umarmung, eine gebrannte Mandel. Einen Baum, ein Buch. Eine gefaltete Nachricht, in der die Liebe so greifbar ist wie eine gepresste Blüte. Ich habe einen Artikel über die Heilkraft der Kristalle bekommen, eine Mappe mit Gedichten, den handgeschriebenen Bericht über ein schreckliches Ereignis in Burma im Jahr 1943. Man hat mir zaghafte, höfliche Heiratsanträge gemacht, furchtbar schlechte Witze und komische Geschichten erzählt. Geheimnisse anvertraut.

Von denen, mit denen ich gearbeitet habe, habe ich eine Unmenge gelernt.

Ich bin im städtischen Krankenhaus und komme an Kathleens Tür vorbei. Sie ist immer noch hier, schon seit Monaten; langsam, ganz langsam heilen ihre Brüche. Ein orangefarbenes Licht blinkt über der Tür, ein Signal ertönt, also klopfe ich an und trete ein. Liv, die Krankenschwester, ist bei Kathleen und hat den Summer vermutlich mit dem Ellbogen betätigt, um Hilfe zu bekommen, denn die beiden haben sich beim Anziehen in eine schwierige Lage manövriert: Sie stecken zwischen Bett und Stuhl fest. Kathleen hat einen leichten Schwächeanfall, sie klammert sich im Stehen an eine Haltevorrichtung am Bett, während Liv einen Arm um ihren Rücken gelegt hat und sie stützt. Sie redet ihr gut zu, denn wenn Kathleen jetzt zusammenklappt, dann landet sie zwischen Bett und Stuhl, also muss sie durchhalten, sich wieder aufrichten. Es tut weh, ihr schlimmeres Bein tut weh, das sieht man, denn sie kneift die Augen zusammen, und ihre Hände halten sich so fest, dass die Knöchel ganz weiß sind. Aber es braucht nur etwas Hilfe auf der anderen Seite, gar keine echte Unterstützung, nur eine Berührung, schon findet sie ihre Kraft wieder, atmet tief durch, und Liv kann den Haltegriff ein bisschen drehen, sodass Kathleen in der Lage ist, sich sicher auf den Stuhl zu setzen. Aber vorher sagt Liv noch: »Einen Moment, Kath, bleiben Sie noch kurz stehen, damit wir Ihre Unterhose hochziehen können.«

Und ich schaue hinunter zu dem Kleidungsstück, von dem die Rede ist, und betrachte diese prächtige, robuste, riesige Unterhose. Elfenbeinfarben, mit doppelten Nähten.

»Man braucht zwei Leute, um die zusammenzulegen«, sagt Liv augenzwinkernd zu Kathleen, die knurrt: »Na warte!«

Gemeinsam ziehen und zerren wir an der Unterhose, bis sie richtig sitzt. Das Kleidungsstück hat etwas vom Pioniergeist der Planwagen im Wilden Westen, es zeugt von einer gewissen Unverwüstlichkeit.

Ich habe zahlreiche Lektionen in Tapferkeit erhalten.

Ich habe auch viel über Hybris gelernt. Nachdem ich eine punktgenaue, subtile und befriedigende Diagnose gestellt hatte, kam ich noch am selben Tag zu der beschämenden Erkenntnis, dass ich in meinem Hochmut die schlechten Nachrichten, die diese Diagnose für den Betroffenen bedeutete, plump und gedankenlos überbracht hatte. Ich gratulierte mir selbst, weil ich eine seltene Nebenwirkung eines Medikaments richtig erkannt hatte, und verschrieb anschließend die falsche Dosis des Alternativmittels. Ich war stolz zu sehen, dass es meiner Patientin nach den neuen Tabletten, die ich ihr verordnet hatte, deutlich besser ging, nur um dann herauszufinden, dass sie aufgrund ihrer Aversion gegen rosafarbene Tabletten keine einzige davon genommen hatte und ihre Genesung stattdessen der Behandlung eines anderen Arztes zu verdanken war. Ich erklärte Edna, dass sie bald sterben werde, weil ihr thorakales Aortenaneurysma ein Leck habe, das definitiv nicht mit dem Leben vereinbar sei, und begrüße sie seitdem nun schon viele Jahre lang alle sechs Monate in meiner ambulanten Sprechstunde, wo wir uns über ihre 17 Enkelkinder unterhalten und die Dosierung ihrer elf Lieblingsmedikamente anpassen.

Und auch über schlechtes Benehmen habe ich einiges gelernt. Ich habe bei meinen Patient*innen Egoismus, Gier und Grobheit erlebt, verbunden mit einer erschreckenden Potenzierung lebenslanger Spuren von Narzissmus und Herrschsucht. Mir sind Angehörige begegnet, die nicht loslassen konnten und die ihre eigenen Belange vor die eines sterbenden Menschen gestellt haben. Ein Sohn war dabei, der sagte: »Lucy, ich komme nicht damit klar, dass meine Mutter jetzt schon stirbt«, sodass seine Mutter ihn noch trösten musste, während ihr Leben zu Ende ging. Ich habe genug erlebt, um zu begreifen, warum eine Familie einem gebrechlichen Elternteil manchmal nicht so bereitwillig hilft, wie andere es erwarten würden, und ich habe erkannt, warum es Menschen gibt, auf deren Gräbern man tanzt, und das zu Recht.

Noch weitere Lektionen habe ich erhalten – etwa in Loyalität. Während meiner Ausbildungszeit treffe ich in London auf Boswell, der wild entschlossen ist, Dora mit nach Hause zu nehmen, damit sie dort an dem Krebs sterben kann, der sie langsam auffrisst. Es spielt keine Rolle, dass er allein ist und ganz dünn und dass seine Knochen knarren, wenn er aufsteht. »Ihre Mutter hat meine Mutter gebeten, mich zu bitten, Dora nach einem Ball wohlbehalten nach Hause zu bringen. Damals war sie siebzehn und ich neunzehn, und seitdem habe ich sie immer wohlbehalten nach Hause gebracht. Es gibt keinen Grund, jetzt damit aufzuhören.«

Lektionen in Freundschaft: Barry kommt mit Gerald in die Sprechstunde. Gerald kann weder lesen noch schreiben, aber er hat mit Barry zusammen Mülltonnen geleert, jahrelang, und Barry erzählt mir, dass er und der Rest ihres Teams auf Gerald aufpassen und das auch in Zukunft tun werden und dass ihn folglich immer einer von ihnen in die Sprechstunde begleiten werde, solange er eben kommen müsse. Gerald sagt nichts zu dieser Erklärung, er ist überwältigt, schlägt sich mit der Faust aufs Knie und wischt sich mit dem Handrücken über die Augen.

Ich habe außerdem etwas über unerschütterlichen Humor gelernt. Zum Beispiel von Prudence, die kürzlich mal wieder auf einer Beerdigung gewesen war – noch ein alter Freund weniger – und dort Peter getroffen hatte, zum ersten Mal nach längerer Zeit. Peter begrüßte sie mit den Worten: »Prue, ich hätte schwören können, dass ich letztes Jahr auf deiner gewesen bin.«

Auch habe ich viel über Einfallsreichtum, Entschlossenheit, Akzeptanz und Anstand gelernt. Eine Lektion nach der anderen.

Die Oberschwester des städtischen Krankenhauses leitete mir einen Brief von Mrs. Longford weiter; ihr Mann war dabei gewesen, sich von einem Bruch zu erholen, und dann unvermittelt gestorben. Ich habe den Brief immer noch, obwohl es schon Jahre her ist. In gleichmäßiger Schnörkelschrift bedankt sie sich beim Personal für die gute Pflege und äußert ihre Sorge um die junge Schwester, die bei William gewesen sei, als er plötzlich ganz blass geworden und gestorben sei. Mrs. Longford schreibt: »Ich habe versucht, sie zu beruhigen, denn er hatte schon seit Monaten immer wieder gesagt, er habe die Nase voll und wolle sterben ... Ich bin sehr froh, dass er nicht leiden musste.« Der Brief geht weiter: »Ich bin froh, dass mein geliebter, sanfter, charmanter William, der nie seinen Humor verloren hat, in Ihrem Krankenhaus Patient war. Nach 64 Jahren guter Ehe ist meine Trauer natürlich tief, aber gleichzeitig bin ich froh, dass ich ihn überlebt habe. Ich bin jetzt 93, wir hatten keine Kinder und haben auch keine lebenden Verwandten mehr, daher ist es gut, dass er nicht alleine weiterleben muss und jetzt seinen Frieden gefunden hat.«

Ich habe Mrs. Longfords Brief schon oft gelesen, und jedes Mal muss ich tief Luft holen vor Staunen angesichts ihrer selbstlosen Freude darüber, dass William als Erster gestorben ist und deshalb nicht einsam sein musste. Ihre eigene Einsamkeit – belanglos.

Ich bin auf dem Weg zu einer Besprechung, und im Autoradio läuft eine Sendung über die Namensgebung bei Schiffen. Der Moderator ist fasziniert von den Kriegsschiffen der Royal Navy im Zweiten Weltkrieg, und er beschreibt seine Lieblingsschiffe, ihre Indienstnahme, ihre Mannschaften und ihre Einsätze. Viele haben den Krieg nicht überstanden, sind im Kampf um die Freiheit untergegangen. Ihre Namen sind bestechend: *HMS Ardent* (»stürmisch«), *HMS Courageous* (»tapfer«), *Hasty* (»ungestüm«) und *Dasher* (»Zerstörer«), *HMS Formidable* (»eindrucksvoll«), *HMS Success* (»Erfolg«), *Lively* (»lebhaft«), *Fearless* (»furchtlos«), *Intrepid* (»tollkühn«). Die

Namen gehen mir im Kopf herum, während ich zuhöre und fahre. Dann taucht vor mir eine Reihe roter Bremslichter auf, die Straße ist gesperrt, vermutlich ein Unfall, also wende ich und suche nach einer Alternativstrecke, die Zeit drängt. So finde ich mich in einer kleinen Straße wieder, in der ich noch nie gewesen bin, und auf der rechten Seite taucht eine kurze Häuserreihe auf. Ich lese das weiße Metallschild am ersten Haus, und mir wird klar, dass hier Kathleen wohnt, die so lange bei uns im Krankenhaus lag und dann vor ein paar Monaten doch noch nach Hause entlassen werden konnte. Ich schaue auf die Uhr, die Sitzung ist sowieso schon halb gelaufen, also halte ich an und steige aus dem Auto. Es ist ein kühler Tag, obwohl wir Juni haben, über Nacht hat es geregnet, und vor Kathleens Gartentor ist eine Pfütze, um die ich herumgehe. Die Haustür wirkt unbenutzt und staubig, also gehe ich hinten herum, an der beigefarben verputzten Hauswand entlang bis zur Küchentür, wo ich anklopfe und dann eintrete. Durch einen Flur mit einem Schirmständer und einem Regal mit leeren Vasen gelange ich in ein Wohnzimmer, in dem sich Kathleens Bett befindet, außerdem ein Sessel und Kathleen selbst, die mich mit einem Nicken begrüßt und sagt: »Ach, Sie sind's, Sie machen einen Kontrollbesuch.« Ich versichere ihr, dass ich sie nicht kontrollieren wolle, sondern zufällig vorbeigekommen sei. Wir plaudern über dies und das, darüber, wie es den Pflegerinnen und Pflegern geht und wie es ihr geht. Es ist angenehm warm, ein kleiner Heizlüfter ist angeschaltet, und es duftet nach Frühstückstoast; die kleine Figur, das Mädchen im gepunkteten Bikini, tanzt über dem Heizlüfter auf dem Kaminsims, und oben auf dem Fernseher segelt der Mann mit dem welligen Haar und der Pfeife zwischen den Zähnen in seiner Jolle. Kathleen zeigt mir ein Bild von ihrem Enkel, der einen Taekwondo-Anzug trägt und grinsend seine Zahnlücken offenbart, und ich schaue mich um, betrachte den Rollator neben dem Sessel, Kathleens dunkelblaue Hausschuhe mit Wollbommeln darauf und das Krankenhausbett mit der medizinischen Matratze und der Aufstehhilfe. Draußen vor dem Fenster wiegt sich eine lachsfarbene Rose im Wind und schlägt ab und zu an die Scheibe, und Kathleen trägt ihr Sweatshirt mit der Hundeapplikation. Sie tippt ein paarmal mit den Fingern auf den Tisch neben ihrem Sessel und sagt: »Mir geht's gut. Alles ist gut.«

Kathleen, *HMS Unverzagt*.

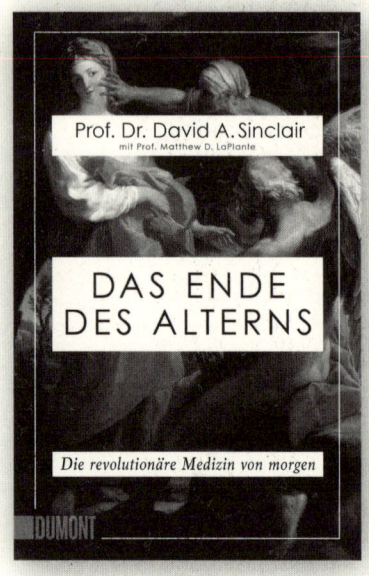

Vier Frauen, die dem Altwerden mit Mut, Humor und
Tatkraft begegnen

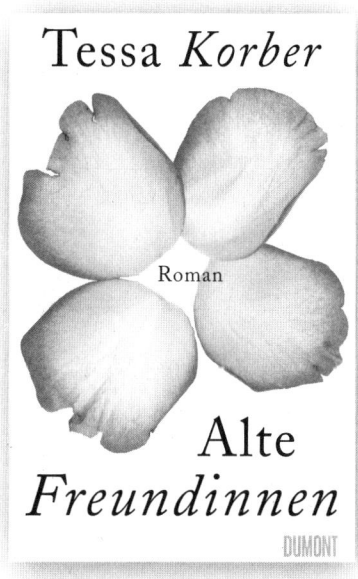

320 Seiten / Auch als eBook

Nora, Franziska, Annabel und Luise kennen sich ein Leben lang und
wollen nun mit fast siebzig zusammenziehen. Hält ihre Freundschaft die
Nähe aus? Mit der Erfüllung ihres Traums vom gemeinsamen Leben
beginnt für sie etwas ganz Neues.

 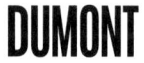